Roswitha Ertl-Schmuck | Linda Hommel (Hrsg.)
Praxisanleitung in den Gesundheitsberufen

Roswitha Ertl-Schmuck | Linda Hommel (Hrsg.)

Praxisanleitung in den Gesundheitsberufen

Eine Standortbestimmung

Band 1

BELTZ JUVENTA

FSC www.fsc.org MIX Papier | Fördert gute Waldnutzung FSC® C089473

Dieses Buch ist erhältlich als:
ISBN 978-3-7799-7904-3 Print
ISBN 978-3-7799-7905-0 E-Book (PDF)

1. Auflage 2025

Verlagsgruppe Beltz
Werderstraße 10, 69469 Weinheim
service@beltz.de

Satz: Datagrafix, Berlin
Druck und Bindung: Beltz Grafische Betriebe, Bad Langensalza
Beltz Grafische Betriebe ist ein Unternehmen mit finanziellem Klimabeitrag
(ID 15985-2104-1001)
Printed in Germany

Weitere Informationen zu unseren Autor:innen und Titeln finden Sie unter: www.beltz.de

Inhalt

Einführung in die Thematik
Roswitha Ertl-Schmuck & Linda Hommel 7

Teil 1: Praxisanleitung in den Gesundheitsberufen: Eine Standortbestimmung 15

Politische Perspektiven der Praxisanleitung
Angelika Unger 16

Praxisanleitung in der generalistischen Pflegeausbildung: eine Diskursanalyse
Martina Coenen & Marija Domjanovic 41

Betriebliches Bildungspersonal in Gesundheitsfachberufen im Spannungsfeld zwischen steigenden Anforderungen und unzureichenden Qualifizierungswegen
Ulrike Weyland & Marisa Kaufhold 61

Praktische Ausbildung in den Gesundheitsberufen im Kontext von Kompetenzorientierung und Akademisierung
Ursula Walkenhorst & Christine Weßling 79

Teil 2: Weiterbildung zur Praxisanleitung: Ein vernachlässigtes Handlungsfeld 97

Praxisanleitung als neues Handlungsfeld der pharmazeutisch-technischen Assistent:innen: Vom Sackgassenberuf zur Chance der Weiterentwicklung
Martin Seipt 98

Einblick in die curriculare Arbeit der Weiterbildung zur Praxisanleitung
Katharina Kühne & Peggy Schubert 110

Teil 3: Herausforderungen im Handlungsfeld der praktischen Ausbildung aus der Perspektive der Praxisanleitenden und Auszubildenden 129

Praxisanleitung im Wandel der Pflegeausbildung – eine qualitative Studie zur beruflichen Realität von Praxisanleitenden
Riccarda Maschke und Tina Hoffmann 130

Empathie (v-)erlernen? – Auszubildende am Lernort Praxis auf dem Weg zu einer reflektierten, beruflich nutzbaren empathischen Kompetenz begleiten
Gerlinde Klimasch 150

Die Praxisanleitung in der Pflegeausbildung aus Sicht der Auszubildenden – Ergebnisse einer qualitativen Studie
Jonas Hänel & Kristin Klinner 169

Teil 4: Differenten Anforderungen begegnen 197

Was Praxisanleitungen tun könn(t)en, um Auszubildende in der Pflege bei der Bewältigung ihrer Ausbildung zu unterstützen?
Philipp Struck 198

Wie Praxisanleiter:innen die Diversität ihrer Lernenden wahrnehmen und damit umgehen
Sandra Altmeppen & Annerose Bohrer 219

Mit Fehlertendenzen und Paradoxien im Pflegehandeln umgehen lernen
Sandra Altmeppen 242

Synopse und Ausblick
Roswitha Ertl-Schmuck & Linda Hommel 260

Die Autor:innen 266

Einführung in die Thematik

Roswitha Ertl-Schmuck & Linda Hommel

Die Ausbildungen in den Gesundheitsberufen sind – mit wenigen Ausnahmen – nicht im dualen Berufsbildungssystem angesiedelt. Diese unterschiedliche Verortung im Berufsbildungssystem hat u. a. auch Auswirkungen auf die Qualifizierung von Praxisanleitenden[1] in den Berufsfeldern Gesundheit und Pflege. So fehlt eine verbindliche Orientierung an konsentierten Qualitätsstandards in der Qualifikation von praxisanleitenden Personen. Auf Bundesebene liegt bislang kein Rahmenlehrplan zur Qualifizierung der Praxisanleitung vor. Die Konzeption der Weiterbildungs(ver)ordnungen zur Praxisanleitung in den Gesundheitsberufen bleibt Ländersache und die curriculare Ausgestaltung obliegt den jeweiligen Bildungsinstitutionen, die diese Weiterbildung anbieten. Eine ländervergleichende Analyse von Weiterbildungs(ver)ordnungen zeigt, wie sehr sich diese in ihren curricularen Strukturen und Bildungsinhalten unterscheiden (vgl. Ertl-Schmuck et al. 2021).

Unbestritten ist, dass das Lernen in der beruflichen Praxis eine hohe Bedeutung für die Entwicklung beruflichen Könnens hat. Über die unmittelbare Erfahrbarkeit erprobter Strategien und das Eingebundensein in die jeweiligen Arbeitsprozesse und Teams besitzt das Lernen in der Praxis eine hohe Relevanz und subjektive Bedeutung für die Auszubildenden in den Gesundheitsberufen. Die Nachhaltigkeit der dort stattfindenden Lernprozesse wird in aktuellen Forschungsstudien vielfach betont (u. a. Bohrer 2013; Balzer 2019; Schlosser 2022). Wenngleich in den letzten Jahren der Pädagogisierung der praktischen Ausbildung ein zentraler Stellenwert zukommt, so fehlen dennoch systematische berufswissenschaftliche Analysen zu den Handlungsfeldern und Aufgaben der Praxisanleiter:innen und deren Qualifizierung in den Gesundheitsberufen. Dies verwundert, denn im Beschäftigungsfeld der Gesundheitsberufe nimmt die praktische Ausbildung eine zentrale Rolle ein. So findet beispielsweise mehr als die Hälfte der Ausbildung in den Pflegeberufen

---

1 In den Gesundheitsberufen, insbesondere in den Pflegeberufen hat sich der Begriff Praxisanleitung etabliert und wird durch die Setzungen der Pflegeberufe-Ausbildungs- und Prüfungsverordnung (PflAPrV 2018) auch gesetzlich ausgewiesen. Die Rolle der Praxisanleitenden wird zwar dadurch gestärkt, dennoch werden die professionellen Anforderungen an das für die praktische Ausbildung zuständige Lehrpersonal mit dem Begriff *Praxisanleitung* nicht angemessen abgebildet (vgl. den Beitrag von Unger in diesem Band). Im dualen Berufsbildungssystem wird der Begriff „Anleiter:in" oder auch „betriebliches Bildungspersonal" verwendet, denen jedoch auch eine gewisse Unschärfe anhaftet (Grollmann/Ulmer 2020, S. 535).

und mehr als ein Drittel in der Ergo- und Physiotherapie am Lernort Praxis statt (vgl. Bohrer 2023, S. 492).

Einen enormen Schub für Diskurse und Weiterentwicklungen erhält aktuell die Praxisanleitung in den Pflegeberufen.[2] Mit dem neuen Pflegeberufegesetz (PflBG 2017) und der Pflegeberufe-Ausbildungs- und Prüfungsverordnung (PflAPrV 2018) werden Weichen – zumindest für das Berufsfeld Pflege – für innovative Veränderungen gestellt. Gemäß PflAPrV, § 4 Abs. 1 erfolgt die Praxisanleitung im „Umfang von mindestens zehn Prozent der während eines Einsatzes zu leistenden praktischen Ausbildungszeit, geplant und strukturiert auf der Grundlage des vereinbarten Ausbildungsplanes".[3] Für die Tätigkeit als praxisanleitende Person ist der Erwerb einer berufspädagogischen Zusatzqualifikation mit einem Umfang von 300 Stunden erforderlich. Zudem ist eine „berufspädagogische Fortbildung im Umfang von mindestens 24 Stunden jährlich gegenüber der zuständigen Behörde nachzuweisen." (PflAPrV, § 4 Abs. 3) In der hochschulischen Pflegebildung, die erstmals gesetzlich verankert ist, sollen Praxisanleitende gemäß PflAPrV, § 31 Abs. 1 ebenfalls hochschulisch qualifiziert sein (mit Übergangsregelungen bis 2030). Diese gesetzlichen Änderungen gehen mit erweiterten Anforderungen für die Ausgestaltung der Curricula für Praxisanleitung und deren curricular-didaktische Umsetzung einher. Hervorzuheben ist insbesondere die Kompetenz- und Situationsorientierung als Grundlage für die curriculare Struktur der Weiterbildungsmodule, damit praxisanleitende Personen die Auszubildenden kompetenzorientiert begleiten können. Vor diesem Hintergrund werden die etablierten Qualifizierungsstrukturen infrage gestellt und die Relevanz akademischer Qualifizierungsangebote wird zunehmend in den Blick genommen.

Die bisherigen Veröffentlichungen zur Praxisanleitung sind – abgesehen von einigen Qualifikationsarbeiten – weitgehend der Lehrbuchebene und der Ebene

2 Die Praxisanleitung in den Pflegeberufen bekommt seit In-Kraft-Treten des Pflegeberufegesetzes im Januar 2020 einen enormen Schub an Aufmerksamkeit. Dies spiegelt sich auch in der Förderung von Forschungsprojekten wider. Das Bundesinstitut für Berufsbildung (BIBB) erhält als Bundesbehörde eine zunehmende Bedeutung im Rahmen von Forschung, der Öffentlichkeitsarbeit, der Erstellung von Produkten und Handreichungen, Studien und kontinuierlichen Datenerhebungen. Beispielsweise wird in dem Projekt „Praxisanleitung als integrierter Ausbildungsbestandteil von Bachelorstudiengängen" ein hochschulisches kompetenzorientiertes Weiterbildungsmodul für den Erwerb der Praxisanleitungsqualifikation entwickelt (siehe dazu: bibb.de/de/152086.php).

3 Der Ausbildungsplan orientiert sich an den Empfehlungen der Fachkommission nach § 53 PflBG, die erstmals bundeseinheitliche Rahmenausbildungspläne erstellt hat, in denen die didaktischen Prinzipien der Kompetenz- und Situationsorientierung konsequent umgesetzt werden (vgl. Fachkommission 2023).

von Handreichungen und Handlungsempfehlungen[4] zuzuordnen. Eine Publikation zu berufsfelddidaktischen Erkenntnissen, in denen sich aktuelle Transformationsprozesse in den jeweiligen Gesundheitsberufen widerspiegeln, fehlt. Dieser Mangel wird insbesondere in den vielen sich weiter diversifizierenden Weiterbildungskursen und hochschulischen Studienangeboten zur Praxisanleitung eklatant. Sowohl Lehrende als auch Teilnehmer:innen, die sich für die Praxisanleitung qualifizieren, können bisher auf keine umfassende und als Diskursgrundlage geeignete wissenschaftliche Publikation zur Praxisanleitung zurückgreifen.

Die zu erwartenden, in ihrer Dynamik differenten Entwicklungen einzelner Handlungsfelder von Praxisanleitenden ließen es ratsam erscheinen, die vielen Beiträge, die wir über unseren call for abstract erhielten, aufzunehmen, diese zu systematisieren und in Form von zwei Bänden zu veröffentlichen. Diese sind wie folgt strukturiert:

Praxisanleitung in den Gesundheitsberufen – eine Standortbestimmung

In dem hier vorgelegten Band wird eine Standortbestimmung in den Blick genommen. Zunächst erfolgt eine bildungs- und berufspolitische sowie diskursanalytische Rahmung, in der die heterogenen und intransparenten Qualifizierungen der Praxisanleitenden aufgezeigt und Fragen zu angemessener Qualifizierung und den damit zu verbindenden Standards aufgeworfen werden. Zudem werden Forschungsarbeiten aufgenommen, in denen zum einen die Unsichtbarkeit der Praxisanleitenden in Diskursen sichtbar wird und zum anderen kommen differente Anforderungen und die damit einhergehenden Herausforderungen beim Lernen in der beruflichen Praxis aus der Perspektive der Auszubildenden und Praxisanleitenden in den Blick. Die Forschungsergebnisse verweisen auf Implikationen, die sowohl auf der Makro- und Mesoebene als auch auf der Mikroebene[5] berufspädagogischen Handelns von Bedeutung sind.

4 Für Praxisanleitende gibt es bereits Handreichungen und Empfehlungen für die Pflegeausbildung am Lernort Praxis. Vgl. dazu Jürgensen, Anke/Dauer, Bettina (2021): Handreichung für die Pflegeausbildung am Lernort Praxis. Online: https://www.bibb.de/dienst/publikationen/de/17175; Klein, Zoé et al. (2021): Empfehlungen für Praxisanleitende im Rahmen der Pflegeausbildung nach dem Pflegeberufegesetz (PflBG). Fachworkshop-Empfehlungen zur Umsetzung in der Praxis. Online: www.bibb.de/dienst/publikationen/de/17241; Walter, Anja/Bohrer, Annerose (2020): Die neue Pflegeausbildung gestalten – eine Handreichung für Praxisanleiterinnen und Praxisanleiter. Online: https://kopa-berlin.de/ressourcen/die-neue-pflegeausbildung-gestalten-handreichung-fuer-praxisanleitende/ (Abruf: 04.01.2025)

5 In Anlehnung an Ertl-Schmuck/Fichtmüller (2009) sowie Walter/Dütthorn (2019) entsprechen Mikro- und Mesoebene den originären Handlungsfeldern der Praxisanleitenden, während die Makroebene insbesondere berufs- und bildungspolitische Rahmenbedingungen von Praxisanleitung in den Blick nimmt.

Praxisanleitung in den Gesundheitsberufen – Handlungsfelder am Lernort Praxis gestalten

Den Schwerpunkt bilden Gestaltungsmöglichkeiten praktischer Ausbildung auf der Meso- und Mikroebene berufspädagogischen Handelns am Lernort Betrieb. Aufgezeigt werden Strukturelemente praktischer Ausbildung und Formen der Lernortkooperation am Beispiel des Studiums zur Hebamme und zum anderen eines dualen, primärqualifizierenden Pflegestudienganges. Auf der Mikroebene wird die Komplexität der Gestaltung von Lern- und Bildungsprozessen sowie Prüfen und Bewerten skizziert.

Mit diesen beiden Bänden verfolgen wir das Ziel, die Handlungsfelder von Praxisanleitenden auf der Makro-, Meso- und Mikroebene in den Blick zu nehmen. Diese drei Ebenen sind miteinander verwoben und machen deutlich, wie sehr Entwicklungen und Diskurse auf der Makroebene bis in die Meso- und Mikroebene hineinwirken und sich im konkreten Handeln niederschlagen. Dieses Verwobensein kommt auch in den jeweiligen Beiträgen zum Ausdruck.[6] Wir werden aktuelle Transformationsprozesse und die Dynamik der Entwicklung im Feld der Praxisanleitung – nicht nur in den Pflegeberufen, sondern auch in ausgewählten Gesundheitsberufen – offenlegen, in Handlungsfelder der Praxisanleitung einführen und das Spannungsgefüge zwischen Wissen und Handeln darlegen. In den Beiträgen kommen Dozent:innen, die in Weiterbildungseinrichtungen lehren und Hochschullehrende in einschlägigen Studiengängen sowie Absolvent:innen der Studiengänge in Gesundheit und Pflege, die sich in ihren Abschlussarbeiten mit Forschungsfragen der Praxisanleitung beschäftigen, zu Wort.

Im vorliegenden Band eröffnet Angelika Unger ihren Beitrag mit einer politischen Perspektive und thematisiert den Zusammenhang von Praxisanleitung und Politik aus zwei Sichtweisen: zum einen Praxisanleitung als Gegenstand von Politik und zum anderen Politik als Gegenstand von Praxisanleitung. Daran schließt sich der Beitrag von Martina Coenen und Marija Domjanovic an, die in einer Diskursanalyse nach Themen und Fachbereichen der Praxisanleitung fragen, die in aktuellen Veröffentlichungen den Diskurs bestimmen und eine Wirkung auf das Selbstverständnis von Praxisanleitenden entfalten. Weiterführend werden von Ulrike Weyland und Marisa Kaufhold die heterogenen und intransparenten Qualifizierungen der Praxisanleitenden fokussiert, die Fragen zu den Aufgaben und Herausforderungen angemessener Qualifizierung und den damit zu verbindenden Standards aufwerfen. Ursula Walkenhorst und Christine Weßling nehmen ebenso zentrale Aspekte der unzureichenden Qualifizierung auf und problematisieren die praktische Ausbildung in den

6 Dadurch werden auch Redundanzen erkennbar, die jedoch bewusst zugunsten der inneren Geschlossenheit einzelner Textbausteine in Kauf genommen werden.

Gesundheitsberufen am Beispiel der Ergo-, Physiotherapie und Logopädie und deren Rahmenbedingungen. In diesem Kontext werden Bezüge zu relevanten berufswissenschaftlichen Erkenntnissen zur Begründung neuer Qualifikationsanforderungen dargelegt.

Im *zweiten Teil* sind Beiträge integriert, in denen das vernachlässigte Handlungsfeld der Weiterbildung zur Praxisanleitung an ausgewählten Gesundheitsberufen in den Blick genommen wird. Ausgehend von der Novellierung des PTA-Berufsgesetzes (PTAG 2020) und der Ausbildungs- und Prüfungsverordnung für pharmazeutisch-technische Assistentinnen und pharmazeutisch-technische Assistenten (PTA-APrV 2023) stellt Martin Seipt Handlungsfelder der Praxisanleitung in der Ausbildung der pharmazeutisch-technischen Assistent:innen (PTA) als zentrales Element der Qualitätssicherung vor. Er zeigt Chancen und Begrenzungen auf, die mit dieser Novellierung für die Qualifizierung zur Praxisanleitung verbunden sind. Katharina Kühne und Peggy Schubert geben in ihrem Beitrag einen Einblick in die curriculare Konzeption und Umsetzung der Weiterbildung von Praxisanleitenden im Freistaat Sachsen.

Im *dritten Teil* richtet sich der Blick auf den beruflichen Alltag der Praxisanleitenden und Auszubildenden. Riccarda Maschke und Tina Hoffmann fragen in ihrer qualitativen Studie nach den Herausforderungen, die Praxisanleitende in der Begleitung der Auszubildenden und in Anleitungsprozessen erleben. Gerlinde Klimasch beschreibt in ihrer longitudinalen qualitativen Studie die Sichtweisen von Lernenden auf ihr Erlernen von empathischer Kompetenz in der Pflegeausbildung. Abschließend werden Empfehlungen für den Lernort Betrieb aufgezeigt, die auf die Förderung empathischer Kompetenz in der Pflegebildung ausgerichtet sind. Daran schließt sich der Beitrag von Jonas Hänel und Kristin Klinner an. Sie untersuchen nicht nur die Problemfelder, die Auszubildende erleben, sondern auch Gelingensbedingungen und Erwartungen hinsichtlich des Lernens in der praktischen Ausbildung. Zudem interessiert die Frage, inwieweit die Erwartungen der Auszubildenden selbst einer weiteren Reflexion bedürfen.

Im *vierten Teil* des Handbuches werden differente Anforderungen in den Blick genommen, mit welchen sich Praxisanleitende im Rahmen ihrer Tätigkeit auseinander setzen müssen. Der erste Beitrag ist von Philipp Struck, welcher anhand einer quantitativen Forschungsstudie aufzeigt, wie Praxisanleitende Auszubildende konkret innerhalb der Ausbildung unterstützen können und welchen Einfluss Anleitende auf die berufliche Identitätsentwicklung der Auszubildenden besitzen. Sandra Altmeppen und Annerose Bohrer nehmen ein bislang vernachlässigtes Thema der Praxisanleitung auf und fokussieren die Vielfalt der Lernenden, die von den Praxisanleitenden im beruflichen Alltag wahrgenommen wird und wie entsprechend in Lern- und Bildungsprozessen damit umzugehen ist. Sie zeigen Handlungsstrategien der Praxisanleitenden im Umgang mit Diversität auf und stützen sich dabei auf empirische Ergebnisse. Ein weiterer Beitrag von Sandra Altmeppen zeigt, wie Auszubildende

Fehlertendenzen und paradoxale Verstrickungen im pflegerischen Handeln erleben und welche Implikationen diese auf die Entwicklung beruflicher Identität haben können.

Der Band schließt mit einer Synopse und einem Ausblick. Im Sinne einer kritisch-analytischen Reflexion nehmen wir die aufscheinenden Problemlagen und Entwicklungslinien im Berufsfeld der Praxisanleitung auf. Abschließend werden wir einen Ausblick auf den zweiten Band geben.

Wir erheben mit diesen beiden Bänden keinen Anspruch auf allgemeine Gültigkeit, vielmehr intendieren wir, einen Diskurs anzuregen und einen Beschreibungs-, Begründungs- und Reflexionsrahmen für die komplexen Handlungsfelder der Praxisanleitung anzubieten. Die beiden Bände bleiben letztlich unvollständig, denn die Entwicklungen im Praxisfeld der Anleitungen unterliegen gesellschaftlichen Transformationsprozessen, die erneut Fragen nach dem Selbstverständnis der Praxisanleitung eröffnen. Wir sind gespannt, wie sich der Diskurs dazu weiterentwickeln wird.

Wir danken allen Autor:innen für ihre Beiträge und die konstruktive Zusammenarbeit sowie ihr Engagement, sich auf einen Dialog mit uns einzulassen. Nun wünschen wir uns viele Leser:innen, die ihre eigenen Fragen an die Beiträge stellen und sich mit diesen kritisch auseinander setzen. Herrn Marcel Schneider danken wir für das gründliche Lesen des Manuskripts. Ein Dank geht an den Verlag Beltz Juventa und insbesondere Frau Dr. in Cornelia Klein für die konstruktive Zusammenarbeit.

Oppenheim und Dresden im Januar 2025
Roswitha Ertl-Schmuck & Linda Hommel

Literatur

Balzer, Sabine (2019): Chamäleonkompetenz. Eine Studie in der pflegepraktischen Ausbildung. Frankfurt am Main: Mabuse.

Bohrer, Annerose (2023): Arbeitsgebundenes Lernen in den Gesundheitsberufen. In: Darmann-Finck, Ingrid/Sahmel, Karl-Heinz (Hrsg.): Pädagogik im Gesundheitswesen. Springer Reference Pflege – Therapie – Gesundheit. Berlin: Springer, S. 491–511.

Bohrer, Annerose (2013): Selbstständig werden in der Pflegepraxis. Eine empirische Studie zum informellen Lernen in der praktischen Pflegeausbildung. Berlin: wvb.

Ertl-Schmuck, Roswitha/Fichtmüller, Franziska (2009): Pflegedidaktik als Disziplin. Eine systematische Einführung. Weinheim und München: Juventa.

Ertl-Schmuck, Roswitha unter Mitarbeit von Lisa Schaller und Martin Fritzenwanker (2021): Abschlussbericht: BEDiQUAPP. Online: https://tu-dresden.de/gsw/ew/ibbd/gp/ressourcen/dateien/forschung/bediquapp-projekt/PA_Abschlussbericht_final_April_2021.pdf?lang=de (Abruf: 04.01.2025).

Fachkommission nach § 53 Pflegeberufegesetz (2023): Rahmenpläne der Fachkommission nach § 53 PflBG. Rahmenausbildungspläne für die praktische Ausbildung. 1. Aktualisierung. Online: https://www.bibb.de/dokumente/pdf/AB26_Rahmenausbildungsplaene_aktualisiert_11-2023.pdf (Abruf: 29.01.2024).

Grollmann, Philipp/Ulmer, Philipp (2020): Betriebliches Bildungspersonal – Aufgaben und Qualifikation. In: Arnold, Rolf/Lipsmeier, Antonius/Rohs, Matthias (Hrsg.): Handbuch Berufsbildung. 3. Auflage. Wiesbaden: Springer VS, S. 533–545. Online: https://doi.org/10.1007/978-3-658-19312-6_41 (Abruf: 04.01.2025).

Schlosser, Daniela (2022): Die Praxisanleitung in der Pflegeausbildung gestalten. Eine qualitative-empirische Studie zur Rollenklarheit und Rollendiffusität. Münster/New York: Waxmann.

Walter, Anja/Dütthorn, Nadin (2019): Fachqualifikationsrahmen Pflegedidaktik. Deutsche Gesellschaft für Pflegewissenschaft e. V. (DGP). Duisburg: Sektion Bildung und Sektion Hochschullehre Pflegewissenschaft.

Teil 1:
Praxisanleitung in den Gesundheitsberufen: Eine Standortbestimmung

Politische Perspektiven der Praxisanleitung

Angelika Unger

1 Einleitung

Die praktische Ausbildung in den Gesundheitsberufen ist in zweierlei Hinsicht politisch entwicklungsbedürftig. Zum einen zeigt sich eine bildungspolitische Vernachlässigung augenfällig darin, dass der Gesetzgeber es für einen großen Teil der Gesundheitsberufe unterlassen hat, angemessene Minimalstandards für die Praxisanleitung verbindlich festzulegen. Dies gilt sowohl für die Qualifizierung des ausbildenden Personals als auch für die betrieblichen Rahmenbedingungen der Praxisanleitung. Sie offenbart sich außerdem indirekt in der politischen Unsichtbarkeit der Praxisanleitenden selbst, die bislang kaum als kollektive politische Akteur:innen in Erscheinung treten. Zum anderen lässt sich im Hinblick auf berufspolitisches Lernen in der praktischen Ausbildung eine didaktische Schwachstelle ausmachen: Das didaktische Potenzial der Praxisanleitung für die (berufs-)politische Bildung ist bisher wenig erschlossen und vielerorts noch kaum bewusst. Von dieser Problematik ausgehend thematisiert dieser Beitrag den Zusammenhang von Praxisanleitung und Politik aus zwei Perspektiven: Praxisanleitung als Gegenstand von Politik einerseits und Politik als Gegenstand von Praxisanleitung andererseits.

Nach einer begrifflichen Einführung in Kapitel 2 widmet sich das dritte Kapitel der praktischen Ausbildung in den Gesundheitsberufen aus politischer Perspektive. Das Nachdenken über Praxisanleitung als politischer Gegenstand erfordert zunächst einen Rückgriff auf grundlegende politikwissenschaftliche Konzepte. Dies erlaubt einen geordneten Überblick über das mögliche Themenfeld und eine anschließende Eingrenzung des Gegenstands. Mit dieser Absicht werden zunächst die in der Politikwissenschaft gängigen politischen Kern-Dimensionen von Politik vorgestellt: Polity, Policy und Politics. Anschließend werden zentrale gesetzliche und untergesetzliche Normen der Praxisanleitung thematisiert: als vollständiger Überblick der bundesgesetzlichen Normen aller Gesundheitsberufe sowie als exemplarische Darstellung ausgewählter Landesnormen (Polity). Im Feld der Politics geht es anschließend um relevante politische Akteur:innen und ihre Positionen in Bezug auf die Praxisanleitung. Vorgestellt wird hier die Rolle der Kammern und ausgewählter Verbände.

Kapitel 4 befasst sich nach einer didaktischen Wendung mit Politik als Gegenstand der praktischen Ausbildung. Hier wird zunächst der (berufs-) politische Bildungsauftrag an Praxisanleitende am Beispiel der Pflege skizziert, der sich aus der Ausbildungs- und Prüfungsverordnung und den Rahmenplänen ergibt.

Welche umfangreichen didaktischen Herausforderungen daraus erwachsen, ist Gegenstand der anschließenden Betrachtung. An dieser Stelle erfolgt auch ein kurzer Blick in die Politikdidaktik: Basierend auf politikdidaktischen Konzepten wird ein Modell zur pflegepolitischen Kompetenz vorgestellt, das Praxisanleitenden als Instrument für weitere didaktische Überlegungen dienen könnte. Ein kurzes Fazit in Kapitel fünf schließt den Beitrag ab.

2 Begriffliche Einführung

Der Begriff *Gesundheitsberufe* umfasst in der hier vorliegenden Lesart zum einen alle nach Artikel 74 Absatz 1 Nummer 19 Grundgesetz bundesgesetzlich geregelten nicht-akademischen Heilberufe mit zwei- bis dreijähriger Ausbildungsdauer, die aus berufspädagogischer Perspektive meist als Gesundheits-*fach*berufe bezeichnet werden.[1] Zum anderen sind hier ebenfalls der primärqualifizierende Bachelorabschluss in der Pflege mit meist siebensemestriger Dauer und der momentan in Regelung befindliche anderthalbjährige Pflegefachassistenzberuf gemeint sowie die mittlerweile vollakademisierte Hebammenausbildung. Trotz des interprofessionellen Blickwinkels dieses Beitrags kann eine detaillierte Analyse all dieser Berufe nicht geleistet werden; deshalb wechseln sich allgemeine und systematisierende Perspektiven mit exemplarischen Zugriffen ab.

Der in der Pflegeausbildung seit langem etablierte Begriff *Praxisanleitung* ist inzwischen auch in vielen anderen Gesundheitsberufen geläufig und im Zuge jüngerer Reformvorhaben auch gesetzlich fixiert worden. Zuvor waren – und sind vermutlich mancherorts noch heute – in vielen nicht-pflegerischen Gesundheitsfachberufen unterschiedliche Bezeichnungen im Umlauf. Benannt wurden u. a. *Mentor:innen* oder *Tutor:innen*; nicht selten fehlten überhaupt bildungssprachliche Begriffe für ausbildungsverantwortliche Personen am betrieblichen Lernort und deren Aufgaben: „Wer übernimmt die neue Schülerin?" oder „Hast Du gerade einen Schüler?"

Der Begriff *Praxisanleitung* stellt sich allerdings bei näherer Betrachtung als nicht unproblematisch heraus, wie sich beispielhaft an der Pflegeausbildung zeigt: „Aufgabe der Praxisanleitung ist es, die Auszubildenden schrittweise an die Wahrnehmung der beruflichen Aufgaben [...] heranzuführen, zum Führen des Ausbildungsnachweises [...] anzuhalten und die Verbindung mit der Pflegeschule

1 Dies sind Anästhesietechnische:r und Operationstechnische:r Assistent:in, Altenpfleger:in, Gesundheits-und Kinderkrankenpfleger:in, Pflegefachfrau/-mann/-person, Diätassistent:in, Ergotherapeut:in, Logopäd:in, Physiotherapeut:in, Masseur:in und Medizinische:r Bademeister:in, Medizinische:r Technologe/Technologin für Laboratoriumsanalytik, Funktionsdiagnostik und Radiologie, Notfallsanitäter:in, Orthoptist:in, Pharmazeutisch-technische:r Assistent:in und Podolog:in.

zu halten […]. Die Praxisanleitung erfolgt im Umfang von mindestens 10 Prozent der während eines Einsatzes zu leistenden praktischen Ausbildungszeit, geplant und strukturiert auf der Grundlage des vereinbarten Ausbildungsplanes" (§ 4 (1) PflAPrV). In der pädagogischen Praxis haben diese neuen Bestimmungen nicht nur in der Frühphase der Ausbildungsreform zu einiger Verunsicherung über den Bedeutungsgehalt des Begriffs geführt: „Was gehört zu den zehn Prozent geplante und strukturierte Praxisanleitung?" (VdPB 2024)

Was ist nun demgegenüber der *politische* Problemgehalt des Begriffs? Zu berufspolitischen Diskursen gehört auch die Auseinandersetzung um Berufsbezeichnungen. Hier ist vor allem relevant, dass der Begriff *Praxisanleitung* die professionellen Anforderungen an das für die praktische Ausbildung zuständige Lehrpersonal nicht angemessen abbildet. Obwohl die Rolle der Praxisanleitenden in den jüngst reformierten Gesundheitsberufen zweifelsohne deutlich gestärkt worden ist, transportiert *Anleitung* immer noch die althergebrachte Vorstellung einer Einweisung in mehr oder weniger schematische Abläufe – einer technischen Betriebs*anleitung* vergleichbar. Im o. g. Paragrafen (und nicht nur dort) werden zudem Personen mit Tätigkeiten oder Phänomenen sprachlich gleichgesetzt und damit neutralisiert und unsichtbar gemacht. Begriffskritik kann also nicht nur fachliche, sondern auch berufspolitische Gründe haben und zielt dann u. a. auf eine Verbesserung des professionellen Status von Praxisanleitenden ab. Aufgrund seiner Geläufigkeit wird der Begriff *Praxisanleitung* hier dennoch verwendet; teils in engerem Sinn, teils aber auch in einem weiteren Verständnis, das zusätzliche Aspekte der praktischen Ausbildung umfasst.

3 Die praktische Ausbildung als Gegenstand von Politik

3.1 Politische Dimensionen gesundheitsberuflicher Bildung

Zunächst wäre nach Möglichkeiten zu fragen, sich der gesundheitsberuflichen Bildung von einem politischen Standpunkt aus zu nähern. Wie können wir berufspolitische Entwicklungen und ihre Auswirkungen auf die Praxisanleitung systematisch erfassen und analysieren? Und was ist überhaupt Politik?

In der Philosophie, den sozialwissenschaftlichen Disziplinen und besonders der noch relativ jungen Politikwissenschaft gibt es unzählige und im geschichtlichen Verlauf sehr unterschiedliche Vorstellungen und Begriffe davon, was Politik ist bzw. sein sollte oder könnte. In der Vormoderne haben ethische und religiöse Aspekte sehr lange eine große Rolle gespielt. Die moderne Politikwissenschaft westlich-demokratischer Prägung hat demgegenüber einen eher instrumentellen Begriff von Politik und ist eng mit Konzepten von Demokratie und Menschenrechten verknüpft. Kernelemente von Politik in diesem Sinn sind ihr

Öffentlichkeitscharakter, die Artikulation, Verhandlung und Durchsetzung widerstreitender Interessen und damit ihre Konflikthaftigkeit. Exemplarisch dafür kann folgende Definition stehen: „Politik ist öffentlicher Konflikt von Interessen unter den Bedingungen von öffentlichem Machtgebrauch und Konsensbedarf." (von Alemann 1994, S. 135)

Um das komplexe gesellschaftliche Phänomen Politik wissenschaftlich handhabbar zu machen, hat sich in der Politikwissenschaft die aus der anglo-amerikanischen political science stammende Differenzierung dreier verschiedener Dimensionen von Politik etabliert: Polity, Policy und Politics (vgl. u.a. Nitschke 2020, S. 16ff.). Wie alle Systematisierungen dienen diese einerseits analytischen Zwecken im Rahmen von Untersuchungen und erlauben andererseits eine geordnete Darstellung von Erkenntnissen, wobei die Übergänge zwischen den drei Dimensionen fließend sind.

Tab. 1: Politische Dimensionen der praktischen Ausbildung (eigene Darstellung)

Polity **= Formen, Normen**	**Policy** **= Felder, Inhalte**	**Politics** **= Prozesse, Diskurse**
- Demokratie	- Gesundheitspolitik	- Akteur:innen
- Verfassung	- Bildungspolitik	- Interessen/Motive
- Parlamente	- Wirtschaftspolitik	- Taktiken
- Gesetze	- Sozialpolitik	- Handeln
- usw.	- usw.	- usw.

Polity umfasst die Formen und Normen, in denen sich Politik einerseits abspielt und anderseits manifestiert. In der BRD als parlamentarischer Demokratie werden Rahmenbedingungen der praktischen Ausbildung und der Praxisanleitung in institutionell festgelegten Verfahren von verschiedenen Interessengruppen öffentlich ausgehandelt. Dies sind maßgeblich die Bundes- und Landesregierungen, Parlamentsfraktionen der Parteien und parlamentarische Ausschüsse, aber auch Lobbygruppen wie Arbeitgeber-, Berufs- und Wohlfahrtsverbände oder Gewerkschaften. So regelt beispielsweise auf Bundesebene § 47 (3) GGO – Gemeinsame Geschäftsordnung der Bundesministerien – die „rechtzeitige Beteiligung von Zentral- und Gesamtverbänden sowie von Fachkreisen, die auf Bundesebene bestehen [...]. Zeitpunkt, Umfang und Auswahl bleiben [...] dem Ermessen des federführenden Bundesministeriums überlassen." Die Ergebnisse dieser Aushandlungen werden in gesetzlichen und untergesetzlichen Normen wie Berufsgesetzen und Ausbildungsverordnungen der Heil- bzw. Gesundheitsberufe festgeschrieben.

Policy bezeichnet typischerweise die unterschiedlichen inhaltlichen Arbeitsfelder, in denen Politik gemacht wird. Dies zeigt sich unter anderem in den Politik-Ressorts und zuständigen Ministerien. So ist für die Berufsgesetze in der Pflege das Bundesministerium für Familie, Senioren, Frauen und Jugend (BMFSFJ) federführend und in enger Kooperation mit dem Bundesministerium für Gesundheit (BMG) zuständig; die anderen Heilberufe sind beim BMG angesiedelt. Zur Policy gehören auch die konkreten programmatischen Inhalte der politischen Akteur:innen, z. B. Parteiprogramme, Koalitionsverträge etc., und damit ebenso die zu verhandelnde Fach- und Sachebene der einzelnen Politikfelder.

Politics meint die Prozesse und Diskurse, in denen sich politisches Denken, Debattieren und Handeln abspielt. Dies betrifft nicht nur öffentliche Debatten der politischen Akteur:innen innerhalb formaler Abläufe, wie sie beispielsweise in der Live-Übertragung einer Anhörung im Gesundheitsausschuss zu einer Ausbildungs- und Prüfungsverordnung beobachtet werden können. Dazu gehören vielmehr auch weitere öffentliche Erscheinungsformen wie Interviews, Diskussionsbeiträge oder schriftlichen Äußerungen in allen möglichen Medien, Demonstrationen etc., die auf die Beeinflussung der öffentlichen Meinung abzielen. Weitere typische Handlungsmuster sind Lobbyarbeit und Politikberatung außerparlamentarischer Gruppen gegenüber der politischen Elite, die in der Gesundheitsberufspolitik unter anderem von Verbänden, wie z. B. dem Deutschen Pflegerat (DPR) geleistet wird.

In Deutschland ist die politische Interessenvertretung (Lobbyarbeit) seit dem In-Kraft-Treten des noch recht jungen Lobbyregistergesetzes und einer seit 2024 geltenden Verschärfung wesentlich transparenter geworden. Im Rahmen von Politics kommen darüber hinaus aber auch die teilweise verdeckten Interessen und Motive, politische Taktiken und Strategien der politischen Akteur:innen in den Blick. Diese hinter den Kulissen verlaufenden Prozesse sind nicht ohne Weiteres zu erfassen, lassen sich jedoch mit geeigneten wissenschaftlichen Methoden bis zu einem gewissen Grad ebenfalls erkennen und auch im Rahmen politischer Bildung zugänglich machen.

3.2 Die politische (Un-) Ordnung der Praxisanleitung: Polity

3.2.1 Bundesweite Normen zur Praxisanleitung

Wie oben skizziert, manifestiert sich politisches Handeln in gesetzlichen und untergesetzlichen Normen, im Fall der Praxisanleitung auf bundespolitischer Ebene in den Berufsgesetzen und Ausbildungs- und Prüfungsverordnungen. Zwar sind die Länder im Rahmen ihrer bildungspolitischen Regelungskompetenzen befugt, weiterführende Vorgaben zu machen, dennoch sind die bundesweiten Regelungen zentral, weil sie die Mindeststandards setzen, die auch von den

Ländern nicht unterlaufen werden dürfen. Wie sehen nun die derzeit bestehenden Ergebnisse der jüngeren und älteren politischen Auseinandersetzungen um die Praxisanleitung in den Gesundheitsberufen aus?

Die Anzahl der Ausbildungsreformen in den Gesundheitsberufen während der 19. und 20. Wahlperiode (2017-2021 und 2021-2025) des Bundestags war relativ umfangreich. Nach zum Teil jahrzehntelangem politischen Stillstand hat der Gesetzgeber im Zuge dessen auch Strukturen der praktischen Ausbildung verändert und Qualifikationsprofile von Praxisanleiter:innen weiterentwickelt. Die Ausgangssituation war und ist dabei je nach Gesundheitsberuf höchst unterschiedlich. So wurde z. B. mit der Pflegeausbildungs- und Prüfungsverordnung (PflAPrV) der Umfang der Weiterbildung für die Praxisanleitung in der Pflege geringfügig erhöht und eine kontinuierliche Fortbildungsverpflichtung eingeführt. In didaktisch-konzeptioneller Hinsicht haben sich Kompetenz- und Situationsorientierung als dominierende Prinzipien durchgesetzt.

Erstmals überhaupt wurden nach diesem Vorbild entsprechende Qualifikationsanforderungen und didaktische Standards auch für weitere Gesundheitsberufe bundesgesetzlich und per Verordnung geregelt. Dies betrifft den nun vollständig akademisierten Hebammenberuf, die Anästhesie- und Operationstechnische Assistenz, die Medizinische Technologie in den Bereichen Radiologie, Laboratoriumsanalytik und Funktionsdiagnostik (vormals Medizinisch-Technische Assistenz) und die Notfallsanitäter:innen. Für die Therapieberufe wurde 2018 ein Reformprozess eingeleitet, der zwischendurch mehrfach ins Stocken kam. Dieser sollte gemäß Verlautbarung aus dem Bundesgesundheitsministerium Anfang 2024 wieder aufgenommen werden, und seit Februar 2024 kursiert in Fachkreisen ein Vorab-Entwurf eines Reformgesetzes. Der offizielle Gesetzentwurf lässt allerdings weiter auf sich warten. Angesichts der zunehmenden Regierungskrisen in Bund und Ländern und der stetig wachsenden Probleme in der Gesundheitsversorgung ist eine baldige Reform inzwischen unwahrscheinlich geworden. Gleiches gilt für die übrigen seit Jahrzehnten reformbedürftigen Heilberufe der Diätassistenz, Orthoptik und Podologie. Sollte der Gesetzgeber diese Berufsbilder in den nächsten Jahren aber tatsächlich modernisieren, kann angenommen werden, dass PflBG und PflAPrV auch hier als Blaupause für die Strukturqualität der Praxisanleitung fungieren werden.

Die nachfolgende Tabelle zeigt den derzeitigen Regelungsstand bezüglich der Qualifikation der Praxisanleitenden, des Umfangs der Praxisanleitung und Praxisbegleitung sowie die zugehörigen Normen aller Heilberufe im Überblick, jeweils ohne Berücksichtigung von Bestandsschutz-, Übergangs- und Ausnahmeregelungen.

Tab. 2: Bundesgesetzliche Mindestanforderungen an die Praxisanleitung in den Gesundheitsberufen

	Pädagogische Mindestqualifikation Praxisanleitende	**Praxisanleitung Mindestumfang**	**Praxisbegleitung Mindestumfang**	**Normen**
Pflegefachausbildung	300 Stunden berufspädagogische Zusatzqualifikation; 24 Stunden jährliche Fortbildung	10 % der Mindesteinsatzzeit	Angemessener Umfang; (Sollwert 1 Besuch bei längeren Einsätzen);	PflBG, PflAPrV
Pflegestudium	Geeignetes, i. d. R. hochschulisch qualifiziertes Pflegepersonal; keine berufspädagogische Qualifikation erforderlich	10 % der Mindesteinsatzzeit	Angemessener Umfang	PflBG, PflAPrV
Pflegefachassistenzausbildung (derzeit im Reformverfahren)	Voraussichtlich 300 Stunden berufspädagogische Zusatzqualifikation; 24 Stunden jährliche berufspädagogische Fortbildung	Voraussichtlich 10 % der Mindesteinsatzzeit	Vorauss. Angemessener Umfang	Regierungsentwurf PflAssEinfG
Hebammenstudium	300 Stunden berufspädagogische Zusatzqualifikation; 24 Stunden jährliche berufspädagogische Fortbildung	25 % der Mindesteinsatzzeit	Angemessener Umfang	HebG, HebStPrV
ATA- und OTA-Ausbildung	300 Stunden berufspädagogische Zusatzqualifikation; 24 Stunden jährliche berufspädagogische Fortbildung	15 % der Mindesteinsatzzeit	Angemessener Umfang (Sollwert 6 Besuche)	ATA-OTA-G ATA-OTA-APrV
MT-Ausbildungen	300 Stunden berufspädagogische Zusatzqualifikation; 24 Stunden jährliche berufspädagogische Fortbildung	15 % der Mindesteinsatzzeit	Angemessener Umfang (Sollwert 3 Besuche)	MTBG MTAPrV
Not-San-Ausbildung	300 Stunden berufspädagogische Zusatzqualifikation; 24 Stunden jährliche berufspädagogische Fortbildung	Keine Zeitvorgabe; Sicherstellung der Praxisanleitung	Regelmäßige Begleitung	NotSanG NotSan-APrV

	Pädagogische Mindestqualifikation Praxisanleitende	Praxis-anleitung Mindestum-fang	Praxisbegleitung Mindestumfang	Normen
PTA-Ausbildung	Apotheker:in ohne pädagogische Qualifikation; pharmazeutisches Personal mit berufspädagogischer Zusatzqualifikation	10 % der praktischen Ausbildung	keine	PTA-Reformgesetz PTA-APrV
Physiotherapieausbildung/ Physiotherapiestudium	keine	keine	keine	MPhG PhysTh-APrV
Massage-/Med. Bademeister:in-Ausbildung	keine	keine	keine	MPhG MB-APrV
Ergotherapieausbildung/ Ergotherapiestudium	keine	keine	keine	ErgThG ErgThAPrV
Logopädieausbildung/ Logopädiestudium	keine	keine	keine	LogopG LogAPrO
Diätassistenzausbildung	keine	keine	keine	DiätAssG DiätAss-APrV
Orthoptikausbildung	keine	keine	keine	OrthoptG OrthoptAPrV
Podologieausbildung	keine	keine	keine	PodG PodAPrV

Der kleinste gemeinsame Nenner hinsichtlich der Qualifikation der Praxisanleitenden besteht darin, dass eine Erlaubnis zum Führen der Berufsbezeichnung desjenigen Berufes vorliegen muss, in dessen Ausbildung sich die lernende Person befindet. Daneben wird in der Regel eine mindestens ein- bis zweijährige Berufserfahrung im entsprechenden Einsatzbereich verlangt. Eine Ausnahme stellt die Ausbildung der Pharmazeutisch-technischen Assistenz dar: Hier bedarf das schulische Praktikum in einer Apotheke keiner Praxisanleitung durch Pharmazeutisch-technische Assistent:innen, sondern ist „unter der Aufsicht einer Apothekerin oder eines Apothekers" abzuleisten (§ 1, Absatz 3 PTA-APrV). In der sechsmonatigen praktischen Ausbildung, die an die schulische anschließt, kann die Praxisanleitung alternativ auch von berufspädagogisch qualifizierten Pharmazeutisch-technischen Assistent:innen übernommen werden. Hier zeigt sich der Charakter eines typischen Assistenzberufs, in dem Ausbildungs- und Prüfungsangelegenheiten maßgeblich von einer vorgesetzten akademischen Berufsgruppe gesteuert werden.

Wie die Übersicht verdeutlicht, sind also derzeit nur für knapp die Hälfte der Heilberufe pädagogisch qualifizierte Praxisanleitende und ein Mindestmaß an geplanter und strukturierter Anleitung sowie Praxisbegleitung bundesweit verbindlich vorgeschrieben.

3.2.2 Landesnormen zur Qualifizierung von Praxisanleitenden

Die Zuständigkeit für die Ausgestaltung von Weiterbildungen (unter Berücksichtigung der Minimalvorgaben des Bundes) liegt bei den Ländern. Ein Überblick über die bestehenden Gesetze und Verordnungen der Bundesländer zur Qualifizierung von Praxisanleitenden ist im Rahmen dieses Beitrags leider nicht möglich. Der zeitliche Aufwand, um die aktuellen Vorgaben bzw. Regelungslücken aller hier in Betracht kommenden Gesundheitsberufe in 16 Bundesländern systematisch zu erfassen, konnte hier nicht geleistet werden. Dennoch gibt es reichlich Indizien dafür, dass auf landespolitischer Ebene immer noch von einer unzureichenden Entwicklung der Praxisanleitung ausgegangen werden kann. Sowohl stichprobenhafte eigene Recherchen über Jahre hinweg als auch (wenige) systematische Untersuchungen lassen den begründeten Schluss zu, dass die Länder wenig Interesse daran haben, die Qualifikation von Praxisanleitenden über das vom Bund vorgegebene Niveau weiterzuentwickeln. So fand sich beispielsweise in einer bundesweit durchgeführten Studie kein Bundesland, in dem eine pädagogische Qualifikation für Praxisanleitende in den Therapieberufen vorgeschrieben war (vgl. Weyland/Klemme 2013).

Einige Länder nutzen im Rahmen ihrer Regelungskompetenz Gestaltungsspielräume, die der Bundesgesetzgeber offengelassen hat. Dies betrifft Mindestanforderungen an die Strukturqualität der Fort- und Weiterbildung, wie die Qualifikation des Lehrpersonals, Prüfungsmodalitäten, Kompetenzziele und Lerngegenstände etc., die in den Ausbildungs- und Prüfungsverordnungen des Bundes fehlen. Beispielhaft für solche in Länderhoheit geregelten Qualitätsvorgaben zur Praxisanleiter:innenqualifikation sollen hier die sächsischen Landesnormen skizziert werden: Das sächsische Weiterbildungsgesetz Gesundheitsfachberufe (SächsGfbWBG) erfasst immerhin alle hier zur Debatte stehenden Gesundheitsberufe. Die Weiterbildungsbezeichnung „Praxisanleiterin" oder „Praxisanleiter" nach diesem Gesetz darf nur führen, wer die Weiterbildung an einer staatlich anerkannten Bildungsstätte bzw. einer gleichgestellten Einrichtung absolviert hat. Um eine staatliche Anerkennung zu erhalten, muss die Fort- oder Weiterbildungsinstitution die in der seit 2022 geltenden Fassung der Weiterbildungsverordnung Gesundheitsfachberufe (SächsGfbWBVO) festgelegten Auflagen erfüllen. Geregelt sind Zugangsvoraussetzungen, Dauer, Umfang und Gliederung, Prüfungswesen usw.

Die Weiterbildungsmodule wurden von Pflegedidaktikerinnen aus der Wissenschaft und Bildungspraktikerinnen im ministeriell geförderten Projekt „Berufspädagogisch-Didaktische Qualifizierungsinitiative für praxisanleitendes Personal in Gesundheitsfachberufen – BeDiQUAPP" kooperativ entwickelt und evaluiert (vgl. Ertl-Schmuck 2021). Die ausgewiesenen Bildungsziele und Kompetenzen, Situationsmerkmale und Inhalte sowie die Vorschläge zu Lehr-Lern- und Prüfungsformen bilden das komplexe Anforderungsprofil an Praxisanleitende und ihre bedeutsame und verantwortungsvolle Rolle für die Ausbildung ab. Sie greifen auch das Bildungsverständnis der Fachkommission nach § 53 PflBG auf und korrespondieren damit insgesamt sehr gut mit den Rahmenplänen der Pflegeausbildung. Ernsthaft in Zweifel gezogen werden muss allerdings, dass diese Bildungsziele in der vorgesehenen Weiterbildungszeit erreicht werden können, denn der Umfang kommt über die Mindestvorgabe des Bundes von 300 Stunden nicht hinaus. Zwar wird in der Weiterbildungsordnung pauschal von einer zusätzlichen Selbststudienzeit von 50 Prozent pro Modul ausgegangen, diese ist aber für die Praxisanleitung nur optional und daher in der Modulbeschreibung nicht explizit ausgewiesen. Selbst bei Berücksichtigung der weiteren 150 Stunden erscheint das vollständige Erreichen des ambitionierten Weiterbildungsziels als unrealistisch.

Ein Kernproblem besteht außerdem darin, dass hier zwar die Erlaubnis zum Führen der Weiterbildungsbezeichnung für alle Gesundheitsberufe verbindlich geregelt ist, aber keine über die Bundesnormen hinausgehende Verpflichtung besteht, eine solche Weiterbildung überhaupt zu absolvieren. Denn die sächsische Schulordnung Berufsfachschule (BFSO) legt in § 11 lediglich fest, dass Schüler:innen von „einer Fachkraft der Praxiseinrichtung angeleitet und ausgebildet werden“ müssen. Das bedeutet, dass nach wie vor beispielsweise auch Physio- oder Ergotherapeut:innen ohne Weiterbildung ihre Auszubildenden praktisch anleiten dürfen.

Eine der wenigen Ausnahmen bildet in dieser Hinsicht die hessische Verordnung zur Anerkennung von Schulen für Gesundheitsfachberufe und über die Ausbildungsstatistik für Gesundheitsfachberufe (GfbSchulAnerkStatV 2023), die ab 2027 erstmals auch Praxisanleitende aus den Therapie- und weiteren diesbezüglich bislang ungeregelten Berufen verpflichtet, sich pädagogisch zu qualifizieren.

Noch differenzierter gestaltet sich die Situation auf der Landesebene in den Pflegeberufen: Eine weitere und berufspolitisch sehr interessante Besonderheit stellen hier die Pflegekammern dar, deren Bedeutung für die Praxisanleitung im folgenden Abschnitt thematisiert wird.

3.3 Politische Akteur:innen im Feld der Praxisanleitung: Politics

3.3.1 Kammern als gestaltende Akteurinnen der Praxisanleitung

Mit den Pflegekammern hat vor wenigen Jahren ein bis dahin neuer Typus von politischen Akteur:innen die berufspolitische Arena der nicht-akademischen Gesundheitsberufe betreten. Bisher konnten sich mit Rheinland-Pfalz und Nordrhein-Westfalen zwei Pflegekammern etablieren; in Schleswig-Holstein und Niedersachsen haben die Landesregierungen die dort bestehenden Kammern jeweils wenige Jahre nach ihrer Gründung wieder abgeschafft. 2024 ist in

Baden-Württemberg die in Gründung befindliche Landespflegekammer ebenfalls politisch gescheitert, der vorbereitende Gründungsausschuss wurde kurz vor der Errichtung der Kammer wieder abgewickelt. Die vielen medial zugänglichen Dokumente der bisherigen Ver- und Entkammerungsprozesse bieten reichhaltiges politisches Anschauungsmaterial, an dem sich politische Prozesse, unterschiedliche Motive, divergierende Interessenlagen und politische Manöver der beteiligten Akteur:innen analysieren und nachvollziehen lassen.

Als weitgehend unabhängige Organe der politischen Selbstverwaltung kommen den Kammern als Kernaufgaben die Standesvertretung, die Standesförderung und die Standesaufsicht über die Berufsgruppe der Pflegenden zu (vgl. Deutscher Bundestag 2018). In berufspädagogischer und bildungspolitischer Hinsicht sind sie im Rahmen der Standesförderung und Aufsicht vor allem wegen ihrer Steuerungsfunktion für die Fort- und Weiterbildung und ihrer Monitoringfunktion zur Fachkräfteentwicklung interessant. Vom berufspolitischen Standpunkt einer professionellen Handlungsautonomie aus betrachtet ist die Entwicklung der Praxisanleitung in Rheinland-Pfalz bisher am weitesten fortgeschritten. Hier hat das modernisierte Heilberufsgesetz die Errichtung der Landespflegekammer im Jahr 2016 ermöglicht und dieser die Regelungskompetenz über die Fort- und Weiterbildung übertragen. Seitdem liegt die Kontrolle der Qualifizierung von Praxisanleitenden vollständig in den Händen der Berufsgruppe der Pflegenden. Dazu gehören die Entwicklung und der Erlass der Weiterbildungsordnung, die Zulassung von Weiterbildungsstätten, Prüfungshoheit, Anerkennung der Abschlüsse und das Führen eines Weiterbildungsregisters.

Im Vergleich zu den Bundes- und Landesverordnungen fällt in der Rahmenvorgabe der rheinland-pfälzischen Kammer zunächst der immerhin doppelt so hohe Stundenumfang auf, der mit 600 Stunden angegeben ist (sowie zusätzlich noch acht Stunden für die Prüfung). Davon entfallen jeweils 300 Stunden auf Präsenzveranstaltungen und auf das Selbststudium. Entsprechend des Workloads sind 20 Leistungspunkte ausgewiesen, was dem gängigen Umrechnungsfaktor für die Berechnung der Credit Points anhand des angenommenen Zeitaufwands entspricht. Allerdings werden 30 Prozent der Weiterbildungszeit für zwei Basismodule zum systematischen Arbeiten und zur achtsamen Beziehungsgestaltung aufgewendet (vgl. Landespflegekammer Rheinland-Pfalz 2018). Inhaltlich kann zu den Basismodulen kritisch angemerkt werden, dass dabei Aspekte der pflegerischen Versorgung im Fokus stehen, während Bildungsperspektiven weitgehend ausgeblendet werden.

Im aktuellen Heilberufsgesetz des Landes Nordrhein-Westfalen ist auch der dortigen Pflegekammer die Weiterbildungsverantwortung übertragen worden. Art und Umfang der Regelungskompetenzen entsprechen im Wesentlichen denen in Rheinland-Pfalz. In Nordrhein-Westfalen hat die seit Anfang 2024 geltende Weiterbildungsordnung der Kammer die vorherigen Landesverordnungen abgelöst und bislang fünf klinische Weiterbildungen geregelt. Die Zuständigkeit für die Praxisanleitung liegt allerdings nach wie vor noch beim Ministerium für Arbeit, Gesundheit und Soziales (MAGS). Die Pflegekammer ist seit längerem bestrebt, auch die Kompetenz für diese Weiterbildung an sich zu ziehen und steht dazu mit dem MAGS „in einem lösungsorientierten Austausch." (Pflegekammer NRW 2024) Wann dies gelingt, ist derzeit noch offen. In Vorbereitung auf die erhoffte Übertragung hat der Kammer-Bildungsausschuss bereits einen Regelungsentwurf erarbeitet, der von der Kammerversammlung als empfehlende Richtlinie verabschiedet wurde (vgl. Pflegekammer NRW 2023). Interessant wird sein, inwieweit sich die Weiterbildungsordnungen der beiden Kammern im weiteren Entwicklungsprozess annähern werden.

In Bayern wiederum ist mit der Vereinigung der Pflegenden in Bayern (VdPB) eine Hybride aus berufspolitischer bzw. berufsständischer Interessenvertretung und nachgeordneter Behörde entstanden, der einige Kontrollkompetenzen zur Praxisanleitung übertragen wurden. Die VdPB ist zwar als selbstverwaltende Körperschaft des öffentlichen Rechts organisiert, ihre Mitgliedschaft ist jedoch freiwillig und die Finanzierung erfolgt durch Landesmittel. Eine mit einer Kammer vergleichbare staatliche Unabhängigkeit ist damit nicht gegeben. Gemäß der Verordnung zur Ausführung des Pflege- und Wohnqualitätsgesetzes und Weiterbildung in der Pflege und Hebammenkunde (AVPfleWoqG) fungiert die VdPB seit 2021 als „zuständige Behörde" für die Weiterbildung in der Praxisanleitung. In diesem Zusammenhang obliegt ihr derzeit die Überprüfung und Anerkennung gleichwertiger Qualifikationen, die Anerkennung der Weiterbildungseinrichtungen und die Registrierung aller in Bayern tätigen Praxisanleitenden in der Pflege. Die eigentliche Regelung der Weiterbildung (Struktur, Umfang, Kompetenzziele, Inhalte etc.) sowie die Festsetzung von Qualitätskriterien für Weiterbildungsanbieter ist dagegen bei der Landesregierung bzw. den maßgeblichen Ministerien verblieben. Damit hat die VdPB im politischen Feld der Praxisanleitung mitwirkende, beratende und ausführende Funktion ohne maßgebliche Entscheidungskompetenz, verfügt also über keine mit einer Kammer vergleichbare professionelle Handlungsautonomie. Trotz Beitragsfreiheit unterstützen außerdem bisher nur rund zwei Prozent der beruflich Pflegenden in Bayern die Vereinigung in Form einer Mitgliedschaft (vgl. Millich 2024), was ihre politische Legitimation im Vergleich zu einer Kammer erheblich schwächt.

In Zukunft könnte bei der Regulierung der Praxisanleitung auf Bundesebene noch eine weitere Organisation berufspolitisch mitmischen. Der seit September 2024 vorliegende Referentenentwurf zum Pflegekompetenzgesetz sieht vor, die Vertretung der Pflegeberufe auf Bundesebene in einer neu zu schaffenden geeigneten Organisation, beispielsweise einer Bundespflegekammer oder ähnlichen Körperschaft, zu stärken (vgl. BMG 2024). Diese könnte dann auch bundeseinheitliche Mindestanforderungen an die Weiterbildungen beschreiben. Allerdings sind die entsprechenden Passagen im Gesetzentwurf überwiegend auf pflegerische Fachweiterbildungen mit unmittelbarem Versorgungsbezug ausgerichtet.

Inwieweit eine Bundespflegekammer als neue berufspolitische Akteurin Einfluss auf die weitere Gestaltung der Qualifikation von Praxisanleitenden nehmen kann und will, muss sich erst noch zeigen.

3.3.2 Ausgewählte Verbände und Positionen zur Praxisanleitung

Berufspolitische Aktivitäten und Positionen von Praxisanleitenden umfassend und differenziert darzulegen, ist an dieser Stelle kaum möglich, da systematische wissenschaftliche Untersuchungen zu diesem Thema fehlen. Von einer eigenständigen und öffentlich sichtbaren kollektiven Interessenvertretung kann in Deutschland aber sicherlich keine Rede sein; ein eigener Berufsverband o. ä. existiert nicht. Zweifellos sind Praxisanleitende in maßgeblichen berufspolitischen Institutionen der Gesundheitsfachberufe vertreten, dort aber meist als relativ kleine Untereinheit organisiert oder als Mitglieder in größere verbandsinterne Zusammenhänge integriert. Als solche erkennbar sind sie hier in der Regel erst auf den zweiten Blick und finden sich fast ausschließlich in der Pflege.

So hat sich etwa im Deutschen Berufsverband für Pflegeberufe eine Arbeitsgruppe Praxisanleitung formiert (vgl. DBfK Südost 2023), im Regionalverband Nordwest existiert ein Netzwerk Praxisanleitung (vgl. DBfK Nordwest 2024). Erkennbar und zunehmend repräsentiert sind Praxisanleitende im Bundesverband Lehrende Gesundheits- und Sozialberufe (BLGS), wo ihr Anteil an den hier organisierten Lehrenden inzwischen bei ca. 25 Prozent liegt. Auf der Bundesebene gibt es ein Referat Praxisanleitung und eine entsprechende thematische Funktion im Bundesvorstand (vgl. BLGS 2024). Einige Landesverbände unterhalten ebenfalls Arbeitsgruppen und regionale Netzwerke, die sich zu berufspolitischen Themen austauschen und selbstständig Fortbildungen organisieren. Der BLGS positioniert sich anlassbezogen auch öffentlich zu Fragen der Praxisanleitung.

Gewerkschaftliches Engagement von Praxisanleitenden wird beispielsweise im Arbeitskreis Praxisanleiter*innen von ver.di sichtbar, worüber sie sich an der bundespolitischen Lobbyarbeit der Gewerkschaft aktiv beteiligen (vgl. ver.di 2024).

Nicht-pflegerische gesundheitsberufliche Verbände lassen von außen betrachtet kaum Aktivitäten von Praxisanleitenden und für Praxisanleitende erkennen. Dies zeigt sich zum einen in den Verbandsstrukturen, wo entsprechende Untereinheiten fehlen und Praxisanleitende als Funktionär:innen entweder nicht aktiv oder aber als solche nicht explizit sichtbar sind. Zum anderen finden sich auf den Verbandswebseiten und in einschlägigen Dokumenten wie Positionspapieren oder Stellungnahmen in der Regel nur wenig thematische Bezüge zur Praxisanleitung. Außerdem ist davon auszugehen, dass die sporadisch vorzufindenden fachlichen und berufspolitischen Aktivitäten innerhalb der Verbände von Personen dominiert werden, die selbst nicht in der Praxisanleitung tätig sind.

Angesichts der Strukturen, in denen die praktische Ausbildung stattfindet, ist es nicht verwunderlich, dass Praxisanleitende kaum als kollektive Akteur:innen auftreten und berufspolitisch sichtbar werden. Erstens genießen sie keine ihren anspruchsvollen Aufgaben entsprechende Bildung, obwohl ihre pädagogische Verantwortung für die Ausbildung im Wesentlichen der von Lehrenden am Lernort Schule entspricht. Ohne bzw. im Rahmen einer maximal 300-stündigen Weiterbildung ist eine angemessene Auseinandersetzung mit Bildungskonzepten, didaktischen Modellen und Aspekten pädagogischer Professionalität nicht möglich. Dies erschwert die Entwicklung einer fachlich-wissenschaftlich fundierten pädagogischen Haltung und die Herausbildung einer professionellen Identität als Lehrperson. Zweitens provozieren die von Personalmangel geprägten Arbeitsbedingungen permanente Rollenkonflikte zwischen Bildungs- und Versorgungsauftrag. Im Zweifelsfall obsiegt hier der in der Regel stabile internalisierte Berufsethos als Pflegeperson, Therapeut:in etc. über eine nur zart entwickelte pädagogische Identität, zumal Praxisanleitende häufig zu wenig Unterstützung aus den Managementebenen erhalten. Drittens ist davon auszugehen, dass interprofessionelle pädagogische Perspektiven – ähnlich wie in der Lehrer:innenbildung für den Lernort Schule – bislang kaum ausgeprägt sind. Das liegt unter anderem daran, dass nur ein Teil der nicht-pflegerischen Praxisanleitenden überhaupt eine pädagogische Qualifizierung durchlaufen muss und das auch erst seit den jüngsten gesetzlichen Reformen. Etwaige politische Ambitionen von Praxisanleitenden werden dann, wie oben dargestellt, in der Regel monoprofessionell unter Nutzung der vorhandenen Strukturen der Berufsverbände verfolgt.

Exemplarisch für zwei politische Verbände mit einschlägiger Bildungsexpertise sollen abschließend die Positionen des Bundesverbands Lehrende Gesundheits- und Sozialberufe (BLGS) und des (ehemaligen) Deutschen Bildungsrats für Pflegeberufe (DBR) skizziert werden.

Der BLGS ist der mitgliederstärkste Verband für Lehrende in den Gesundheitsberufen in Deutschland und bietet Lehrenden beider Lernorte ein Forum, um sich berufspolitisch zu engagieren. Seine Mitglieder kommen allerdings fast ausschließlich aus der Pflegebildung; seit der Ausbildungsreform der Anästhesie- und Operationstechnischen Assistenz gibt es in diesem Bereich ebenfalls erste Aktivitäten von und für Praxisanleitende. Der BLGS spricht sich aus fachlichen Gründen für eine hochschulische Ausbildung aller Praxisanleitenden auf Bachelorniveau aus (vgl. Unger 2015), hält diese aber in absehbarer Zeit nicht für politisch durchsetzbar. Der derzeitige Kompromissvorschlag fokussiert daher eine Entwicklung der Weiterbildung mit folgenden Eckpunkten (vgl. BLGS 2024): Erweiterung des zeitlichen Umfangs auf mindestens 900 Stunden, Kompetenzausprägung auf Niveaustufe 6 DQR, Modularisierung mit Ausweis von ECTS-Punkten und Festlegung curricularer Standards nach dem Fachqualifikationsrahmen Pflegedidaktik der Deutschen Gesellschaft für Pflegewissenschaft (vgl. Walter/Dütthorn 2019).

Der DBR wurde 1993 von der Arbeitsgemeinschaft Deutscher Schwesternverbände (ADS) und dem DBfK gegründet. Im Lauf der Zeit schlossen sich weitere Pflegeverbände sowie mit dem BLGS auch der Interessenverband der Lehrenden in den Pflegeberufen an, um ihre bildungspolitischen Positionen abzustimmen und der Pflegebildung mehr politisches Gewicht zu verleihen. 2017 veröffentlichte der DBR seine Position zur Pflegeausbildung unter lernortübergreifenden Perspektive und empfahl, die Qualifikation von Praxisanleitenden auf dem akademischem Niveau eines Bachelorabschlusses mit einem Umfang von 180 Leistungspunkten anzusiedeln. Die in der Weiterqualifizierung zu erwerbenden Kompetenzen sollten nicht ausschließlich auf die praktische Ausbildung von schulisch und hochschulisch Lernenden ausgerichtet sein, sondern zielten auch auf weitere Aufgabenfelder, wie beispielsweise innovatives Bildungsmanagement und Forschungsbeteiligung (vgl. DBR 2017).

2020 hat der DBR eine Musterweiterbildungsordnung für die Pflegeberufe entwickelt und in die fachlich-politische Diskussion eingebracht. Einer der bildungspolitisch relevanten Grundsätze ist die konsequente Modularisierung, um horizontale und vertikale Anschlussmöglichkeiten an weitere Bildungsprogramme zu ermöglichen. Empfohlen werden neben 750 Stunden Unterricht in Präsenz in der Regel 850 Stunden praktische Weiterbildung in der Pflegepraxis. Diese Eckpunkte sollten für alle Fach- und Funktionsweiterbildungen für Pflegefachpersonen gelten. Als neue Bezeichnung für Praxisanleitende wurde „Pflegefachfrau/ Pflegefachmann für praktisches Lehren und Anleiten“ vorgeschlagen (vgl. DBR 2020). Seit 2022 ist der DBR als Gremium allerdings nicht mehr aktiv. Die verbandsübergreifende politische Bildungsarbeit wird seit 2024 in der Fachkommission Bildung und Pflegewissenschaft des Deutschen Pflegerats geleistet (vgl. DPR 2024), die aber bisher noch keine dezidierte Position zur Praxisanleitung veröffentlicht hat.

Erkennbar wird, dass die mit Praxisanleitung befassten Institutionen der politischen Interessenvertretung auf fachliche, politische und gesellschaftliche Entwicklungen reagieren und ihre Positionen im Lauf der Zeit immer wieder entsprechend modifizieren. So werden beispielsweise wissenschaftliche Entwicklungen, hier vor allem der Pflegedidaktik und daneben auch der Pflegewissenschaft, regelmäßig aufgenommen und als Argumente für berufspolitische Verbesserungen genutzt. Andererseits müssen Pragmatismus und Kompromissbereitschaft signalisiert werden, um in der politischen Auseinandersetzung ernstgenommen zu werden und zumindest kleine Fortschritte zu erreichen.

Bis hierhin wurden ausgewählte Aspekte der praktischen Ausbildung als Gegenstand von Politik – in den Dimensionen von Polity und Politics – dargelegt. Im anschließenden Kapitel erfolgt ein Perspektivwechsel: Hier soll es um Politik als Gegenstand der praktischen Ausbildung gehen. Da die berufsdidaktische Entwicklung der Pflege im Vergleich zu den anderen Gesundheitsfachberufen bildungswissenschaftlich, bildungspraktisch und bildungspolitisch am weitesten fortgeschritten ist, werden diese Überlegungen beispielhaft an der Pflegeausbildung angestellt. Die nun folgenden Ausführungen beruhen überwiegend auf einer früheren Veröffentlichung in der Pflegezeitschrift (vgl. Unger 2024a).

4 Politik als Gegenstand der praktischen Ausbildung

4.1 Der politische Bildungsauftrag an Praxisanleitende am Beispiel der Pflege

Während das Pflegeberufegesetz selbst keine konkreten Anhaltspunkte für (berufs-)politische Kompetenzansprüche in der schulischen und hochschulischen Pflegeausbildung bietet, finden sich in der Pflegeausbildungs- und Prüfungsverordnung berufs- und gesellschaftspolitische Kompetenzziele, wie beispielsweise:

- „setzen sich für die Verwirklichung von Menschenrechten [...] ein" (Anlage 2, II, Nr. 3 a)
- „verstehen die Zusammenhänge zwischen den gesellschaftlichen, soziodemografischen und ökonomischen Veränderungen und der Berufsentwicklung" (Anlage 2, V, Nr. 2 f)
- „bringen sich den gesellschaftlichen Veränderungen und berufspolitischen Entwicklungen entsprechend in die Weiterentwicklung des Pflegeberufs ein" (Anlage 2, V, Nr. 2 f)

Die Fachkommission nach § 53 Pflegeberufegesetz greift diese Kompetenzen in ihren Begleitmaterialien zu den Rahmenplänen auf. Dazu gehört beispielsweise, sich berufspolitisch zu engagieren, Gesundheitspolitik aktiv mitzugestalten und sich für gute Arbeitsbedingungen und die Weiterentwicklung des Pflegeberufs einzusetzen. Darüber hinaus wird ein Subjekt- und Bildungsverständnis dargelegt, dessen Anspruch über pflegepolitische Kompetenz im engeren Sinn hinausreicht. So sollen in Anlehnung an Klafki kritische Reflexionsfähigkeit, Mündigkeit, Emanzipation, Selbst-, Mitbestimmungs- und Solidaritätsfähigkeit entwickelt werden: „Diese komplexen Ziele sind für den gesellschaftlichen Zusammenhalt einer pluralisierten Gesellschaft unerlässlich und müssen auch im Pflegeberuf angebahnt bzw. weitergeführt werden." (Fachkommission 2020a, S. 12) In den Bildungszielen und Kompetenzen der Rahmenpläne erscheint das Politische als Lerngegenstand wiederum eher auf berufs- bzw. gesundheitspolitische Aspekte fokussiert, beispielsweise: „verfügen über grundlegendes Wissen zu gesamtgesellschaftlichen Veränderungen, ökonomischen, technologischen Entwicklungen und zur Gesetzgebung im Gesundheits- und Sozialsystem." (Fachkommission 2020b, S. 49) und „reflektieren pflegeberufspolitische

Interessenvertretungen im Kontext divergierender Interessen in der Gesundheitspolitik." (ebd., S. 107)

„Den kollegialen Austausch im Pflegeteam suchen, um die eigene Sicht auf aktuelle berufspolitische Fragen zu erweitern und pflegepolitische Entscheidungen bewerten zu können." ist in den Rahmenausbildungsplänen als Aufgabe für den Vertiefungseinsatz formuliert und mit Beispielen für Anleitungssituationen hinterlegt (Fachkommission 2023, S. 111; 137; 164). Auszubildende sollen angeregt werden, sich an pflegepolitischen Diskursen aktiv zu beteiligen, zum Beispiel über personelle und finanzielle Rahmenbedingungen und deren Auswirkungen auf die eigene Tätigkeit, über die Bedeutung von Berufsverbänden, Gewerkschaften und Pflegekammern, die Professionalisierung der Pflege usw.

Praxisanleitende sind dabei aufgefordert, gemeinsam mit den Auszubildenden konkrete Handlungsmöglichkeiten zu entwickeln und die eigene Vorbildfunktion reflektiert auszufüllen. Eigene Mitbestimmungsmöglichkeiten am praktischen Einsatzort wahrzunehmen ist als weitere Aufgabe vorgesehen. In diesem Zusammenhang obliegt es den Praxisanleitenden, ihre Auszubildenden dabei zu unterstützen, sich an Teamgesprächen zu beteiligen, gemeinsam Handlungsspielräume erkunden und sich über betriebliche Gremien wie Personalrat, Auszubildendenvertretung etc. zu informieren (ebd., S. 33).

Praxisanleitende haben also mit dem PflBG und untergesetzlichen Ordnungsmitteln explizit den Auftrag erhalten, Auszubildende in ihrer politischen Kompetenzentwicklung systematisch zu unterstützen. Anhand dieser Vorgaben müssen Praxisanleitende exemplarische berufliche Handlungssituationen und Lerngegenstände hinsichtlich ihres politischen Bildungsgehalts analysieren. Für die Ausbildungsplanentwicklung und Anleitungsplanung sind solche didaktischen Analysen an sich keine neuen Aufgaben.

(Berufs-)politische Bildung ist zudem kein unbekanntes Unterfangen, sondern schon länger Gegenstand pädagogischer Bemühungen in der Pflegeausbildung. Dennoch fordert gerade der politische Bildungsauftrag Praxisanleitende in mehreren Aspekten besonders heraus.

4.2 Didaktische Herausforderungen für Praxisanleitende

Der politische Bildungsauftrag an Praxisanleitende ist in zweifacher Hinsicht ein doppelter: Erstens sind die politischen Bildungsgegenstände nicht auf Berufspolitik im engeren Sinn beschränkt, sondern betreffen auch weitere gesellschaftspolitische Politikfelder. Zweitens müssen Praxisanleitende ihre politischen Bildungsbemühungen nicht nur in didaktischer Absicht auf ihre Auszubildenden (politische „Fremd"-Bildung) richten, sondern zunächst bzw. parallel auch ihre eigene politische Kompetenz stärken (politische Selbstbildung). Unter anderem liefert die in Kapitel 3.2.2 thematisierte sächsische Weiterbildungsverordnung dazu auch einige passende Hinweise, beispielsweise im Modul „Ein professionelles Berufsverständnis als praxisanleitende Person entwickeln“. Diese Vorgaben müssen wiederum von den Weiterbildner:innen aufgegriffen und didaktisch aufbereitet werden, um die politische Kompetenz der angehenden Praxisanleitenden zu fördern. Worin bestehen nun die besonderen Herausforderungen für Praxisanleitende?

Fachwissenschaftliche Herausforderungen: Die für die Pflegeausbildung formulierten politischen Kompetenzziele sind bereits auf der Sachebene äußerst anspruchsvoll. Praxisanleitende benötigen dafür ein breites und bezüglich der Pflege vertieftes sozialwissenschaftliches Wissen, das in seinen Zusammenhängen durchdrungen werden muss. Es speist sich aus verschiedenen Disziplinen wie Politikwissenschaften, Soziologie, Geschichte, Ethik, Rechtswissenschaft, Ökonomie, Gesundheitswissenschaften, Pflegewissenschaft usw. Angesichts der in Kapitel 3 skizzierten Bedingungen der Weiterbildung ist aber nicht davon auszugehen, dass Praxisanleitende die entsprechenden Themen fachlich sicher „bedienen“ können. Damit eröffnet sich ein breites Feld an Fort- und Weiterbildungsbedarfen, das bisher noch nicht ansatzweise erschlossen ist.

Grundlegende pflegepädagogische Herausforderungen: Berufliche Bildung schließt an allgemeine Bildung an, und Lehrende müssen bestimmte Kompetenzen bei ihren Auszubildenden voraussetzen. In der politikwissenschaftlichen Forschung wird das durchschnittliche Niveau politischer Kompetenz in der Bevölkerung aber als „nahezu durchgängig schlecht bis bestenfalls mittelmäßig“ bewertet (Selk 2023, S. 59). Dazu kommt, dass immer mehr Lernende zusätzliche Unterstützung hinsichtlich ihrer allgemeinen Sprach- und Lernkompetenz benötigen. Gerade für die Entwicklung berufspolitischer Kompetenz, die ein relativ hohes Maß an abstraktem Begriffsverständnis und sprachlich-diskursiven Fähigkeiten erfordert, stellt dies eine große Herausforderung dar. Besonderer Aufmerksamkeit bedürfen darüber hinaus zunehmend die internationalen Auszubildenden aus sogenannten „Drittstaaten“, die z. T. in politischen Systemen sozialisiert wurden, die sich von westlichen Demokratien fundamental unterscheiden.

Aus Politik und Gesellschaft werden außerdem immer weitreichendere Ansprüche an das Bildungssystem und damit auch an die Pflegebildung herangetragen. Auch jüngere pflegedidaktische Diskurse nehmen die Transformationsgesellschaft in den Blick und damit die zukünftige Rolle und politische Verantwortung der Pflegebildung angesichts globaler Krisen wie Klimakatastrophe, Armut und Flucht (vgl. u. a. Ertl-Schmuck 2023; Walter 2024). Praxisanleitende müssen daher die Reichweite ihrer eigenen politischen und pädagogischen Ansprüche befragen und diese mit den dazu im Widerspruch stehenden Rahmenbedingungen ausbalancieren. Zur professionellen Kompetenz gehört es, sowohl pädagogische Gestaltungsmöglichkeiten zu erkennen und zu nutzen als auch übersteigerte gesellschaftliche Ansprüche von sich zu weisen.

Spezielle pflegedidaktische Herausforderungen: In pflegedidaktischen Theorien finden sich schon seit längerem Aspekte politischer Bildung. So setzt Ulrike Greb (2010) unter politisch-ökonomischer Perspektive auf die Aufklärung gesellschaftlicher Widersprüche pflegerischen Handelns in der Ausbildung, z. B. unter dem Fokus Marktliberalität versus soziale Gerechtigkeit. Michael Bossle (2016) postuliert eine kritisch-politische Pflegebildung als Schlüssel zur Emanzipation und Mitbestimmung und macht didaktische Vorschläge, um die Fähigkeit zur Analyse politischer Diskurse zu befördern. Ausgehend von ihren Studien zum Coolout verfolgt Karin Kersting (2020) den Ansatz, systembedingte Widersprüche zwischen Patientenorientierung und betrieblicher Funktionalität in der Ausbildung reflexiv zu bearbeiten. Diese Ansätze sind jedoch noch nicht ausreichend, um speziell den politischen Bildungsauftrag der Praxisanleitenden didaktisch konkreter auszubuchstabieren.

Einschlägige Konzepte aus der Politikdidaktik und der außerschulischen politischen Jugend- und Erwachsenenbildung wurden bisher kaum aufgegriffen. Dabei bieten diese – nach pflegedidaktischer Analyse und Transformation – ein ernstzunehmendes didaktisches Potenzial. Erfreulicherweise können wir diesbezüglich nun zunehmende Bemühungen in der wissenschaftlichen Pflegedidaktik registrieren. So hat Jonas Hänel (2024) zentrale Verbindungslinien zwischen Politikdidaktik und Pflegedidaktik systematisierend aufgezeigt. Neben seinem Beitrag finden sich weitere im gleichen Themenheft „Politische Bildung" der Zeitschrift PADUA (2024). Im außeruniversitären Bereich greift beispielsweise der Bundesverband Lehrende Gesundheits- und Sozialberufe politikdidaktische Impulse für die Fortbildung von Pflegelehrenden auf (vgl. Unger 2023; 2024b). Im Anschluss an diese jüngeren Arbeiten soll im Folgenden ein politikdidaktisches Modell skizziert werden, das auch Praxisanleitenden als didaktisches Denkwerkzeug dienen könnte.

4.3 Ein Modell pflegepolitischer Kompetenz

In der Politikdidaktik gibt es kontroverse Vorstellungen von politischer Kompetenz, und dementsprechend unterscheiden sich die einzelnen Modelle. Dies ist gängige und dem Gegenstand angemessene Praxis, weil es in politischen und in pädagogischen Fragen letztlich keine objektiven, wertfreien Positionen geben kann. Außerdem stellt jedes Modell immer nur eine und zudem stark vereinfachte Vorstellung der *Wirklichkeit* dar, wobei die Übergänge zwischen einzelnen Komponenten und Modellen fließend sind.

Folgendes Modell pflegepolitischer Kompetenz beruht auf den Kompetenzbereichen politischer Bildung, die die Gesellschaft für Politikdidaktik und politische Jugend- und Erwachsenenbildung (GPJE 2004) formuliert hat. Das GPJE-Modell ist in Fachkreisen weit verbreitet (vgl. Sander 2003, S. 128 ff.) und bildet nach wie vor eine wichtige Basis für weitere didaktische Überlegungen – nach meiner Auffassung auch für die Praxisanleitung.

Abb. 1: Modell pflegepolitischer Kompetenz (eigene Darstellung, modifiziert nach GPJE)

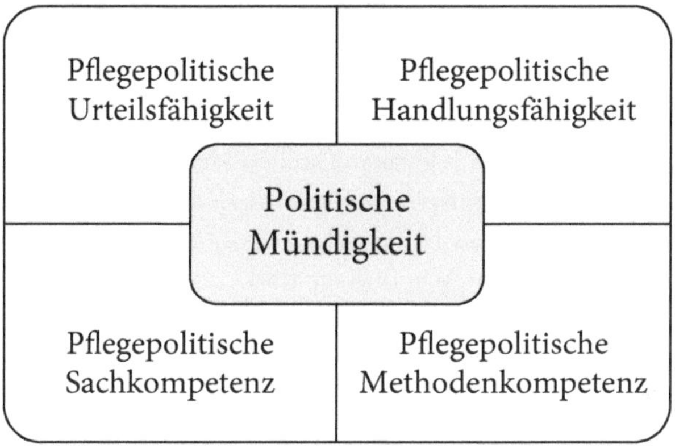

Politische Mündigkeit als Bildungsziel

Einige der in den Ordnungsmitteln verankerten Bildungsziele gehen wie oben dargestellt über pflegepolitische Kompetenzen im engeren Sinn hinaus. Mündigkeit, Emanzipation, Solidarität, Mitbestimmung etc. zielen letztlich auf eine allgemeine politische Bildung ab, die sich als *Demokratiefähigkeit* fassen lässt. Aus der Perspektive der Lernenden bedeutet dies, sich an subjektiv relevanten politischen Prozessen angemessen und erfolgreich beteiligen zu können. Aus der Perspektive der Gesellschaft wird hier aber auch der Anspruch an das Bildungssubjekt formuliert, zur „Erhaltung und Weiterentwicklung einer demokratischen politischen Kultur" (GPJE 2004, S. 9) beizutragen. Inwieweit ein solch weitgehender politischer Bildungsanspruch innerhalb der Pflegeausbildung überhaupt erfüllt werden soll, fußt auf politischen und ethischen Haltungen der Beteiligten und stellt eine normative pädagogische Entscheidung dar. Ein pflegepädagogischer Diskurs zu dieser Frage ist im Entstehen und wird zukünftig sicher noch intensiviert werden. Nachfolgend werden beispielhaft einige Aspekte der vier Kompetenzdimensionen anhand des *klassischen* Themen-Dreiklangs Berufsverband – Kammer – Gewerkschaft skizziert.

Pflegepolitische Sachkompetenz bedeutet, über pflegepolitisch relevantes Wissen zu verfügen; politische Sachverhalte, Begriffe und Prinzipien zu kennen, sie verstehen, analysieren und miteinander in Verbindung bringen zu können. Im Hinblick auf unser Beispiel hieße das, u. a. in folgenden Fragen sachlich kompetent zu sein: Welche relevanten Verbände, Kammern und Gewerkschaften gibt es, was ist ihre Geschichte? Was sind ihre Zwecke, Funktionen und Ziele? Wie sind sie nach allgemeinen politischen Prinzipien (z. B. Konkurrenz, Macht, Gemeinwohl, Partikularinteressen) vergleichend zu analysieren und einzuordnen?

Pflegepolitische Methodenkompetenz ist die Fähigkeit, sich selbstständig zu pflegepolitischen Ereignissen, Fragen und Problemen zu orientieren, Themen methodisch adäquat bearbeiten und das eigene politische Weiterlernen organisieren zu können. Dazu gehört eine allgemeine und spezielle Medienkompetenz, d. h. pflegepolitische Inhalte anhand ihrer medialen Erscheinungsformen und Funktionen einordnen sowie relevante Quellen zielgerichtet recherchieren und auswerten zu können. Zum Beispiel: Welche Medien mit pflegepolitischen Inhalten gibt es überhaupt, wie kann ich deren Seriosität einschätzen, welche davon sind für mich gut zugänglich? Wie und wo finde ich relevante Gesetze wie bspw. Heilberufs-/Kammergesetze oder spezielle Informationen bspw. zu Tarifverträgen oder rechtliche Grundlagen von Auszubildenden?

Pflegepolitische Urteilsfähigkeit fußt auf Sach- und Methodenkompetenz, geht aber deutlich darüber hinaus. Hier kommt es darauf an, pflegepolitische und gesellschaftliche Fragen aus der Perspektive unterschiedlicher Akteur:innen analysieren, reflektieren und schließlich beurteilen können, und zwar sowohl unter *Sach*aspekten als auch unter *Wert*aspekten. Beispielsweise wären die jüngeren politischen Konflikte um die Abschaffung von Pflegekammern unter *Sach*aspekten hinsichtlich der Fragen zu beurteilen: Wie haben sich die beteiligten politischen Organisationen verhalten, welche Interessen haben sie verfolgt? Wer hat im politischen Konflikt zu welchen Mitteln gegriffen? Mit welchem Erfolg? Mit welchen gesellschaftlichen Folgen ist zu rechnen? Unter *Wert*aspekten wäre z. B. zu beantworten: Welche der eingesetzten politischen Mittel sind legitim im Sinne von fair? Wem nützt und wem schadet das Ergebnis; ist es gerecht und warum? Hier kommen also neben politischen Bewertungskriterien im engeren Sinn auch ethische Überzeugungen als Richtschnur für ein politisches Urteil ins Spiel.

Pflegepolitische Handlungsfähigkeit heißt, eigene Interessen, Überzeugungen und Meinungen formulieren und angemessen vertreten, Aushandlungsprozesse führen und Kompromisse schließen zu können (vgl. GPJE 2004). Dies kann sich beispielsweise darin zeigen, mit Kolleg:innen das Gespräch zu suchen und den eigenen Standpunkt zum Für und Wider von Gewerkschaften oder Kammern begründet und nachvollziehbar darzulegen und zu diskutieren. (Pflege-)politisches Handeln kann weiterhin bedeuten, den eigenen politischen Willen öffentlich zu bekunden, z. B. durch Teilnahme an Demonstrationen oder das Verfassen eines offenen Briefs an Berufspolitiker:innen. Weitere politische Handlungsformen sind die Beteiligung an Wahlen, Unterstützung politischer Institutionen im Rahmen einer Mitgliedschaft oder eigenes aktives pflegepolitisches Engagement in einem Verband etc.

5 Fazit und Ausblick

Die praktische Ausbildung in den Gesundheitsberufen ist aus bildungspolitischer Sicht nach wie vor entwicklungsbedürftig. Dies gilt besonders für die nicht-pflegerischen Berufe, von denen bis heute nur ein Teil – und dies auch erst im Zuge der jüngsten Reformen vor wenigen Jahren – an einschlägige Standards der Berufsbildung anschließen konnte. In der Hälfte der Gesundheitsberufe ist für eine Lehrtätigkeit in der praktischen Ausbildung keine spezielle Weiterqualifizierung erforderlich, bundesweite Regelungen fehlen auch für ein Mindestmaß an Ausbildungsqualität, mit dem die Auszubildenden rechnen könnten. Dieser Befund korrespondiert mit einer augenfälligen politischen Vernachlässigung auch der schulischen Ausbildung, wo der Bundesgesetzgeber ebenfalls keine nennenswerten Qualifikationsanforderungen an das Lehrpersonal stellt.

Eine Vorreiterrolle nimmt die Pflegeausbildung ein, wo eine pädagogische Qualifizierung der Praxisanleitenden seit über 20 Jahren flächendeckend gesetzlicher Standard ist, und wo mit einer Vorgabe von zehn Prozent zumindest ein kleiner Teil der praktischen Ausbildung geplant und strukturiert zu erfolgen hat. Weitgehende Einigkeit herrscht in Pflegefach- und Bildungsverbänden, dass diese Minimalstandards nicht ausreichen, um die notwendige Ausbildungsqualität sicherzustellen. In deutlichem Kontrast zu den Forderungen nach mehr freigestellten und höher qualifizierten Praxisanleitenden steht vielerorts eine Ausbildungsrealität mit sich weiter zuspitzender Personalnot, an der häufig sogar die Einhaltung der bestehenden Vorgaben scheitert. Am anderen Ende des politischen Meinungsspektrums wird inzwischen – wie beispielsweise im Fall der Pflegefachassistenzausbildung – gefordert, sowohl die geplante Weiterbildungsverpflichtung für Praxisanleitende als auch die 10-Prozent-Vorgabe wieder zu streichen (vgl. bpa 2024).

Eine öffentlich sichtbare Institution zur berufspolitischen Interessenvertretung von Praxisanleitenden existiert nicht; eine Ausnahme bildet der Bundesverband Lehrende Gesundheits- und Sozialberufe. Vor allem die Fachverbände der nicht-pflegerischen Gesundheitsberufe sind offensichtlich zu fragmentiert und zu schwach, um gute Ausbildungsbedingungen durchzusetzen, bzw. beschäftigen sich vorrangig mit versorgungsbezogenen Themen. Im Fall der Therapieberufe gibt es seit langem interprofessionelle politische Zusammenschlüsse und Aktivitäten mit dem Ziel, die Ausbildung vollständig an die Hochschule zu überführen (vgl. bspw. Bündnis Therapieberufe an die Hochschulen 2024). Die schulische Ausbildung wird in diesem Zusammenhang als Auslaufmodell gesehen, in deren Reform anscheinend weniger politische Energie als in die angestrebte Vollakademisierung gesteckt wird. Ob diese Strategie zum gewünschten Erfolg führen wird, erscheint derzeit fraglich.

In didaktischer Hinsicht zeichnen sich im Bereich der politischen Bildung in jüngerer Zeit einige Entwicklungen ab. In pflegedidaktischen Publikationen erfährt das Thema zunehmend Aufmerksamkeit, wobei die Debatte auch über pflegeberufspolitische Gegenstände im engeren Sinn hinausgeht. Unter dem Stichwort Transformative Bildung wird die pädagogisch-didaktische Bearbeitung gesamtgesellschaftlicher und globaler Problemlagen wie Fachkräftemangel, Kostendruck, Technisierung, Klimakrise, globale Konflikte, die Krise der Demokratie usw. diskutiert. Trotzdem ist, wie auch in der gesundheits- und pflegepolitischen Bildung im *traditionellen* Sinn, der bildungswissenschaftliche und bildungspraktische Entwicklungsbedarf enorm.

Wünschenswert wäre ein empirisches Forschungsprogramm zu verschiedenen Aspekten politischer Bildung in den Gesundheitsberufen, wie beispielsweise zur systematischen Verankerung politischer Kompetenz in den lehrer:innenbildenden Studiengängen und in den Fort- und Weiterbildungsangeboten für Praxisanleitende, zu berufs- und gesellschaftspolitischen Einstellungen und Haltungen von Praxisanleitenden und anderen Lehrverantwortlichen, zu Fortbildungsbedarfen von Lehrenden usw.

Parallel dazu sollte die didaktische Konzeptentwicklung für pflege- und andere Gesundheitsberufe berufsfeldbreit vorangetrieben werden. Dies wäre zunächst eine wissenschaftliche Aufgabe der an den Hochschulen angesiedelten beruflichen Didaktik(en) oder weiterer wissenschaftlicher Einrichtungen. Vielversprechend wäre unter anderem eine systematische Rezeption und berufsfeldspezifische Integration ausgewählter Erkenntnisse und Konzepte aus der Didaktik der Sozialwissenschaften und der außerschulischen politischen Jugend- und Erwachsenenbildung. Weiteres Augenmerk sollte – gemeinsam mit den Praxisanleitenden – auf die Weiterentwicklung von Ausbildungsplänen, die Konstruktion, Erprobung und Evaluation politischer Arbeits- und Lernaufgaben sowie weiterer didaktischer Materialien gelegt werden. Vor allem aber bedarf es entsprechender politischer und politikdidaktischer Bildungsangebote für Lehrende aller Qualifikationsstufen und Lernorte sowie einer Ausweitung (berufs-)politischer Fortbildungsangebote für alle Beschäftigten in den Gesundheitsberufen.

Literatur

BLGS (2024): Referat Praxisanleitung. https://blgsev.de/referate/referat-praxisanleitung/ (Abruf: 11.11.2024).

BMG (2024): Gesetz zur Stärkung der Pflegekompetenz. Referentenentwurf: 06.09.2024. https://www.bundesgesundheitsministerium.de/service/gesetze-und-verordnungen/detail/pflegekompetenzgesetz-pkg.html (Abruf: 11.11.2024).

Bossle, Michael (2016): Entzaubert den Mythos, analysiert den Jargon! In: PADUA 11, H. 4, S. 301–308.

bpa – Bundesverband privater Anbieter sozialer Dienste e. V. (2024): Stellungnahme zum Referentenentwurf des Bundesministeriums für Familie, Senioren, Frauen und Jugend und des Bundesministeriums für Gesundheit – Entwurf eines Gesetzes über die Einführung einer bundeseinheitlichen Pflegeassistenzausbildung [alternativ: Pflegehilfeausbildung] https://www.bpa.de/index.php?eID=dumpFile&t=f&f=49882&token=1596d4380147f54c7651210d7a7fd02ff825de7b (Abruf: 11.11.2024).

Bündnis Therapieberufe an die Hochschulen (2024): Vollakademisierung jetzt! https://buendnis-therapieberufe.de/ (Abruf: 11.11.2024).
DBfK Nordwest (2024): Pflegebildung in Theorie und Praxis. https://www.dbfk.de/de/dbfk/nordwest/mitmachen.php (Abruf: 11.11.2024).
DBfK Südost (2023): Praxisanleitung Mitteldeutschland.https://www.dbfk.de/de/dbfk/suedost/mitmachen.php (Abruf: 11.11.2024).
DBR (2017): Pflegeausbildung vernetzend gestalten – ein Garant für Versorgungsqualität. https://www.bildungsrat-pflege.de/wp-content/uploads/2022/02/2017-Broschuere-Pflegeausbildung-vernetzend-gestalten.pdf (Abruf: 11.11.2024).
DBR (2020): Empfehlungen zur Musterweiterbildungsordnung für Pflegeberufe (MWBO PflB). https://www.bildungsrat-pflege.de/wp-content/uploads/2023/06/2020-01-27_DBR_MWBO-PflB_final.pdf (Abruf: 11.11.2024).
Deutscher Bundestag (2018): Zur Einrichtung von Pflegekammern. Stand, Entwicklungen und potentieller Regelungsbedarf. https://www.bundestag.de/resource/blob/592584/7a476c73fa0a983a-33acf9e1e7c41362/WD-9-085-18-pdf.pdf (Abruf: 11.11.2024).
DPR (2024): Fachkommission „Pflegebildung und Pflegewissenschaft". https://deutscher-pflegerat.de/verband/fachkommissionen (Abruf: 11.11.2024).
Ertl-Schmuck, Roswitha unter Mitarbeit von Lisa Schaller und Martin Fritzenwanker (2021): Abschlussbericht: Berufspädagogisch-Didaktische Qualifizierungsinitiative für praxisanleitendes Personal in Gesundheitsfachberufen (BeDiQUAPP). https://tu-dresden.de/gsw/ew/ibbd/gp/ressourcen/dateien/forschung/bediquapp-projekt/PA_Abschlussbericht_final_April_2021.pdf?lang=de (Abruf: 11.11.2024).
Ertl-Schmuck, Roswitha (2023): Grundsatzfragen der Pflegedidaktik – ein sich wandelnder Diskurs. In: von Gahlen-Hoops, Wolfgang/Genz, Katharina (Hrsg.): Pflegedidaktik im Überblick. Bielefeld: Transcript, S. 69–93.
Fachkommission nach § 53 Pflegeberufegesetz (2020a): Begleitmaterialien zu den Rahmenplänen der Fachkommission nach § 53 PflBG. https://www.bibb.de/dienst/publikationen/de/16613 (Abruf: 11.11.2024).
Fachkommission nach § 53 Pflegeberufegesetz (2020b): Rahmenpläne der Fachkommission nach § 53 PflBG. 2., überarbeitete Auflage. https://www.bibb.de/dienst/publikationen/de/16560. (Abruf: 11.11.2024).
Fachkommission nach § 53 Pflegeberufegesetz (2023): Rahmenausbildungspläne für die praktische Ausbildung. 1. Aktualisierung. https://www.bibb.de/dokumente/pdf/AB26_Rahmenausbildungsplaene_aktualisiert_11-2023.pdf (Abruf: 11.11.2024).
GPJE (2004): Anforderungen an Nationale Bildungsstandards für den Fachunterricht in der Politischen Bildung an Schulen. Schwalbach/Ts.: Wochenschau Verlag. http://gpje.de/wp-content/uploads/2017/01/Bildungsstandards-1.pdf (Abruf: 11.11.2024).
Greb, Ulrike (2010): Die pflegedidaktische Kategorialanalyse. In: Ertl-Schmuck, Roswitha/Fichtmüller, Franziska (Hrsg.): Theorien und Modelle der Pflegedidaktik. Weinheim und München: Juventa, S. 124–157.
Hänel, Jonas (2024): Politik pflegen? In: PADUA 19, H. 1, S. 9–14.
Kersting, Karin (2020): Die Theorie des Coolout und ihre Bedeutung für die Pflegeausbildung. 2. Auflage. Frankfurt am Main: Mabuse.
Landespflegekammer Rheinland-Pfalz (2021): Weiterbildungsordnung der Landespflegekammer Rheinland-Pfalz. https://pflegekammer-rlp.de/download/weiterbildungsordnung-wbo-pdf/?wpdmdl=5863&refresh=66dc2b688bc6b1725705064 (Abruf: 11.11.2024).
Millich, Nadine (2024): Wie Lobbyarbeit für beruflich Pflegende in Bayern funktioniert.https://www.bibliomed-pflege.de/news/wie-lobbyarbeit-fuer-beruflich-pflegende-in-bayern-funktioniert (Abruf: 11.11.2024).
Nitschke, Peter (2020): Einführung in die Politikwissenschaft. Darmstadt: wbg.
Pflegekammer NRW (2023): Empfehlende Richtlinie: Weiterbildung Praxisanleitung. https://www.pflegekammer-nrw.de/wp-content/uploads/2023/12/2023-11-27_PK_Empfehlende_Richtlinie_PA_final.pdf (Abruf: 11.11.2024).
Pflegekammer NRW (2024): Weiterbildung. https://www.pflegekammer-nrw.de/weiterbildung/ (Abruf: 11.11.2024).

Sander, Wolfgang. (2023): Kompetenzorientierung als Forschungs- und Konfliktfeld der Didaktik der politischen Bildung. In: Sander, Wolfgang & Pohl, Kerstin (Hrsg.): Handbuch politische Bildung. Frankfurt am Main: Wochenschau Verlag, S. 122–132.

Selk, Veith (2023): Demokratiedämmerung. Eine Kritik der Demokratietheorie. Berlin: Suhrkamp.

Unger, Angelika (2015): Praxisanleitung (Teil 3) – Ein Zukunftsmodell für die Weiterbildung. In: Heilberufe 67, H. 11, S. 54.

Unger, Angelika (2023): Berufspolitische Bildung – Eine Spurensuche. Vortrag Kongress Lernwelten am 28.09.2023, Frankfurt am Main.

Unger, Angelika (2024a): Pflegepolitische Kompetenz – ein Bildungsauftrag. In: Pflegezeitschrift 77, H. 8, S. 38–41.

Unger, Angelika (2024b): Perspektiven berufspolitischer Bildung. Vortrag Kongress Pflege am 26.01.2024, Berlin.

VdPB (2024): Info für Praxisanleitungen – Was gehört zu den zehn Prozent geplante und strukturierte Praxisanleitung? https://vdpb-praxisanleitung.de/info-fuer-praxisanleitungen-was-gehoert-zu-den-zehn-prozent-geplante-und-strukturierte-praxisanleitung-8/ (Abruf: 11.11.2024).

VdPB 2022: Info für Praxisanleitungen – Was gehört zu den zehn Prozent geplante und strukturierte Praxisanleitung? https://www.vdpb-bayern.de/info-fuer-praxisanleitungen-was-gehoert-zu-den-zehn-prozent-geplante-und-strukturierte-praxisanleitung-3/

ver.di (2024): Arbeitskreis Praxisanleiter*innen. https://gesundheit-soziales-bildung.verdi.de/ueber-uns/gremien/arbeitskreis-praxisanleiter-innen (Abruf: 11.11.2024).

von Alemann, Ulrich (1995): Grundlagen der Politikwissenschaft. Ein Wegweiser. 2. Auflage. Opladen: Leske + Budrich.

Walter, Anja (2024): Pflegedidaktik in der Transformationsgesellschaft. In: Ertl-Schmuck, Roswitha/ Hänel, Jonas/Fichtmüller, Franziska (Hrsg.): Pflegedidaktik als Disziplin. Weinheim und Basel: Beltz Juventa, S. 273–293.

Walter, Anja/ Dütthorn, Nadin (Hrsg.) (2019): Fachqualifikationsrahmen Pflegedidaktik. https://dg-pflegewissenschaft.de/wp-content/uploads/2019/03/2019_02_20-FQR-Ver%C3%B6ffentlichung_ES.pdf (Abruf: 11.11.2024).

Praxisanleitung in der generalistischen Pflegeausbildung: eine Diskursanalyse

Martina Coenen & Marija Domjanovic

1 Einführung

Das In-Kraft-Treten des Pflegeberufegesetzes (PflBG) am 01.01.2020 hat zu neuen Schwerpunkten in der praktischen Ausbildung für Pflegefachfrauen und Pflegefachmänner geführt. Seitdem haben pädagogisch qualifizierte Praxisanleiter:innen eine hohe Priorität und Bedeutung in der praktischen Pflegeausbildung erhalten und entsprechend vielfältiger sind die Verantwortungsbereiche und Tätigkeitsfelder geworden (vgl. Schawe 2023, S. 42). Dies wird durch die anhaltend hohe Anzahl von Veröffentlichungen zu diesem Thema in den vergangenen Jahren bestätigt (vgl. Weyland/Koschel 2021). Seitdem gilt Praxisanleitung als eines der wichtigsten Themen in der generalistischen Pflegeausbildung.

Das Ziel der Praxisanleitung besteht in der schrittweisen Heranführung der Auszubildenden an die eigenständige Wahrnehmung der beruflichen Aufgaben. Mit dem PflBG kam es zu einer grundlegenden Neustrukturierung der Pflegeausbildung mit veränderten normativen Grundlagen. Die bislang im Altenpflegegesetz (AltPflG) und im Krankenpflegegesetz (KrPflG) separat geregelten Pflegeausbildungen wurden im PflBG zusammengeführt. Die generalistische Pflegeausbildung gemäß § 5 PflBG führt zu einer Veränderung der Zieldimension in der pflegeberuflichen Ausbildung, welche eine Neuausrichtung des Handelns der Praxisanleitenden erforderlich macht. Von besonderer Relevanz sind die vorbehaltenen Tätigkeiten in der Pflege. Diese werden erstmals im PflBG aufgeführt und dürfen ausschließlich von Personen durchgeführt werden, die über die entsprechenden Qualifikationen gemäß dieser Gesetzgebung verfügen (§ 4 PflBG). Die generalistische Pflegeausbildung umfasst die Aneignung der notwendigen fachlichen und persönlichen Kompetenzen, einschließlich methodischer, sozialer, interkultureller und kommunikativer Fähigkeiten sowie grundlegender Lernkompetenzen. Diese Ausbildung befähigt dazu, Menschen jeden Alters in akuten und dauerhaften stationären sowie ambulanten Pflegesituationen eigenständig, umfassend und prozessorientiert zu versorgen. Die Aneignung spezifischer Kenntnisse, Fähigkeiten und Fertigkeiten wird ergänzt durch Begriffe wie lebenslanges Lernen, Wissenstransfer und Selbstreflexion. Lebenslanges Lernen wird als fortlaufender Prozess innerhalb der beruflichen Laufbahn verstanden, wobei eine kontinuierliche persönliche und fachliche Weiterentwicklung als unerlässlich angesehen wird (§ 5 Abs. 1 PflBG).

Erstmals in der Reformgeschichte der Pflegeausbildung wurden bundesweite Rahmenlehrpläne für den theoretischen und praktischen Unterricht und Rahmenausbildungspläne für die praktische Pflegeausbildung entwickelt, die den Pflegeschulen zur Entwicklung schulinterner Curricula sowie den Trägern der praktischen Ausbildung (TdpA) Orientierungshilfen für die Erarbeitung der Ausbildungspläne in den Orientierungs-, Pflicht- und Vertiefungseinsätzen geben. Die Rahmenlehrpläne und Rahmenausbildungspläne wurden in einer konsequent kompetenzorientierten Ausrichtung erstellt und führen die Auszubildenden schrittweise an die eigenständige Ausübung pflegerischer Tätigkeiten mit zunehmender Komplexität im Verlauf der Ausbildung heran (vgl. Fachkommission 2020, S. 7). Hinsichtlich dieser Aufgaben und Qualifikationen werden neue Anforderungen an die Praxisanleitenden gestellt. Der Umfang der berufspädagogischen Weiterbildung wurde gemäß PflBG von 200 auf 300 Stunden erhöht und die regelmäßige jährliche 24-stündige berufspädagogische Fortbildung als neue Pflicht festgelegt (§ 4 Abs. 3 PflAPrV). Die Praxisanleitungszeit wird im Umfang von 10 % erstmalig bundeseinheitlich normativ geregelt (§ 6 Abs. 3 PflBG, § 4 Abs. 1 PflAPrV). Des Weiteren fungieren Praxisanleitende als Schnittstelle zur Pflegeschule (§ 4 Abs. 1 PflAPrV), geben Leistungsbeurteilungen und sind als Fachprüfende bei der Gestaltung, Durchführung und Bewertung der praktischen Prüfung tätig (§ 16 Abs. 6 PflAPrV).

Die beschriebenen Neuerungen werfen die Frage auf, wie der Mediendiskurs in der Pflege zu den durch das PflBG bedingten Anforderungen an Praxisanleitende diskutiert wird. Welche thematischen Bereiche werden besonders diskutiert und welche Fachbereiche melden sich zu den neuen gesetzlichen Vorgaben zu Wort? In unserer Studie fokussieren wir folgende Forschungsfrage: Wie stellt sich die Praxisanleitung in der generalistischen Pflegeausbildung im Diskurs dar?

In diesem Zusammenhang steht zur Diskussion, welche Fachbereiche im Zusammenhang mit dem PflBG und der Einführung der Pflegeberufe-Ausbildungs- und Prüfungsverordnung (PflAPrV) ihre Meinung äußern. Sind es die Bereiche der Pflegebildung, in denen curriculare Impulse gesetzt werden, die Pflegepraxis, die für die Praxisanleitung verantwortlich ist, die Pflegewissenschaft oder andere Fachgebiete? Welche Themen werden in diesen Bereichen diskutiert und welche haben eine besondere Bedeutung?

Das Ziel der vorliegenden Diskursanalyse ist, thematische Zuordnungen zu verschiedenen Fachgebieten festzustellen und zu untersuchen, ob sich Verbindungen zwischen den thematischen Inhalten zeigen. In diesem Beitrag werden der theoretische Rahmen, das Forschungsdesign und die zentralen Ergebnisse der Diskursanalyse dargestellt und diskutiert sowie in einem Ausblick Desiderate formuliert.

2 Theoretischer Rahmen

„Es gibt keinen Gegensatz zwischen dem, was getan, und dem, was gesagt wird." (Foucault 1976, S. 118)

Der Begriff *Diskurs* wird in verschiedenen wissenschaftlichen Disziplinen häufig verwendet, jedoch verwenden viele Autor:innen diesen ohne explizite Definition, wie Mills (2007) feststellt. Diese Vielschichtigkeit und Unterschiedlichkeit in der Verwendung des Begriffs eröffnen die Notwendigkeit einer klaren Definition und Untersuchung dessen, was unter *Diskurs* in unterschiedlichen Kontexten verstanden wird und wie diese Vielfalt an Bedeutungen das Verständnis und die Analyse gesellschaftlicher Phänomene beeinflusst (vgl. Mills 2007).

Die Diskursanalyse von Michel Foucault[1] ist eine theoretische und methodologische Herangehensweise, um Machtbeziehungen in gesellschaftlichen Diskursen zu untersuchen. Foucault definiert den Begriff des Diskurses nicht explizit, sondern seine Gedanken dazu entwickeln sich in verschiedenen Werken im Laufe der Zeit (vgl. Kammler et al. 2008). In seinen Werken wie „Archäologie des Wissens" und „Die Ordnung der Dinge" betrachtet er den Diskurs nicht nur auf linguistischer Ebene, also als Ansammlung sprachlicher Elemente, die zur Benennung von Dingen dienen, sondern betont, dass Diskurse als Praktiken betrachtet werden sollen, die die Gegenstände, über die sie sprechen, systematisch formen (vgl. Foucault 2013). Auf diese Weise entstehen durch den Diskurs Wahrheiten, die in Denksystemen sichtbar werden (vgl. Ruoff 2009). In seinen Vorlesungen „Die Ordnung des Diskurses" betont Foucault die enge Verknüpfung zwischen Diskurs und Institutionen wie Gesetzen oder dem Bildungswesen, durch die der Diskurs seine Machtausübung erhält (vgl. Foucault 1974, S. 10). Ein anschauliches Beispiel hierfür ist der wissenschaftliche Diskurs, der seine Macht durch die Zuerkennung des Titels „Professor:in" seitens der Universitätsinstitution verleiht und somit automatisch als relevante Stimme im wissenschaftlichen Diskurs fungiert. Foucault hebt hervor, dass Dinge und Ereignisse sich selbst zu einem Diskurs entfalten, indem sie ihr eigenes Wesen offenbaren (vgl. Foucault 1974, S. 32). Er argumentiert, dass grundsätzlich alles zum Diskurs werden kann, da es keine inhärenten Grenzen gibt. Trotz der potenziellen Veränderlichkeit des Diskurses betont er, dass er nicht nur die verbalisierte Darstellung eines Ereignisses oder eines „Kampfes" ist, sondern vielmehr das Ereignis oder den Kampf selbst verkörpert. Denn die sprachliche Darstellung birgt Macht und ist nicht lediglich eine neutrale Erzählung des Geschehens (vgl. Foucault 1974, S. 11).

Im Bereich der qualitativen Sozialforschung im deutschsprachigen Raum sind verschiedene Varianten der Diskursanalyse zu finden, die auf Foucaults Konzept

1 Paul-Michel Foucault (1926–1984) französischer Philosoph, Soziologe und Psychologe.

des Diskurses aufbauen. Foucault hat keine spezifische Methode einer „Foucault'schen Diskursanalyse“ als sozialwissenschaftliche Methode ausgearbeitet. Seine Arbeiten zur Diskursanalyse befassen sich hauptsächlich mit theoretischen Überlegungen zum Diskurskonzept. Obwohl sie methodologische Ansätze enthalten, bieten sie keine konkreten Anleitungen oder praktischen Schritte zur Durchführung einer solchen Analyse (vgl. Jäger 2015).

3 Forschungsdesign

Die Diskursanalyse, angelehnt an die kritische Diskursanalyse nach Siegfried Jäger, wird als geeignete Forschungsmethode zur Bearbeitung dieser Thematik angesehen. Der Sprachwissenschaftler zählt zu den Vertretern der sozialwissenschaftlichen Diskursforschung. Bei der von ihm entwickelten Methode der kritischen Diskursanalyse (KDA) handelt es sich um einen interdisziplinären Ansatz. Jäger bezeichnet die eng an den Foucault'schen Schriften orientierte KDA als „angewandte Diskurstheorie“ sowie als Konzept qualitativer Sozial- und Kulturforschung, welches sich jedoch auch auf weitere Disziplinen wie die Linguistik bezieht. Die KDA nach Jäger zielt in erster Linie auf gesellschaftlich brisante Fragestellungen ab. Die Brisanz dieser Fragestellungen manifestiert sich jedoch erst im Laufe der Analyse vollständig. Im Gegensatz zu anderen Analyseverfahren nimmt die KDA nicht nur einzelne Kategorien in den Blick, sondern versucht stets, den gesamten Diskurs in die Analyse mit einzubeziehen. Dazu wird angestrebt, alle in der Bearbeitung auftretenden Fragen in die Analyse aufzunehmen und durch eigens dafür angepasste Instrumente zu beantworten (vgl. Jäger 2015).

Daher erscheinen die Ziele der KDA als geeignet, sich dem Diskurs über die Praxisanleitung in der generalistischen Pflegeausbildung nach der Einführung und Umsetzung des neuen PflBG anzunähern. Laut Jäger (2015) kann der Begriff Diskurs als die Entwicklung von Wissen und sozialem Wissensschatz im Laufe der Zeit beschrieben werden. Eine Analyse bedeutet, dass ein Ganzes in seine einzelnen Bestandteile zerlegt wird. Er schlägt in der KDA ein spezifisches Verfahren zur Analyse sprachlich durchgeführter Diskurse vor (vgl. Jäger 2015).

3.1 Kritische Diskursanalyse

Jäger (2015) verwendet den Begriff Diskurs in Anlehnung an Foucault. Beide beschreiben den Diskurs als „transportiertes Wissen“, welches laut Foucault Macht ausübt (vgl. Foucault, zit. in Jäger 2015, S. 73). Die Analyse des Diskurses bezweckt die Identifikation dessen, was faktisch gesagt wurde und sich zu sichtbaren

Anhäufungen von Aussagemustern verfestigt. Bei der Kritischen Diskursanalyse nach Jäger geht es nicht um die zentrale Betrachtung der Sprache, sondern um die „Ermittlung von möglichen Aussagen als den Atomen der Diskurse. Kritische Diskursanalyse ist an Inhalten und Verhältnissen interessiert, die sie kritisiert" (Jäger 2015, S. 8). Es geht über eine Beschreibung von Sachverhalten hinaus, indem die bei der Analyse herausgearbeiteten Diskurse „wohlbegründet zu bewerten und zu kritisieren" sind (Jäger 2015, S. 151). Somit baut das Analyseverfahren der Kritischen Diskursanalyse nach Jäger auf die Diskursanalyse Foucaults auf und orientiert sich an dieser.

Die Strukturierung von Diskursen ist entscheidend, um ihre Komplexität und Verflechtungen zu analysieren. Jäger unterscheidet zwischen wissenschaftlichen Spezialdiskursen[2] und dem Interdiskurs.[3] Diskursfragmente behandeln spezifische Themen und bilden die Grundlage für Diskursstränge. Diese können synchron oder diachron sein, wobei diachrone Darstellungen die zeitliche Entwicklung zeigen. Diskursive Ereignisse von hoher Bedeutung beeinflussen die Diskursstränge. Diskurspositionen sind politisch-ideologische Standpunkte, die nach der Diskursanalyse identifiziert werden (vgl. Jäger 2015).

Um die sprachlich perforierten Diskurse zu strukturieren, schlägt Jäger Kategorisierungen und eine *Gebrauchsanweisung* vor, deren Anordnung die Grundlage der hier durchgeführten Diskursanalyse darstellt. Dabei betrachtet Jäger sein empfohlenes Vorgehen als eine Art *Werkzeugkiste*, der man sich in der Bearbeitung uneingeschränkt ideenreich und autonom bedienen soll, um den Ansprüchen zur Klärung der eigenen Fragestellung gerecht zu werden. Es handelt sich um eine orientierende Vorgehensweise, die als Leitfaden fungiert, jedoch nicht in allen Schritten strikt übernommen werden muss. Jäger betont die Flexibilität und Kreativität bei der Anwendung seines empfohlenen Verfahrens und ermutigt dazu, die Werkzeuge je nach Bedarf anzupassen (vgl. Jäger 2015). Die Zielsetzung der Untersuchung nach Jäger umfasst die Beschreibung des Forschungsgegenstandes und -ziels, des theoretischen Hintergrunds und der angewandten Methode. Es ist wichtig, den Untersuchungsgegenstand präzise zu benennen und den analysierten Zeitraum und Raum ausführlich zu erläutern. Die Materialgrundlage wird in einer frühen Phase umfassend überdacht und gesichtet, um relevante Inhalte innerhalb eines definierten Zeitraums auszuwählen. Diese Auswahl dient dazu, eine vertretbare Reduktion vorzunehmen und der Forschungsfrage gerecht zu werden. Die Bestimmung und Auswahl des Materials bilden das Fundament für die Kritische Diskursanalyse nach Jäger (ebd.).

Das Ziel der *Strukturanalyse* besteht darin, wichtige Aussagen eines Diskursfragments von oberflächlichen Äußerungen zu unterscheiden, wobei

2 Spezialdiskurse sind wissenschaftliche Diskurse (vgl. Jäger 2015, S. 80)

3 Interdiskurse sind nicht-wissenschaftliche Diskurse (vgl. Jäger 2015, S. 80)

Aussagen als Kerne[4] des Diskurses angesehen werden. Im Zuge der Strukturanalyse werden diese Aussagen herausgearbeitet, um Häufungen von Aussagen zu identifizieren, die die Schwerpunkte der diskursiven Wirkung verdeutlichen. Zur Erfassung und Dokumentation der sprachlichen Aussagen empfiehlt Jäger die Erstellung einer begründeten Tabelle. Die Auswahl der Kategorien in der Strukturanalyse muss gewissenhaft durchgeführt werden, da sie entscheidend für die Bestimmung der Diskursaussagen sind. Die sorgfältige Aufbereitung des Materials der Strukturanalyse bildet das „Herzstück der Diskursanalyse", gefolgt von einer detaillierten Analyse und Sortierung des ermittelten Materials (Jäger 2015, S. 97).

Bei der *Feinanalyse* wird empfohlen, ausgewählte Artikel mit allen relevanten inhaltlichen und formalen Aspekten intensiv zu untersuchen. Es ist essenziell, dass der gewählte Artikel sämtliche Erkenntnisse der Strukturanalyse enthält. Die Feinanalyse sollte als abgeschlossen betrachtet werden, sobald keine neuen Erkenntnisse zur Klärung des Diskurses mehr gewonnen werden (ebd.).

3.2 Methodisches Vorgehen

Die Festlegung des untersuchten Zeitraums im spezifischen diskursiven Kontext kann wie folgt beschrieben werden. Einschneidende/prägende Ereignisse innerhalb einer Gesellschaft können die Qualität und den Verlauf eines Diskurses beeinflussen. Jäger beschreibt, dass unter „diskursiven Ereignissen" Vorkommnisse mit einem hohen medialen Interesse zu verstehen sind (Jäger 2015, S. 80). Um die Frage nach der kritischen Analyse des Diskurses zur Praxisanleitung in der generalistischen Pflegeausbildung zu untersuchen, wurde der Zeitraum von 2017 bis 2021 ausgewählt. Diese Zeitspanne ist auf die Veröffentlichung des Gesetzes zur Reform der Pflegeberufe (PflBG) am 17.07.2017 zurückzuführen, gefolgt von der Ausbildungs- und Prüfungsverordnung für die Pflegeberufe (PflAPrV) am 10.10.2018. Im August 2019 wurden die ersten Rahmenpläne der Fachkommission nach § 53 PflBG für den theoretischen und praktischen Unterricht sowie die praktische Pflegeausbildung veröffentlicht. Schließlich trat das PflBG am 01.01.2020 in Kraft (vgl. BMFSFJ 2022 und Abb. 1).

4 Kriterien der Kernanalyse: Aussagen nach Themen, Inhalten und Häufungen erfassen und analysieren (vgl. Jäger 2015, S. 95).

Abb. 1: Diskursiver Kontext (eigene Darstellung)

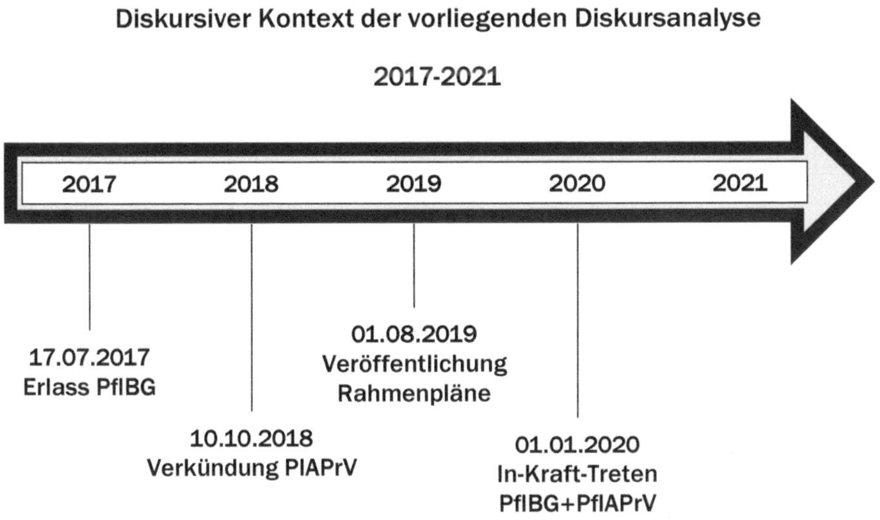

Als Datengrundlage für die Erörterung der Analyse zu der Frage, wie Praxisanleitung in der generalistischen Pflegeausbildung im diskursiven Kontext dargestellt wird, dient die Fachzeitschrift für professionell Pflegende *Die Schwester Der Pfleger.* Die Bestimmung der Fachzeitschrift *Die Schwester Der Pfleger* als Datenkorpus zur Darstellung des Diskurses zu wählen ist mit der Annahme zu begründen, dass in diesem Medium aus verschiedenen Perspektiven Veröffentlichungen zu den veränderten Bedingungen der Praxisanleitung in der Generalistik verfasst wurden. So werden in thematisch unterschiedlichen Rubriken wie Pflegebildung und Pflegemanagement, Artikel, Stellungnahmen und Interviews von Autor:innen publiziert. Diese Zeitschrift dient der Ausbildung, Fortbildung und Weiterbildung des Pflegepersonals in Krankenhäusern, Rehakliniken und Pflegeheimen und steht für die „Wissensvermittlung" und den Praxisbezug (vgl. Bibliomed Pflege 2022, o. S.).

Seit Juli 2006 ist sie offizielles Organ des Deutschen Berufsverbandes für Pflegeberufe (DBfK) und erreicht mit einer jährlichen Auflage von 35.000-40.000 Print Exemplaren sowie einem Online-Abo in diesem untersuchten Zeitraum von 2017 bis 2021 etwa eine Million Lesende aus den Bereichen Pflege, Medizin und Krankenhausmanagement (ebd.). Diese Fachzeitschrift hat damit eine signifikante Bedeutung und einen Einfluss auf die Pflegefachpersonen im Arbeitsalltag, was sie zu einer wichtigen Quelle für den Diskurs zur Praxisanleitung in der generalistischen Pflegeausbildung macht. Es ist zu beachten, dass die Auswahl des Datenkorpus immer nur einen Teil des Diskurses repräsentiert. Dieser Ausschnitt steht stellvertretend, um „Diskurse [...] inhaltlich und formal umfassend zu repräsentieren" (Jäger 2015, S.124).

Für die angestrebte Analyse konnte im oben beschriebenen Zeitraum des Diskursiven Kontextes ein Datenkorpus von 27 Artikeln identifiziert werden. Die Anzahl der Treffer zur Thematik in Jahren wird in der folgenden *Abbildung 2* verdeutlicht.

Abb. 2: Datenkorpus – Anzahl der Artikel in den angezeigten Jahren (eigene Darstellung)

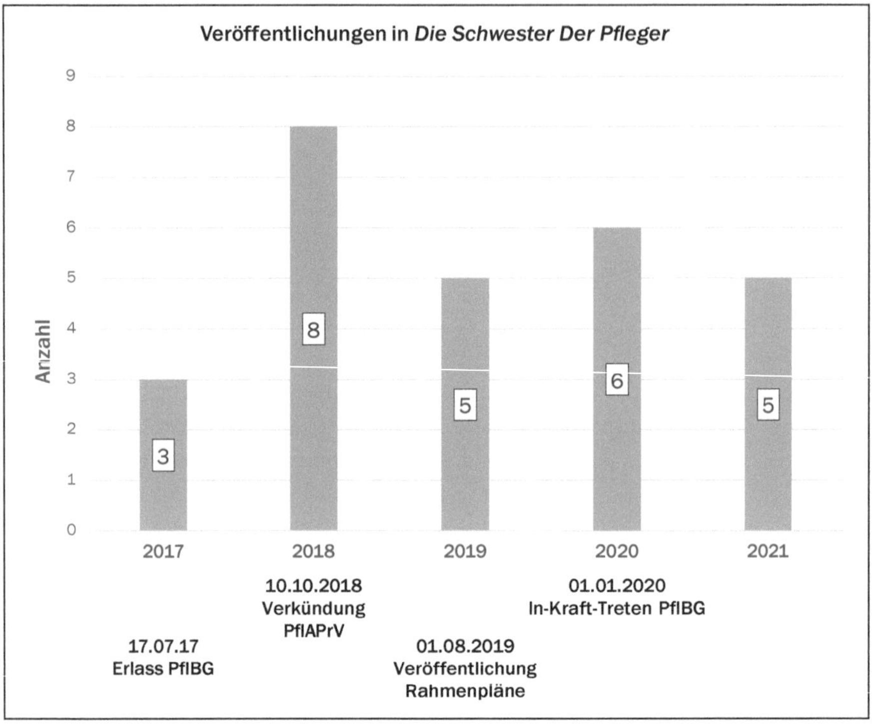

Die Resultate der durchgeführten Strukturanalyse werden in der nachfolgenden Darstellung präsentiert. Die Analyse erfolgt in zwei unterschiedlichen Kategorien. Einerseits werden die thematischen Schwerpunkte in den Veröffentlichungen der Fachzeitschriften *Die Schwester Der Pfleger* von 2017 bis 2021 dargestellt. Andererseits wird aufgezeigt, aus welcher Quelle des Wissens diese Veröffentlichungen stammen. Diesbezüglich ist von Interesse, aus welchem Fachbereich die Publikation der Autorin oder des Autors stammt. Zum Verweis auf die Quelleninformation wird eine Siglen-Codierung [5] angewendet.

5 Siglen ist die Abkürzung von einem oder mehreren Wörtern durch ein feststehendes Zeichen (Abkürzungszeichen).

4 Ergebnisdarstellung

4.1 Ergebnisse der Strukturanalyse

4.1.1 Diskursstrang 1: Veränderte gesetzliche Grundlagen für die Praxisanleitung

Die Analyse der thematischen Aussagen über einen Zeitraum von fünf Jahren ermöglichte die Identifikation verschiedener Diskursstränge. Eine grafische Darstellung in *Abb. 3* illustriert redundant die erarbeiteten Ergebnisse.

Als thematisch dominanter Diskursstrang, der sich über den gesamten Zeitraum erstreckt, wurden die *veränderten gesetzlichen Grundlagen für die Praxisanleitung* nach dem PflBG und der PflAPrV ermittelt. Thematisch kommt es in diesem Diskursstrang zu Aussagen, zum einen aus dem PflBG, zum anderen zu den neu eingeführten Ausbildungszielen in der generalistischen Pflegeausbildung. Aufzuzählen wären hier Inhalte des § 5 PflBG wie *Lebenslanges Lernen* (DSDP 18/06)[6], *Kompetenzerwerb* (DSDP 19/01 A, DSDP 19/09) und *Reflexion* (DSDP 21/02).

Des Weiteren wurde thematisch die nun geforderte *strukturierte und geplante Praxisanleitung* nach § 4 PflAPrV mit *pflegedidaktischer Fundierung* erwähnt (beispielsweise DSDP 18/04, DSDP 18/10) die in einem *Mindestumfang von zehn Prozent* in der praktischen Ausbildung (z. B. DSDP 17/11 C, DSDP 20/03, DSDP 21/01 B) verbindlich erfolgen muss.

Die zahlenmäßig größte Gruppe der Sprecher:innen zu der Thematik der *veränderten gesetzlichen Grundlagen für die Praxisanleitung* bilden die Aussagen der Pflegepädagog:innen. Stellvertretend sind hier Anke Fesenfeld (DSDP 18/04), Ingrid Darmann-Finck & Gertrud Hundenborn (DSDP 19/09) zu benennen. Inhaltlich wird die angekündigte Pflegeberufereform und deren Umsetzung mit den Auswirkungen auf die veränderten Anforderungen an die Praxisanleitung beschrieben. Diese soll nun geplant und strukturiert mit mindestens zehn Prozent Anteil der praktischen Ausbildung erfolgen.

Die Rahmenausbildungspläne *sind nach Kompetenzbereichen und -schwerpunkten strukturiert* (DSDP 19/09). Die Pflegewissenschaft kommt mit Martina Stöver und Jaqueline Bomball zu den Auswirkungen des PflBG auf die Praxisanleitung zu Wort (DSDP 18/02). Esther Ehrenstein geht als Vertreterin des Pflegemanagements auf den Prozess des lebenslangen Lernens in der beruflichen Biographie ein (DSDP 18/06).

6 DSDP steht für die Zeitschrift Die Schwester Der Pfleger, die Jahreszahl umfasst den Zeitraum von 2017 bis 2021, die Heftnummer bezeichnet den Veröffentlichungsmonat der Zeitschrift (z. B. 06 für Juni).

Ableitend von diesem dominanten Diskursstrang wurden vier weitere Diskursstränge ermittelt, die sich aus dem dominanten Hauptdiskursstrang entwickelt haben. Drei von vier Strängen entspringen zeitlich dem Jahr 2017. Dies ist zum einen die *Schnittstelle Lernort Schule + Praxis*, die *gestiegenen Anforderungen und Herausforderungen an die Praxisanleitung* und zugleich die *Neuregelungen in der Weiterbildung zum:zur Praxisanleiter:in*. Der vierte findet sich im Jahr 2018 und beschreibt die Thematik der *Rahmenlehrpläne* (vgl. Abb. 3). Bei den Aussagen zu der *Schnittstelle Lernort Schule + Praxis* wird die Bedeutsamkeit dieser Kooperation hervorgehoben. Die Verzahnung der beiden Schnittstellen und der Transfer von theoretischem Wissen in die Praxis wird als zentral für das Gelingen der praktischen Ausbildung dargestellt (z. B. DSDP 17/11 C, DSDP 18/04, DSDP 21/01 A). Auffällig ist, dass erstmalig eine Sprecher:in aus der Pflege, Susanne Vidal (freigestellte Praxisanleiterin), zu Wort kommt (DSDP 17/11 C). Die größte Gruppe der Aussagen in diesem Diskursstrang gehört wiederholt denen der Pflegepädagog:innen.

Fortsetzend ist eine Bündelung der Thematik zu den *Neuregelungen für die Weiterbildung zur Praxisanleitung* und die bereits weitergebildeten Praxisanleiter:innen zu beschreiben. Zu Beginn sind die normativen Neuregelungen aus § 4 PflAPrV in diesem Strang verortet, in der die bisher erforderlichen 200 Stunden auf 300 Stunden aufgestockt wurden und eine jährliche 24 Stunden Fortbildung für den Erhalt der Qualifikation gefordert wird.

Für bereits weitergebildete Praxisanleiter:innen mit Abschluss der Qualifikation bis 31.12.2019 greift eine Übergangsregelung, die mit der berufspädagogischen Zusatzqualifikation von 300 Stunden gleichgestellt wird (z. B. DSDP 18/02, DSDP 20/03). Aufgrund des erhöhten Arbeitsaufwandes für die Qualifikation und die aktive Praxisanleitung wird seitens der Praxisanleitenden die Frage nach einer höheren Eingruppierung in die Entgeltstufe und die Frage nach einer angemessenen Zulage laut (DSDP 20/08). Überwiegend sind hier Sprecher: innen aus der Pflegepädagogik zu verzeichnen. Beispielhaft seien hier German Quernheim (DSDP 20/03) und Anke Fesenfeld (DSDP 18/04) zu nennen. Aus der Rechtswissenschaft sind zwei Diskursfragmente zur Vergütungsfrage durch Hans Böhme (DSDP 20/08) und zur Bestandsschutzregelung der Weiterbildung durch Gerhard Igl (DSDP 18/05 B) zu ermitteln.

Der Ende 2017 entsprungene Diskursstrang widmet sich den *erhöhten Anforderungen und Herausforderungen an die Praxisanleitung*. Durch die Aufwertung der Praxisanleitung soll die berufspädagogische Handlungskompetenz und die Erweiterung der allgemeinen Bildung in der Weiterbildung erzielt werden. Diese Grundlagen sind notwendig, um die berufliche Handlungskompetenz und Identitätsentwicklung bei den Auszubildenden anzubahnen. Erreicht werden kann dies, wenn Lernfelder als curriculare Struktur für die Weiterbildung genutzt werden. Dargestellt durch die Stimmen der Pflegepädagog:innen Maren Heilig, Thomas Thielmann und Gertrud Hundenborn (DSDP 20/05).

Ebenfalls sieht man hier die erste Diskursverschränkung. Von den *gestiegenen Anforderungen und Herausforderungen* zeigen sich Verbindungen mit der zusätzlichen Aufgabe, die *Kooperation zwischen Lernort Schule und der Praxis* zu koordinieren (DSDP 18/04). Hiltraut Paridon (Pflegepädagogik) schreibt, dass durch diese erhöhten Bedarfe an die Praxisanleitenden Aussagen beschrieben werden, die sich insbesondere auf den Rollenstress beziehen, der durch die Rollenambiguität, sprich die nicht klar definierten Erwartungen an die Rolle der Praxisanleitenden und des Rollenkonfliktes, der durch die Einnahme von mehreren Verpflichtungen gleichzeitig entsteht, begründet wird (DSDP 18/09). Dadurch entstehen Spannungsfelder zwischen den Praxisanleitenden und Auszubildenden, die bis zum „Cool Out in der Pflege" („sich kalt machen") führen, geschrieben von der Pflegewissenschaftlerin Karin Kersting (DSDP 17/11 B). Diese Situationsbeschreibung führt, laut Praxisanleiter:in Julia Meier, für die Pflegepraxis abermals zu einem Spagat zwischen den gestiegenen Anforderungen und der Umsetzung einer guten praktischen Ausbildung (DSDP 17/11 A).

4.1.2 Diskursstrang 2: Zeitmangel für und bei der Praxisanleitung

Der zweite dominante Diskursstrang, der sich ebenfalls über die fünf Jahre erstreckt, bündelt die Thematiken rund um den *Zeitmangel für und bei der Praxisanleitung*. Dabei stellt er sich nahezu kontaktlos zu dem bisher beschriebenen Diskursstrang und dessen Verschränkungen dar. Auffällig ist, dass der Zeitmangel im gesamten Zeitraum konkret benannt wird. Laut Dominik Schmitt (freigestellter Praxisanleiter) wird „Zeit" in der Pflege als „knappes Gut" dargestellt, bei dem es gilt, den Spagat zwischen der Praxisanleitung und den Rahmenbedingungen des Stationsalltags zu bewältigen (DSDP 17/11 A). Um einer adäquaten Patient:innenversorgung gerecht zu werden, wird die Rolle des Praxisanleitenden zurückgestellt. Yvonne Althans und Hiltraut Paridon (Pflegepädagogik) schreiben, dass stückweise die freie Zeit der Praxisanleitenden genutzt wird, um die fehlenden Anleitungszeiten für die Auszubildenden, die in ihrer Dienstzeit hätten stattfinden sollen, nachzuholen (DSDP 18/09).

Um dem Zeitmangel entgegenzuwirken, werden in diesem Diskursstrang verschiedene Kompensationsmöglichkeiten aufgezeigt, die dazu beitragen, den Zeitmangel zu überwinden. Beispielhaft wird von Susanne Geppert (Pflegepädagogik mit Schwerpunkt Altenpflege) einmal das Selbstorientierte Lernen (SOL) erwähnt (DSDP 18/05 A) oder das Konzept der Schulstation. Durch das Projekt Schulstation können zusätzliche Kompetenzen erworben, das Arbeiten im Team intensiviert und ebenso eigene Verantwortung übernommen werden. Es besteht die Möglichkeit einer punktuellen Anleitung, die durch den normalen Stationsalltag aus diversen zeitlichen Gründen nicht immer gewährleistet werden kann – so Christina Beck (Pflegepädagogik) und

Christian Hansen (Stationsleitung) (DSDP 20/04). Parallel zu der Darstellung der Kompensationsmöglichkeiten wird an mehreren Stellen die Freistellung der Praxisanleiter:innen für ihre Durchführung gefordert, so German Quernheim (Pflegepädagogik) (z. B. DSDP 20/03). Im letzten Drittel der Betrachtungsjahre wurde die Herausforderung an die Praxisanleitung durch die Coronapandemie zusätzlich erschwert. Anke Fesenfeld und Christine Vogler aus der Pflegepädagogik berichten, dass die gesetzlich geforderten zehn Prozent Mindestanleitung in der Praxisanleitung nicht umgesetzt werden konnten. Durch die instabile Struktur arbeiten Auszubildende „einfach mit“ und freigestellte Praxisanleiter:innen müssen oftmals als Aushilfe auf den Stationen eingesetzt werden (DSDP 21/03).

4.1.3 Verknüpfung der beiden Diskursstränge

Abschließend ist bei der Betrachtung der Diskursstränge noch auf die vereinzelten Diskursfragmente einzugehen, die Verschränkungen zwischen den beiden Hauptdiskurssträngen aufzeigen. Stellvertretend wird auf zwei Fragmente eingegangen. Einmal nimmt ein Artikel zu den *erhöhten Anforderungen an die Praxisanleitung* ebenfalls Bezug auf den *Zeitmangel für und bei der Praxisanleitung*. Schon 2017, vor In-Kraft-Treten des PflBG, wurde in dem Artikel „Zwischen den Stühlen“ aus der Sicht der Pflege gleichzeitig zu den gestiegenen Anforderungen und dem Zeitmangel bereits Kritik geäußert, dass die Darstellung der Praxisanleitung bei den gestiegenen Herausforderungen und dem bestehenden Zeitmangel nicht adäquat umsetzbar sei. „Praxisanleitung muss im Dienstplan verankert sein“, sagt Susanne Vidal, freigestellte Praxisanleiterin (DSDP 17/11 C). Ebenso gibt es einen direkten Bezug aus dem Diskursstrang des *Zeitmangels* auf den *der veränderten gesetzlichen Grundlagen*.

Die nun gesetzlich geforderten zehn Prozent Praxisanleitung können aufgrund des Zeitmangels (hier ebenfalls beeinflusst seitens der pandemischen Situation) nicht durchgeführt werden. Durch den Personalmangel in der Coronapandemie müssen freigestellte Praxisanleiter:innen zur Kompensation in den Stationsalltag eingesetzt werden. Laut der Pflegepädagogin Christine Vogler wurden gleichzeitig zahlreiche Weiterbildungen zur Praxisanleitung aufgrund der Corona-Pandemie abgesagt, obschon der Bedarf durch die generalistische Ausbildung signifikant gestiegen ist (DSDP 21/03).

Abb. 3: Praxisanleitung in der generalistischen Pflegeausbildung – die Diskursstränge (eigene Darstellung)

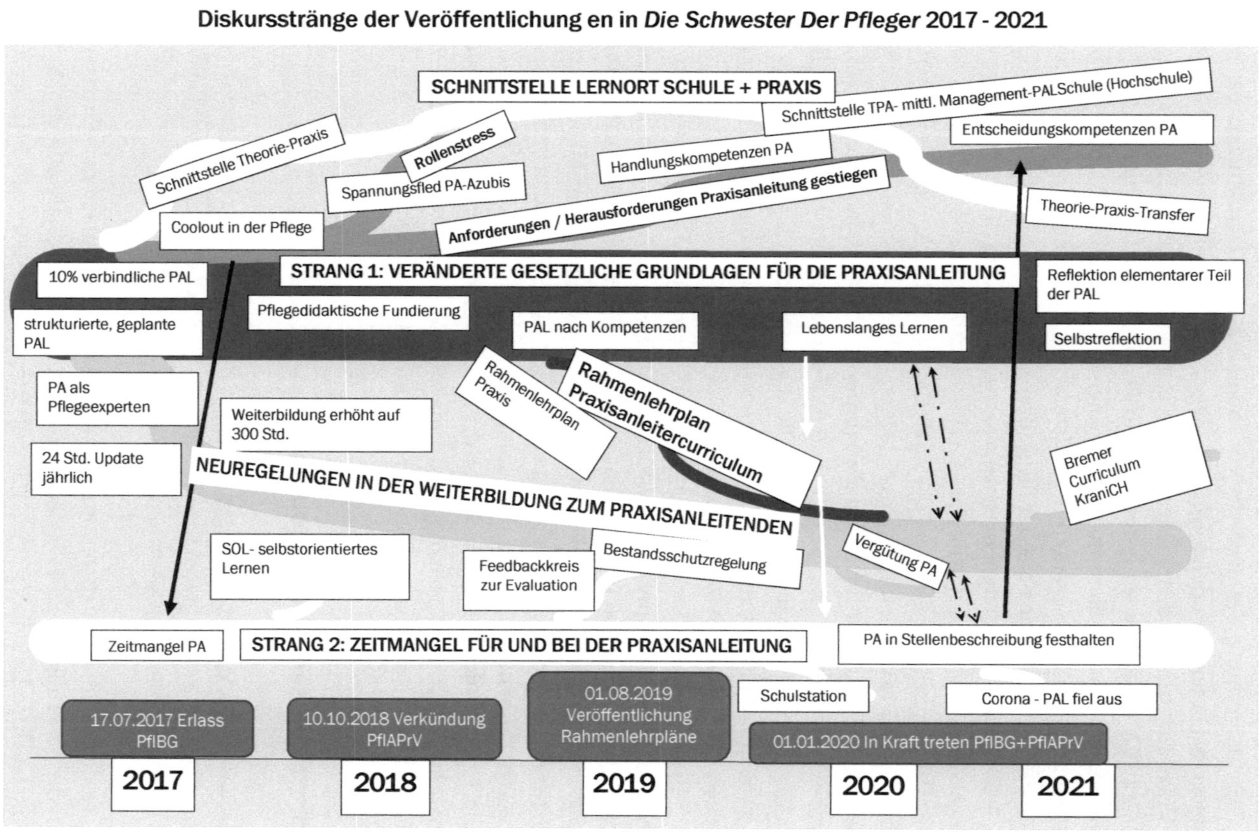

4.2 Ergebnisse der Feinanalyse

Für den gewählten Artikel der folgenden Feinanalyse gilt es, eine hohe inhaltliche Übereinstimmung der analysierten Themen aus der Strukturanalyse widerzuspiegeln. Diesen Kriterien folgend, stellt sich der Artikel von German Quernheim „Praxisanleitung in den 2020er-Jahren: brechen goldene Zeiten an?" aus der im März 2020 erschienenen Fachzeitschrift *Die Schwester Der Pfleger*, (DSDP 20/03) als geeignet dar. Zu diesem Artikel erfolgt eine detaillierte Analyse der Übereinstimmungen aller relevanten inhaltlichen und formalen Aspekte mit den zuvor identifizierten Themen aus der Strukturanalyse.

Der in der Feinanalyse bearbeitete Artikel wurde in der Rubrik Pflegebildung an erster Stelle platziert. Mit einem Artikeldeckblatt über eine DIN A 4 Seite wird das Thema eröffnet. Der Text des Artikels erstreckt sich über fünf Seiten. Durch den Titel „Praxisanleitung in den 2020er -Jahren: brechen goldene Zeiten an?" wird ein historischer Bezug auf die Stimmung der 1920 Jahre hergestellt, in dem es ein Jahrzehnt des gesellschaftlichen Aufbruchs gegeben hat (vgl. Stiftung Deutsches Historisches Museum 2014). Die insgesamt acht dargestellten Themenbereiche des Artikels stellen eine hohe Redundanz zu den herausgearbeiteten Inhalten der Strukturanalyse dar.

Beispielgebend beschreibt Quernheim ebenso die Erfordernisse zur Umsetzung des PflGB und der PflAPrV, welche den Bezug zum thematisch dominantesten Diskursstrang, der *veränderten gesetzlichen Grundlagen für die Praxisanleitung* der Strukturanalyse, darstellt. Als beteiligte Instanzen im Umsetzungsprozess der generalistischen Pflegeausbildung zählt Quernheim Praxisanleitende, das mittlere Management, die Träger der praktischen Ausbildung, die Schule und ebenso die Hochschulen auf. Er weist ausdrücklich auf den zeitnahen Handlungsbedarf hin, dass „der regelmäßige Informationsaustausch zwischen den genannten Instanzen [...] stark ausgebaut werden" muss (DSDP 20/03).

5 Diskussion der Ergebnisse

> „So ist das Verfahren der KDA als solches bereits kritisch, da es herauszuarbeiten geeignet ist, was in unseren Gesellschaften als Wahrheit durchgesetzt wird und mit welchen Mitteln dies geschieht." (Jäger 2015, S. 151)

Die dargestellte Struktur- und Feinanalyse des Diskurses der Praxisanleitung in der generalistischen Pflegeausbildung zeigt, dass sich anhand der Artikel des untersuchten Datenkorpus über den diskursiven Zeitraum von 2017 bis 2021 eine kontinuierliche Auseinandersetzung mit der oben genannten Thematik feststellen lässt (siehe Abb. 2 und Abb. 3). Zu den maßgeblichen Akteur:innen gehören Praxisanleitende, Pflegepädagog:innen und Lehrer:innen für Pflegeberufe. Diese

Akteur:innen sind daran beteiligt, die Diskurselemente zu setzen, zu diskutieren und weiterzugeben. Dabei fällt die größte Anzahl der Veröffentlichungen dem Fachbereich der Pflegebildung zu. Es werden Inhalte zu normativen Vorgaben und Perspektiven der neuen generalistischen Pflegeausbildung beschrieben. Zur Mitte des Zeitraums der Diskursanalyse im Jahr 2019 sind Veröffentlichungen aus der Sicht der Pflegepädagogik zu verzeichnen. Thematisiert werden die Verzahnung zwischen Theorie und Praxis und der Umsetzung der normativen Vorgaben in curriculare Strukturen der theoretischen und praktischen Ausbildung. Dabei werden Strategien und Umsetzungsmodelle vorgestellt. Eine weitere Akteur:innengruppe ist den Praxisanleiter:innen zuzuschreiben, die zwar in dem gesamten Untersuchungszeitraum, jedoch mit einer geringeren Anzahl von Veröffentlichungen zu Wort kommen. Hier sind differente thematische Inhalte erörtert worden, wie die zeitliche Herausforderung, Zeitmangel bis hin zum Ausfall von Praxisanleitung aufgrund der Pandemiesituation. Die Forderung nach einer detaillierten Stellenbeschreibung für Praxisanleiter:innen sind ebenso Äußerungen aus der Praxis.

Eine zentrale Erkenntnis aus der Analyse ist die Kontinuität und Linearität der diskursiven Auseinandersetzung über den untersuchten Zeitraum. Erst mit der Veröffentlichung der Rahmenlehrpläne und der Rahmenausbildungspläne im Jahr 2019 entwickelt sich in der Mitte des Diskurses ein Strang, der sich mit der Zugänglichkeit und Umsetzung für den theoretischen und praktischen Unterricht sowie für die praktische Pflegeausbildung befasst (DSDP 19/09, DSDP 19/12).

Dieses Ergebnis verdeutlicht, dass bestimmte Themen und Herausforderungen in Bezug auf die Praxisanleitung im Pflegebereich kontinuierlich diskutiert und reflektiert werden. Dies steht im Einklang mit Foucaults Auffassung, dass Diskurse keine isolierten Äußerungen sind, sondern sich über die Zeit hinweg entwickeln und bestimmte Machtverhältnisse und Wissensproduktionen reflektieren. Bezugnehmend auf Foucaults Auffassung zeigen sich bei den beiden dominanten Diskurssträngen *veränderte gesetzliche Grundlagen für die Praxisanleitung* und der beschriebene *Zeitmangel bei und für die Praxisanleitung*, wie normative Vorgaben und die Herausforderungen in der Pflegeausbildung im gesamten Untersuchungszeitraum interessanterweise parallel zueinander verlaufen. Erst im Jahr 2021 werden Verschränkungen deutlich. Ein Beispiel hierfür ist, dass die nun gesetzlich geforderten zehn Prozent Praxisanleitung aufgrund der Coronapandemie und dem dadurch entstandenen Mangel an Pflegefachpersonen nicht durchgeführt werden konnte. Foucault betonte die enge Verknüpfung von Macht und Wissen in Diskursen, und es scheint, dass die normativen Vorgaben sowie der Zeitmangel als Formen der Macht in diesem Diskurs wirken. Die Problematik, der nicht umsetzbaren normativen Anforderungen und des Zeitmangels bei der Praxisanleitung zeigt, wie Machtverhältnisse und Wissensproduktionen in diesem Kontext miteinander verflochten sind und sich gegenseitig beeinflussen.

Ebenso sind zum diskursiven Kontext zu dem zum 17.07.2017 Erlass des PflBG aus dem dominanten Diskursstrang der *veränderten gesetzlichen Grundlagen* thematische Stränge zur *Neuregelung in der Weiterbildung zur Praxisanleitung*, den *gestiegenen Anforderungen und Herausforderungen in der Praxisanleitung* sowie die Benennung der Wichtigkeit der zielorientierten Schnittstellenverzahnung *des Lernorts Schule und Praxis* zu verzeichnen.

Die Diskussion zeigt auch, wie sich Spannungsfelder zwischen den dominanten Diskurssträngen, wie *veränderten gesetzlichen Grundlagen* und den *gestiegenen Anforderungen in der Praxisanleitung*, manifestieren. Diese Spannungen spiegeln sich in den Diskussionen um Zeitmangel, Arbeitsverdichtung und steigenden Anforderungen wider. Stellvertretend ist diese Auffälligkeit durch die Aussage des Artikels „Zwischen den Stühlen" aus dem Jahr 2017 zu belegen. Die von der Wissenschaftsjournalistin Dorothee Schulte interviewten Praxisanleiter:innen beschreiben in ihren Aussagen die Diskrepanz in der Praxisanleitung: „Im Pflegealltag herrschen Zeitmangel, Arbeitsverdichtung und Personalnot. Gleichzeitig steigen die Anforderungen an die praktische Pflegeausbildung" (DSDP 17/11 C).

Im Diskurs werden verschiedene Strategien impliziert, um mit den Herausforderungen der Praxisanleitung umzugehen. Eine dieser Strategien ist die Anwendung von Lehr-Lern-Schablonen für Anleitungssituationen, um den Zeitmangel für die Gestaltung der Tätigkeit zu kompensieren. „Eine Lehr-Lern-Schablone kann in solchen Fällen eine hilfreiche Unterstützung darstellen, insbesondere wenn die verfügbare Zeit knapp ist", so Susanne Geppert, Lehrerin für Pflegeberufe (DSDP 21/01 B). Diese Strategie zielt darauf ab, effizientere und strukturiertere Lehr/Lernmethoden einzusetzen, um den Anforderungen an die Praxisanleitung gerecht zu werden.

In Bezug auf Foucaults (1974) Konzept des Diskurses lässt sich festhalten, dass dieser Diskurs als ein Machtinstrument betrachtet werden kann, welches die Produktion von Wissen und die Gestaltung von Handlungen in der Pflegeausbildung beeinflusst. Die normativen Vorgaben und die Diskussionen zum Zeitmangel und gestiegene Anforderungen stellen Formen der Macht dar, die die Akteure im Diskurs lenken und beeinflussen.

Die Erkenntnis, dass die Diskursstränge *veränderte gesetzliche Grundlagen für die Praxisanleitung* und *Zeitmangel für und bei der Praxisanleitung* nahezu keine Verbindung miteinander aufweisen, ist von besonderem Interesse. Dies wird noch deutlicher, wenn man die Gruppen der jeweiligen Autor:innen betrachtet, was zu einer gewissen Zuspitzung der Gegenüberstellung von Pflegepädagogik/Pflegebildung und Pflegepraxis führt.

6 Zusammenfassung und Fazit

Die Analyse des Diskurses zur Praxisanleitung in der generalistischen Pflegeausbildung verdeutlicht eine fortwährende Auseinandersetzung mit normativen Vorgaben, der pflegedidaktischen Umsetzung und der Bedeutung der Praxisanleitung für die praktische Pflegeausbildung. Es fällt auf, dass die Stimmen der tatsächlichen Praxisanleiter:innen in den diskutierten Artikeln unterrepräsentiert sind. Dies verdeutlicht die Notwendigkeit, die Perspektiven und Erfahrungen der Praxisanleiter:innen stärker einzubeziehen.

Die Rolle und der Bildungsauftrag von Praxisanleiter:innen wird als entscheidend hervorgehoben, trotz der Herausforderungen, denen sie in der Ausführung ihrer Aufgaben gegenüberstehen, wie Doppelbelastungen und Personalmangel. Die dynamische Entwicklung der Praxisanleitung in der generalistischen Pflegeausbildung verdeutlicht die berufspädagogische Verantwortung der Praxisanleiter:innen für die Anbahnung pflegeberuflicher Kompetenz. Die Verantwortung, die Ausbildungsziele in der praktischen Ausbildung zu erreichen, obliegt auch den Trägern der praktischen Ausbildung. Diese haben gemäß § 4 Abs. 1 PflAPrV die Pflicht, die Umsetzung der Praxisanleitung in den Einrichtungen zu gewährleisten.

Um die Praxisanleitung weiter zu professionalisieren, wäre es erstrebenswert, einen regelmäßigen kollegialen Austausch zwischen Praxisanleiter:innen zu etablieren und die Möglichkeit der Hospitation bei anderen Trägern durchzuführen, um das Verständnis und die Zusammenarbeit zu stärken (Klein et al. 2021).

Zukünftige Forschungsfragen könnten sich nach dem ersten abgeschlossenen Durchgang der generalistischen Ausbildung zur Pflegefachfrau bzw. zum Pflegefachmann ergeben, um die langfristige Wirkung der Praxisanleitung auf die Praxis zu untersuchen. Des Weiteren wäre ein Vergleich mit anderen Fachzeitschriften aus dem Pflegebereich interessant, um unterschiedliche Perspektiven und Diskurse zu beleuchten.

Insgesamt eröffnet die Analyse des Diskurses zur Praxisanleitung in der Pflegeausbildung vielfältige Möglichkeiten für weitere Untersuchungen, die dazu beitragen können, die Effektivität und Qualität der Ausbildung weiter zu diskutieren sowie die Praxisanleitenden in ihrer berufspädagogischen Rolle kontinuierlich zu stärken. Die Frage nach dem Kampf um Anerkennung und Wertschätzung der Praxisanleiter:innen auf verschiedenen Ebenen – Mikro-, Meso- und Makroebene – wirft einen weiteren wichtigen Aspekt auf, der in der vorliegenden Diskursanalyse bisher nicht beleuchtet wurde. Um die Komplexität und Bedeutung dieser Thematik tiefergehend zu verstehen, sind weiterführende wissenschaftliche Untersuchungen erforderlich.

Literatur

BibliomedPflege. (2022). Über uns – Bibliomed Pflege. (Bibliomed Medizinische Verlagsgesellschaft mbH, Herausgeber). Online: https://www.bibliomed-pflege.de/ueber-uns (Abruf: 02.05.2022).

BMFSFJ – Gesetz zur Reform der Pflegeberufe (Pflegeberufereformgesetz) (o.D.): BMFSFJ. Online: https://www.bmfsfj.de/bmfsfj/service/gesetze/gesetz-zur-reform-der-pflegeberufe-pflegeberufereformgesetz--119230 (Abruf: 25.04.2024).

Museum, Stiftung Deutsches Historisches (2014): Gerade auf LeMO gesehen: LeMO Kapitel: Weimarer Republik. Online: https://www.dhm.de/lemo/kapitel/weimarer-republik (Abruf: 05.05.2022).

Fachkommission nach § 53 Pflegeberufegesetz (2020): Rahmenpläne der Fachkommission nach § 53 PflBG: Rahmenlehrpläne für den theoretischen und praktischen Unterricht. Rahmenausbildungspläne für die praktische Ausbildung. 2., überarbeitete Auflage. Online: https://www.bibb.de/dienst/publikationen/de/16560 (Abruf: 20.04.2024).

Foucault, Michel (1974): Die Ordnung des Diskurses. Inauguralvorlesung am Collège de France.2.12.1970, München.

Jäger, Siegfried (2015): Kritische Diskursanalyse-Eine Einführung, 7. Auflage. Münster: Unrast.

Kammler, Clemens/Parr, Rolf/Schneider, Ulrich Johannes (2008): *Foucault-Handbuch. Leben-Werk-Wirkung*, Stuttgart: J. B. Metzler.

Klein, Zoé/ Peters, Miriam/ Garcia González, Daniel/Dauer, Bettina (2021): BIBB, Empfehlungen für Praxisanleitende im Rahmen der Pflegeausbildung nach dem Pflegeberufegesetz (PflBG). Bundesinstitut für Berufsbildung (BIBB) (Hrsg.), 1. Auflage. Bonn: Barbara Budrich.

Mills, Sara (2007): Der Diskurs. Begriff, Theorie, Praxis, 1. Aufl. Tübingen: UTB.

Ruoff, Michael (2009): Foucault-Lexikon. Entwicklung-Kernbegriffe-Zusammenhänge. Paderborn: UTB.

Schawe, Kira (2023): Praxisanleitung nach dem Pflegeberufegesetz, in: PFLEGE Zeitschrift, S. 42–44.

Weyland, Ulrike/Koschel, Wilhelm (2021): Qualifizierung von Praxisanleiter*innen in den Gesundheitsfachberufen. Ein digital gestützter Ansatz am Beispiel der generalistischen Pflegeausbildung, DENK Doch MAL- Das online-Magazin. Online: https://denk-doch-mal.de/ulrike-weyland-wilhelm-koschel-qualifizierung-von-praxisanleiterinnen-in-den-gesundheitsfachberufen/ (Abruf: 25.03.2024).

Anhang

Siglen Verzeichnis

Sigle	Artikel aus *Die Schwester – Der Pfleger*
DSDP 17/11 A	Statements Praxisanleiter*innen (2017, November): *Gute Praxisanleitung: Wie schaffen wir das?* S. 20-22
DSDP 17/11 B	Kersting, Karin (2017, November): *Gemeinsam einen kritischen Blick entwickeln.* S. 16-17
DSDP 17/11 C	Schulte, Dorothee (2017, November): *Zwischen den Stühlen.* S. 13–15.
DSDP 18/02	Stöver, M./ Bomball, J. (2018, Februar): *Im Dickicht der Weiterbildungen.* S. 86–90.
DSDP 18/04	Fesenfeld, A. (2018, April): *In den Startlöchern.* S. 90–94.
DSDP 18/05 A	Geppert, S. (2018, Mai): *Selber lernen leicht gemacht.* S. 94–96.
DSDP 18/05 B	Igl, G. (2018, Mai): *Wo besteht Bestandschutz?* S. 98–99.
DSDP 18/06	Ehrenstein, E. (2018, Juni): *Was bringt die neue Weiterbildungsverordnung?* S. 96–99.
DSDP 18/09	Althans, Y./Paridon, H. (2018, September): *Problematische Doppelrolle.* S. 95–97.
DSDP 18/10	Lücke, S. (2018, Oktober): *Ausbildungsreform: Wie bereiten Sie sich vor?* S. 90–95.
DSDP 18/12	Eck, I. (2018, Dezember): *Objektive Personalbemessung.* S. 72–77.
DSDP 19/01 A	Krell, J. (2019, Januar): *Auszubildende effizient anleiten.* S. 94–96.
DSDP 19/01 B	Geppert, S. (2019, Januar): *Leistung transparent beurteilen.* S. 98–99.
DSDP 19/02	Graßmann, M. (2019, Februar): *Selbstvertrauen stärken, Defizite benennen.* S. 90–91.
DSDP 19/09	Darmann-Finck, I./Hundenborn, G. (2019 September): *Gut gerüstet für die Generalistik.* S. 66–71.
DSDP 19/12	Elsbernd, A./Bader, K./Kneer, M. (2019, Dezember): *Curriculare Entscheidungen treffen.* S. 62–67.
DSDP 20/03	Quernheim, G. (2020, März): *Praxisanleitung in den 2020er-Jahren: brechen goldenen Zeiten an?* S. 60–68.
DSDP 20/04	Jansen, C./Millich, N. (2020, April): *Fast wie im echten Berufsleben.* S. 69–72.

DSDP 20/05	Heilig, M./Tielmann, T./Hundenborn, G. (2020, Mai): *Ausbilder reformorientiert weiterbilden.* S. 62–66.
DSDP 20/07	Döscher, A./Dernedde, J./Hochbaum, K. (2020, Juli): *Effizienter Einsatz am Patientenbett.* S. 62–66.
DSDP 20/08	Böhme, H. (2020, August): *Welcher Anleitungsumfang ist für die Praxisanleiter-Zulage nötig?* S. 57.
DSDP 20/10	Kahnt, F./Heiland, K. (2020 Oktober): *Das Ziel im Blick.* S. 68–71.
DSDP 21/01 A	Blank, A./Sbiegay, S. (2021, Januar): *Die Generalistische Ausbildung neu denken.* S. 68–70.
DSDP 21/01 B	Geppert, S. (2021, Januar): *Lehr-Lernschablone für den Anleitungsprozess.* S. 72–75.
DSDP 21/02	Fesenfeld, A. (2021, Februar): *Zum autonomen und reflektierten Handeln befähigen.* S. 60–65.
DSDP 21/03	Teigeler, B. (2021, März): *Ich hab mir Stress ohne Ende gemacht.* S. 4–8.
DSDP 21/04	Darmann-Finck, I. (2021, April). *Kompetenzentwicklung im Fokus.* S. 70-75

Betriebliches Bildungspersonal in Gesundheitsfachberufen im Spannungsfeld zwischen steigenden Anforderungen und unzureichenden Qualifizierungswegen[1]

Ulrike Weyland & Marisa Kaufhold

1 Problemhintergrund

Die Frage nach einer angemessenen Qualifikation und Professionalisierung betrieblichen Bildungspersonals wurde bereits vor mehr als 30 Jahren aufgeworfen (vgl. Pätzold/Drees 1989), ist aber erst im letzten Jahrzehnt wieder spürbar in den berufsbildungspolitischen und berufspraktischen Fokus gerückt. Dies steht u. a. in Zusammenhang mit den gesellschaftlichen und technologischen Entwicklungen, wie beispielsweise hohen Fachkräftebedarfen oder den Herausforderungen bezüglich der Gestaltung digitaler Transformationsprozesse. Des Weiteren lässt sich die verstärkte Aufmerksamkeit auf die zentrale Rolle zurückführen, die dem betrieblichen Bildungspersonal[2] bezüglich der Gestaltung und Bewältigung aktueller Herausforderungen und Veränderungsprozesse sowie des Erfolgs beruflicher (Aus-)Bildungsprozesse insgesamt zugeschrieben wird (vgl. Wolff 2023; Kohl et al. 2021).

Das betriebliche Bildungspersonal in Gesundheitsfachberufen, welches sich u. a. aufgrund unterschiedlicher Qualifikationen als heterogene Personengruppe charakterisieren lässt und dessen Situation hier nur ausschnitthaft auf ausgewählte Gesundheitsfachberufe betrachtet wird, rückte zuletzt ebenfalls verstärkt in den Fokus berufspädagogischer Betrachtungen (vgl. Weyland 2023, Kaufhold/Weyland 2024a, Harms 2023). Dabei wurde deutlich, dass dieses zunehmend mit differenten und sich erweiternden sowie neuen Aufgaben konfrontiert ist, welche aus aktuellen Entwicklungen in den Berufsfeldern sowie aus Reformen in den Ausbildungsberufen resultieren (vgl. Kaufhold/Weyland 2024a; Harms 2023).

---

1 Der Gegenstand des Beitrags wurde teilweise bereits in anderen Publikationen der Autorinnen aufgegriffen und dargestellt. Auf entsprechende Textstellen wird im Text verwiesen. Der hiesige Beitrag ordnet sich in die Zielsetzungen des Sammelbandes ein und nimmt die Qualifizierungswege des betrieblichen Bildungspersonals in ausgewählten Gesundheitsfachberufen vor dem Hintergrund der bestehenden Anforderungen kritisch in den Blick.

2 In den Gesundheitsfachberufen fungiert das betriebliche Bildungspersonal auch unter dem Begriff Praxisanleitende.

Für den Pflegeberuf können diesbezüglich beispielsweise die Erarbeitung einrichtungsspezifischer und individueller Ausbildungspläne, die konsequente Umsetzung der Kompetenzorientierung sowie die Anpassung von Prüfungsmodalitäten benannt werden (vgl. Kaufhold/Weyland 2024b; Tsarouha et al. 2023, S. 110; Großmann et al. 2023, S. 128; Weyland 2023). Für die Praxisanleitenden der Notfallsanitäter:innenausbildung lassen sich die vielfältigen Anforderungen aus der *Anlage 6 der Ausführungsbestimmungen zur Notfallsanitäter-Ausbildung in NRW – Teil I* erschließen (vgl. MGEPA NRW Referat Rettungswesen 2015[3]). Darüber hinaus werden im Zusammenhang mit den Anforderungen an Praxisanleitende in der Notfallsanitäter:innenausbildung u. a. auch die Zuständigkeit für die Sicherstellung des Transfers des „schulisch Gelernten in die Praxis“, die „Verantwortung sowohl für die Sicherheit des (notfall-medizinisch) zu versorgenden Patienten als auch des Auszubildenden“ sowie die „Entwicklung sozialer Kompetenzen im Umgang mit Patienten bzw. Angehörigen und der Zusammenarbeit mit anderen Akteuren eines Rettungseinsatzes“ benannt (vgl. Pluntke 2021, S. 16). Mit der akademisierten Hebammenausbildung sind ebenfalls erweiterte Aufgaben für die Praxisanleitenden verknüpft, wie beispielsweise die Erstellung eines Praxisplans für die Studierenden, nach dem die Praxiseinsätze umgesetzt werden (vgl. Polleit 2021a, S. 63). Dabei wird insbesondere die Kompetenzorientierung als bedeutsam herausgestellt, die eine Abkehr der bislang eher fragmentierten Ausbildung bedeutet und eine stärkere Orientierung an „komplexen Abläufen und Prozessketten“ (vgl. Polleit 2021b, S. 56) erfordert, womit Lernenden eine höhere Selbständigkeit zukommt (vgl. Polleit 2021b, S. 56).

Für die Therapieberufe liegen keine zentralen Aufgabenbeschreibungen für Praxisanleitende vor, was u. a. darin begründet sein kann, dass eine solche Funktion bislang auch in den geltenden Berufsgesetzen sowie den entsprechenden Ausbildungs- und Prüfungsverordnungen nicht ausgewiesen ist. Eine Auseinandersetzung mit Aufgaben von Personen, die Auszubildende von therapeutischen Berufen während ihrer Praxiseinsätze begleiten, erfolgte bislang primär auf einer analytisch-konzeptionellen Ebene (vgl. Klemme 2019), wohingegen empirische Befunde nur vereinzelt vorliegen (vgl. Harms 2023).

Mit den teils differenten Aufgaben werden dem betrieblichen Bildungspersonal zugleich unterschiedliche Rollen zugeschrieben, die von „Beurteilende, Wertevermittelnde, praktische Personalentwickler-/innen, zentrale Ansprechpartner-/innen oder Netzwerker-/innen reichen“ (Klein/ Peters/ González et al. 2021, S. 39) und eine gewisse Rollenambiguität widerspiegeln (vgl. Klein/ Peters/González u. a. 2021; Pluntke 2021, S. 17 f.; Jahn/Brünner/Schunk 2016). In diesem

3 https://www.mags.nrw/system/files/media/document/file/ausfuehrungsbestimmungen_notsan_teili_ueberarbeitet_13112015.pdf
https://www.mags.nrw/system/files/media/document/file/anlage-6-curriculum-pa-lehrrettungswache.pdf

Kontext stellt sich die Doppelfunktion des betrieblichen Bildungspersonals – als Mitwirkende im Versorgungsprozess sowie als pädagogisch Begleitende für die Auszubildenden – als besondere Herausforderung dar (vgl. Klein/ Peters/González et al. 2021; Meyer 2020; Polleit 2021b, S. 56). Neuere strukturelle Ansätze zur Praxisanleitung in der Pflegeausbildung wirken diesem entgegen, indem sie auf sogenannte „freigestellte Praxisanleitende“ setzen, die ausschließlich mit der Betreuung von Auszubildenden betraut sind (vgl. Tsarouha et al. 2023, S. 108).

In Hinblick auf die mit der Praxisanleitung verbundenen Aufgaben zeigt sich die Heterogenität der Auszubildenden als eine zunehmende Herausforderung. Für die Pflegeausbildung basiert diese neben dem Alter auf unterschiedlichen Schulabschlüssen, bereits vorhandenen Erfahrungen mit Ausbildung sowie der Herkunft der Auszubildenden (vgl. Großmann et al. 2023, S. 131). Aufgrund der angepassten Zugangsvoraussetzungen gibt es zudem größere Unterschiede bezüglich der Eingangsvoraussetzungen, was zu einem breiteren Spektrum an unterschiedlichen Leistungspotenzialen führt. Neben den Abschlüssen zeigt sich weiter, dass ca. 15,5 % der Pflegeauszubildenden Migrationserfahrung haben und nicht in Deutschland geboren wurden. Die damit verbundene Herausforderung wird zudem in der Varianz der Herkunftsländer deutlich, die sich auf 15 EU-Länder und 52 Nicht-EU-Länder erstreckt (vgl. Großmann et al. 2023, S. 131), was neben sprachlichen Barrieren auch mannigfaltige kulturelle Unterschiede vermuten lässt. Dieser Einblick in die vielfältigen Heterogenitätsaspekte verdeutlicht die Notwendigkeit einer differenzierten sowie sensiblen und subjektorientierten Begleitung von Auszubildenden in der betrieblichen Bildungspraxis, um die Kompetenzentwicklung der Auszubildenden angemessen zu begleiten und letztlich Ausbildungszufriedenheit und -erfolg sicherzustellen.[4]

Die herausgestellten Aspekte zum betrieblichen Bildungspersonal verweisen auf eine Vielfalt an unterschiedlich komplexen Aufgaben und rücken die Frage nach angemessenen Qualifizierungswegen für das betriebliche Bildungspersonal in den Fokus.

Diese wird im Rahmen dieses Beitrages aufgegriffen und vor dem Hintergrund der Besonderheiten gesundheitsberuflicher Ausbildungen sowie der komplexer werdenden Aufgabenfelder und Herausforderungen kritisch beleuchtet. Zur Situationseinordnung – auch unter Berücksichtigung empirischer Befunde – werden die Spezifika der betrieblichen Ausbildung dargestellt und die derzeit etablierten Qualifizierungsstrukturen bezüglich Passung und Angemessenheit hinterfragt und reflektiert. Die Frage nach einer den Aufgaben und

4 Eine solch differenzierte Darstellung der Merkmale Auszubildender liegt für andere Gesundheitsfachberufe nicht vor. Eine differenzierte Betrachtung aller Gesundheitsfachberufe ist zu empfehlen, da nur so differenzierte Ausbildungskonzepte entwickelt und umgesetzt werden können, was insbesondere mit Blick auf die Fachkräftebedarfe von besonderer Relevanz ist.

Herausforderungen angemessenen Qualifizierung und den damit zu verbindenden Standards steht somit im Fokus der Betrachtungen und nimmt zugleich die Rolle akademischer Qualifizierungsangebote sowie die mit diesen verbundenen Zielsetzungen in den Blick (vgl. Leibig/Löser-Priester/Sahmel 2020; Tschupke/ Meyer 2020, Weyland/Kaufhold 2017). Hierzu wird auch auf Erfahrungen und Erkenntnisse aus dem Projekt HumanTec[5] rekurriert, in dem entsprechende Studienangebote für diese Zielgruppe entwickelt wurden.

2 Kennzeichnung betrieblicher Ausbildung in Gesundheitsfachberufen

2.1 Strukturen betrieblicher Ausbildung

Die Qualifizierung in den Gesundheitsfachberufen erfolgt über eine berufsfachschulische und/oder hochschulische Ausbildung und wird mittels der jeweiligen Berufsgesetze geregelt, in denen zentrale Fragen der Ausbildung, wie beispielsweise Ausbildungsziel, schulische und praktische Ausbildung, Verantwortlichkeiten sowie Einsatzfelder und Dauer der praktischen Ausbildung, festgehalten sind. Die Regelungen für die einzelnen Berufe wie auch deren Präzision und Reichweite weisen Gemeinsamkeiten auf, unterscheiden sich zum Teil aber deutlich. Mit einer solchen gesetzlichen Grundlegung bestreiten die Gesundheitsfachberufe einen vom dualen Bildungssystem abweichenden Ausbildungsweg (vgl. u. a. Zöller 2022; Weyland 2020; Dielmann 2020).

Bundesweit geltende Rahmenlehrpläne und Rahmenausbildungspläne, die einen Orientierungsrahmen für die Ausbildung setzen, liegen bislang nur für die Pflegeausbildung vor. Für andere Berufsgruppen, wie die Therapieberufe[6] oder die Notfallsanitäter:innenausbildung, wurden Rahmenlehrpläne und Ausbildungsrahmenpläne teilweise auf Landesebene entwickelt (z. B. Land Rheinland-Pfalz[7]), während andere Bundesländer, wie z. B. Nordrhein-Westfalen, Ausführungsbestimmungen zur Ausbildung auf Basis des jeweiligen Berufsgesetzes und der jeweiligen Ausbildungs- und Prüfungsverordnung herausgeben, die jedoch keine curricularen Angaben enthalten. Für die vollständig akademisierte Hebammenausbildung sind im neuen Hebammengesetz und der entsprechenden

5 Das BMBF geförderte Verbundprojekt zwischen der Hochschule Bielefeld und der Universität Münster wurde in zwei Förderphasen (1. Förderphase: 2014-2018; 2. Förderphase: 2018-2020) im Rahmen der Förderlinie „Offene Hochschule – Aufstieg durch Bildung" umgesetzt.

6 Unter Therapieberufe werden hier die Berufe der Physiotherapie, der Ergotherapie und der Logopädie gefasst.

7 https://mastd.rlp.de/themen/pflege/ausbilden-in-der-pflege/rahmenlehrplaene-des-landes-rheinland-pfalz-und-des-bundes

Studien- und Prüfungsverordnung für Hebammen erstmals Studienziele und zu erwerbende Kompetenzen definiert (vgl. HebStPrV, Anlage 1), die den Hochschulen als Orientierung für die zu entwickelnden Curricula dienen und ggf. durch landesrechtliche Regelungen ergänzt werden.

Die Ausbildungscurricula in den Gesundheitsfachberufen durch die jeweiligen Schulen bzw. Träger der Schulen werden eigenverantwortlich entwickelt, wobei ggf. Empfehlungen als Orientierung herangezogen werden können. Dies stellt einerseits das knapp vorhandene Personal vor hohe konzeptionelle wie zeitliche Anforderungen und führt anderseits zu einer Vielzahl unterschiedlicher Ausbildungscurricula, die eine Vergleichbarkeit der theoretischen Ausbildungen erschweren. Dies tangiert auch die Einsatzorte der praktischen Ausbildung, die aufgrund der Unterschiedlichkeit keinen klar definierten Ausbildungsstand der jeweiligen Auszubildenden voraussetzen können, da dieser – unabhängig von individuellen Unterschieden – in Abhängigkeit des jeweils geltenden Schulcurriculums differieren kann.

Die Berufsgesetze regeln zudem, wieviel Zeit die Auszubildenden in welchen praktischen Settings (Versorgungsbereichen) verbringen. Dies geht i. d. R. für die Auszubildenden mit mehreren Wechseln der Einsatzorte sowie einem Wechsel der betreuenden Person (Praxisanleitende)[8] einher. Für die betriebliche Seite bedeuten diese Ausbildungserfordernisse einen hohen organisatorischen Aufwand, da Auszubildende für vergleichbar kurze oder gar sehr kurze Zeiträume (z. B. Pädiatrie in der Pflegeausbildung) in die Arbeitsabläufe der Einrichtungen integriert werden müssen. Dies tangiert auch die Arbeit der Fachkräfte in den Einrichtungen, die die Auszubildenden aufnehmen, begleiten und ggf. Rückmeldung hinsichtlich deren Kompetenzentwicklung während des Praxiseinsatzes an die verantwortliche Praxisanleitung geben. Die Häufigkeit der Wechsel von Auszubildenden in den Versorgungseinrichtungen variiert zwischen den einzelnen Settings (z. B. stationäre Langzeitversorgung vs. pädiatrische Versorgung) und den Berufsgruppen (Pflege vs. Therapie) zum Teil stark, so dass in den Gesundheitseinrichtungen unterschiedliche „Belastungen" hinsichtlich der Organisation und Begleitung der Auszubildenden bestehen können (vgl. Weyland 2023). Neben den Fachkräften und Praxisanleitenden in den Versorgungseinrichtungen werden die Auszubildenden zudem von einer Lehrenden der zuständigen Schule im Rahmen einer sogenannten „Praxisbegleitung" betreut.

Der Umfang der festgeschriebenen Anleitungszeit pro Einsatz differiert zwischen den Berufen: so beträgt diese für die Pflegeausbildung wie auch für die Notfallsanitäter:innenausbildung 10 % während eines Einsatzes (vgl. PflAPrV § 4,

8 In der Pflegeausbildung haben sich zuletzt vermehrt Betreuungskonzepte entwickelt. So sind in jüngerer Zeit Konzepte entstanden, in denen die dezentrale Praxisanleitung am Einsatzort durch eine zentrale Praxisanleitung ergänzt wird. Diese ist dann i. d. R. von den Versorgungsaufgaben freigestellt und widmet sich ausschließlich der Ausbildungsorganisation und -begleitung.

Abs.1) und für die Hebammen 25 % eines Einsatzes, welche während einer bis 2030 geltenden Übergangszeit reduziert werden kann, jedoch 15 % nicht unterschreiten darf (vgl. HebG § 13, Abs. 2).

Die Regelungen in Bezug auf die Praxisanleitung und Praxisbegleitung unterscheiden sich zudem zwischen den einzelnen Gesundheitsfachberufen (vgl. Kapitel 3).

2.2 Ausgewählte Befunde zur Ausbildungspraxis

Empirische Studien, die die betriebliche Ausbildung in Gesundheitsfachberufen in den Blick nehmen, existieren nur vereinzelt. Insbesondere für die Ausbildung in den Bereichen Therapie, Hebammenwesen sowie für die Ausbildung zur/m Notfallsanitäter:in sind systematische berufspädagogische Forschungsarbeiten kaum vorhanden. Für die Pflegeausbildung liefern der von verdi in Auftrag gegebene Ausbildungsreport Pflegeberufe (vgl. Bühler 2022, 2015) sowie die Untersuchungen der Begleitforschung zur Umsetzung der generalistischen Pflegeausbildung Erkenntnisse zu den Herausforderungen des betrieblichen Ausbildungsteils (vgl. Großmann et al. 2023; Reiber et al. 2023; Tsahoura et al. 2023; Olden et al. 2023). Darüber hinaus bieten die Ergebnisse eines integrativen Reviews durch das Bundesinstitut für Berufsbildung Anhaltspunkte in Bezug auf Ausbildungs- und Studienabbrüche in der Pflege (Garcia-González/Peters 2021).

Im Rahmen der Begleitforschung zur generalistischen Pflegeausbildung zeigte sich, dass nur etwa ein Fünftel der Auszubildenden die gesetzlich vorgebende Anleitungszeit von 10 % tatsächlich in der Ausbildung erfährt (vgl. Großmann et al. 2023, S. 129). Der verdi Ausbildungsreport Pflegeberufe verweist auf ähnliche Ergebnisse, die zudem eine weitere Zuspitzung der Situation im Vergleich zur Befragung in 2015 ausweisen. Dies betrifft insbesondere die Anleitungssituation durch Praxisanleitende, zu der es heißt:

> „43,7 Prozent der befragten Auszubildenden geben an, dass sie „selten“ oder „nie“ während ihres praktischen Einsatzes vor Ort von Praxisanleiter*innen an ihre beruflichen Aufgaben herangeführt werden. Im Vergleich zur Befragung von 2015 (33,1 Prozent) ist dies eine deutliche Verschlechterung.“ (Bühler 2022, S. 29).

Als Gründe für die mangelnde Begleitung der Auszubildenden werden u. a. fehlendes Personal sowie hohe Arbeitsbelastungen benannt (vgl. ebd.).

Die geringe Begleitung von Auszubildenden spiegelt sich ebenfalls in den von diesen selbst getätigten Äußerungen wider, in denen sie sowohl eine fehlende Regelmäßigkeit in der Praxisanleitung als auch in der Nachbesprechung von Arbeitsaufgaben bemängeln (vgl. Großmann et al. 2023).

Des Weiteren lassen die Ergebnisse der Begleitforschung bezüglich vielfältiger Aspekte eine Diskrepanz zwischen den Erwartungen von Auszubildenden und deren Erfüllungsgrad sichtbar werden. Dies bezieht sich beispielsweise auf den Wunsch nach einer festen Ansprechperson sowie den Wunsch, Ausbildungsbelange besprechen zu können (vgl. Olden et al. 2023, S. 252 f.).

Auf die betrieblichen Einsätze fühlt sich nur knapp die Hälfte (47,9 %) der befragten Auszubildenden gut durch die Schule vorbereitet und nur 51,4 % gehen mit einem „Gefühl von Sicherheit" in die Praxiseinsätze (ebd., S. 253). Im Ergebnis einer Metaanalyse werden die unzureichende Anleitung und fehlende Unterstützung in der praktischen Ausbildung ebenfalls als problematisch herausgestellt und in Verbindung mit Ausbildungsabbrüchen thematisiert (vgl. Garcia-González/Peters 2021, S. 15 ff.). Darüber hinaus wurden negative zwischenmenschliche Erfahrungen im Ausbildungskontext sowohl in Schule als auch am Praxisort, ein hohes Arbeitspensum sowie eine unfreundliche Arbeitsatmosphäre als ungünstige und Ausbildungsabbrüche fördernde Aspekte herausgestellt (vgl. ebd.). In Bezug auf die erwähnte Arbeitsatmosphäre beklagen Auszubildende vor allem die mangelnde Wertschätzung durch Kolleg:innen sowie den Umstand, dass sie häufig bereits als volle Arbeitskräfte eingesetzt würden (Garcia-González/Peters 2021, S. 15 ff.). Darüber hinaus wird deutlich, dass die Auszubildenden sich insbesondere in Hinblick auf die Praxiseinsätze eine intensivere Abstimmung zwischen Schule und Ausbildungspraxis wünschen (vgl. Großmann et al. 2023).

Die kritischen Betrachtungen seitens der Auszubildenden unterstreichen den hohen Stellenwert, den diese der Praxisanleitung beimessen sowie deren Wunsch nach einem größeren Anteil an Praxisanleitung (90,6 %[9]) (vgl. Bühler 2022, S. 32). Dies bestätigt sich zudem darin, dass Auszubildende mit der erfahrenen Praxisanleitung zu 89,5 % „teilweise" bis „sehr zufrieden" sind (Bühler 2022, S. 32).

Mit Blick auf die Hebammenausbildung können exemplarisch Ergebnisse aus der Evaluation der Praxiseinsätze aus einem Modellstudiengang Hebammenkunde[10] einen ersten Einblick geben, wobei Erfahrungen aus der seit 2021 vollständig akademisierten Ausbildung nicht berücksichtigt sind (vgl. Polleit 2021a/ b). In der Erhebung wurden 60 Studierende in einem zweistufigen Verfahren sowohl schriftlich als auch mündlich befragt, woraus 114 Fragebögen in die Auswertung einflossen (vgl. Polleit 2021b, S. 56). Mit Blick auf die Anleitung, die von 84 % als „gut" bis „sehr gut" eingeschätzt wurde, zeigten sich hohe Zufriedenheitswerte. Gleichzeitig wird auch deutlich, dass „fast ein Drittel (29 %) keine systematische 'Betreuung' erfahren hat" (Polleit 2021b, S. 57). Obgleich der insgesamt positiven

9 Auch dieser Anteil ist im Vergleich zur Befragung 2015, in der 82,4 % der Auszubildenden sich mehr Praxisanleitung wünschten, weiter gestiegen (vgl. Bühler 2022, S. 32).

10 Die Ergebnisse beziehen sich auf den Modellstudiengang Hebammenkunde (B. Sc. of Midwifery) der Evangelischen Hochschule Berlin in Kooperation mit der Schule für Gesundheitsberufe des St. Joseph Krankenhauses.

Einschätzungen wurden in den 114 Fragebögen 110 Beiträge vermerkt, die Defizite oder Verbesserungsvorschläge ausweisen, wovon sich ca. 44 % der Beiträge auf „Aspekte der Gestaltung, Umsetzung und Durchführung von Ausbildung" beziehen (vgl. Polleit 2021b, S. 62).

Diese Erkenntnisse geben Anlass zum Nachdenken und zeigen, dass es einen nennenswerten Anteil von Auszubildenden gibt, der Unzufriedenheiten in Bezug auf die Ausbildung äußert. Angesichts der hohen Fachkräftebedarfe in diesen Berufsfeldern sind die deutlich werdenden Problemfelder in der praktischen Ausbildung des Pflegeberufs[11], wie beispielsweise ungünstige Entwicklungen der Ausbildungszahlen, Unzufriedenheit der Auszubildenden mit der Ausbildung sowie differente Standards bzgl. der Qualifikation des Bildungspersonals, die zu unterschiedlichen Kompetenzprofilen führen, als besonders kritisch zu bewerten (vgl. Berufsbildungsbericht 2023; Bühler 2022; Weyland 2020; Kaufhold 2017). Insbesondere der Umstand, dass sich nur ca. 50 % der Pflegeauszubildenden sicher und gut auf die Einsätze vorbereitet fühlen und die erforderliche Praxisanleitung derzeit nicht hinreichend gewährleistet wird, lässt auf unsichere und überfordernde Ausbildungsbedingungen schließen. Gleichzeitig zeigt sich sowohl für die Pflege- als auch die Hebammenausbildung, dass mit einer Sicherstellung der Praxisanleitung wichtige Weichen hinsichtlich einer Steigerung der Ausbildungszufriedenheit gestellt werden können.

Die zentrale Rolle von Praxisanleitenden im Rahmen der praktischen Ausbildung von Gesundheitsfachberufen wird durch die vorliegenden Erkenntnisse ebenso unterstrichen wie die Zunahme komplexerer Anforderungen und von neuen Herausforderungen im Kontext der Praxisanleitung. Aus Sicht der Berufsbildungsforschung sind daher weitere berufsspezifische Betrachtungen anzustreben, um empirische Daten über diese Berufsfelder zu gewinnen und legitime Ansatzpunkte für die Weiterentwicklung der betrieblichen Ausbildung identifizieren zu können.

Aus der zentralen Bedeutung der Praxisanleitung und der Veränderung von Anforderungen sowie der Erweiterung von Aufgaben resultiert die hier zu diskutierende Frage nach einer erforderlichen bzw. angemessenen Qualifizierung des betrieblichen Bildungspersonals, welcher im folgenden Kapitel nachgegangen wird.

---

11 Zu anderen Berufsfeldern liegen nur sehr vereinzelt empirische Ergebnisse zur praktischen Ausbildung vor.

3 Etablierte Qualifizierungsstrukturen – Angemessenheit in Bezug auf Anforderungen, Aufgaben und Strukturen

3.1 Status Quo der Qualifizierungswege

Vor dem Hintergrund der vielfältigen und differenten Aufgaben und Anforderungen ist ein Blick in die Qualifizierungsstrukturen des betrieblichen Bildungspersonals in Gesundheitsberufen von besonderem Interesse. Dabei sind einerseits die bestehenden formalen Anforderungen und andererseits die sich derzeit zu etablierenden Wege der Qualifizierung zu betrachten.

Als Qualifikationsvoraussetzung für eine Tätigkeit als betriebliches Bildungspersonal werden in der Pflegeausbildung, der Notfallsanitäter:innenausbildung sowie der Hebammenausbildung neben der Berufszulassung und ersten Berufserfahrungen eine 300-stündige berufspädagogische Zusatzqualifikation sowie eine 24-stündige jährliche Fortbildungspflicht definiert (vgl. jeweilige Berufsgesetze).[12] Für die therapeutischen Berufe wurden in den Berufsgesetzen bislang keine Standards etabliert. Es existieren lediglich länderspezifische Vorgaben und Empfehlungen, die allerdings sehr divers gestaltet sind (vgl. Harms/Rabe 2019).

Hinsichtlich der curricularen Ausgestaltung und Umsetzung der berufspädagogischen Zusatzqualifikation bzw. der jährlichen Fortbildungen gibt es keine verbindlichen Vorgaben, was zu einer Vielzahl an heterogenen Qualifizierungsangeboten führt. Bemühungen hinsichtlich der Einflussnahme auf die Gestaltung finden sich für die Pflege in verschiedenen Empfehlungen, beispielsweise durch die Deutsche Krankenhausgesellschaft oder die Weiterbildungsverordnungen einzelner Bundesländer bzw. Pflegekammern (vgl. Weyland 2023). Darüber hinaus ist mit Blick auf die Ausgestaltung der Qualifizierung auf die Ergebnisse der Neksa-Arbeitsgruppe (2020) zu verweisen, die ein *Modellcurriculum für die berufspädagogische Zusatzqualifikation zum/r Praxisanleiter:in* sowie ein *Konzept zur berufspädagogischen Fortbildung der Praxisanleiter:innen in der Pflegeausbildung im Land Brandenburg* entwickelten. Inwiefern diese Ansätze bei der Entwicklung der Qualifizierungen durch die verschiedenen Weiterbildungsanbieter berücksichtigt werden, ist nicht bekannt. Auf Landesebene gibt es für andere Berufsgruppen orientierende Vorgaben, wie beispielsweise die *Rahmenvorgabe für die modularisierte Weiterbildung zur Praxisanleitung (Lehrrettungswache)* des Landes NRW, die als Anlage 6 der Ausführungsbestimmungen zur Notfallsanitäter-Ausbildung in NRW herausgegeben wurde (vgl. MGEPA 2015[13]).

12 Darüber hinaus bestehen verschiedene Sonder- und Übergangsregelungen, die i. d. R. Personen mit langjährigen Berufserfahrungen und früheren Qualifizierungen die Möglichkeit bieten, als Praxisanleitende tätig zu sein.

13 https://www.mags.nrw/system/files/media/document/file/anlage-6-curriculum-pa-lehrrettungswache.pdf

Die eingeführte jährliche Fortbildungspflicht könnte als Chance für eine systematische Weiterqualifizierung von Praxisanleitenden betrachtet und genutzt werden. Ein kritischer Blick auf die sich in diesem Bereich entwickelnden Fortbildungsangebote lässt Ansätze hinsichtlich einer systematischen Weiterentwicklung der Professionalität betrieblichen Bildungspersonals jedoch nicht erkennen. Vielmehr finden sich Qualifizierungsangebote, in denen primär die Anwendung und Nutzung pädagogischer Ansätze im Fokus stehen, wohingegen vertiefende theoretische Auseinandersetzungen und Fundierungen kaum Gegenstand sind (vgl. auch Tschupke/Meyer 2020).

Neben den Weiterbildungsangeboten hat sich im Gesundheitsbereich in den letzten Jahren zudem eine Vielzahl an unterschiedlichen Studienangeboten mit verschiedenen Zielsetzungen etabliert, wobei pädagogisch ausgerichtete Studienangebote auch auf Tätigkeiten in der betrieblichen Bildung vorbereiten. Formal werden solche Abschlüsse als Qualifikation zur Praxisanleitung bislang nur über eine separate Ausweisung durch die Hochschulen anerkannt.[14]

Bislang können hinsichtlich des in den Gesundheitsfachberufen tätigen betrieblichen Bildungspersonals lediglich vorhandene Qualifizierungswege aufgezeigt werden. Inwiefern diese durch wie viele Personen tatsächlich realisiert werden und welche Rolle akademische Qualifizierungen dabei spielen, lässt sich infolge fehlender statistischer Daten nicht feststellen. Darüber hinaus kann aufgrund fehlender curricularer Standards für die gesetzlich geforderte berufspädagogische Zusatzqualifikation nicht von vergleichbaren Kompetenzprofilen der Absolvent:innen ausgegangen werden.

3.2 Der Diskurs um die angemessene Qualifizierung

Neben der Ausgestaltung der Qualifizierung für Praxisanleitende und der Etablierung von Weiterbildungsangeboten zur Erfüllung der Fortbildungspflicht wird für die Gesundheitsfachberufe in den letzten Jahren verstärkt diskutiert, inwiefern eine (berufs-)pädagogische akademische Qualifizierung für das betriebliche Bildungspersonal erforderlich ist (vgl. Kaufhold/Weyland 2024a; Leibig/Löser-Priester/Sahmel 2020; Tschupke/Meyer 2021; Kaufhold 2017; Weyland/Kaufhold 2017). Diese Diskussion erfolgt primär vor dem Hintergrund komplexer und anspruchsvoller werdender Aufgabenbereiche (vgl. Kapitel 2), die sich u.a. in folgenden Aspekten zusammenführen lassen:

14 So heißt es im NRW-Erlass: „An Hochschulen kann die Weiterbildung zur Praxisanleitung in den Studienplan integriert werden. Die Zusatzqualifizierung Praxisanleitung von 300 Stunden wird dann innerhalb des Studiums erworben. Die Weiterbildungsstätten und die Hochschulen müssen ein entsprechendes Weiterbildungszertifikat ausstellen." (https://www.mags.nrw/system/files/media/document/file/2020-02-25-erlass_praxisanleitung_nrw.pdf, S. 3)

- in einer konsequenten Umsetzung der Kompetenzorientierung (vgl. Kaufhold/Weyland 2024a, 2024b; Polleit 2021b, S. 56),
- der Auseinandersetzung und Berücksichtigung von sich verändernden Anforderungen (z. B. in Folge digitaler Transformationsprozesse sowie steigender Anforderungen hinsichtlich evidenzbasierten Arbeitens) an die Beschäftigten im Gesundheitsbereich (vgl. Kaufhold/ Heinze/Weyland 2024; Kaufhold/Heinze 2022; Mulder et al. 2022),
- der verstärkt subjektorientierten Ausrichtung betrieblicher Bildung unter Berücksichtigung formaler Bildungsziele und neuer betrieblicher Lernformen (vgl. Koschel/Weyland/Kaufhold 2021; Dehnbostel 2022),
- im Umgang mit heterogenen Zielgruppen in der betrieblichen Bildung und der Entwicklung und Umsetzung angemessener Bildungskonzepte (Harms/ Preißler 2024; Euler/Severing 2020) sowie
- von gestiegenen Anforderungen hinsichtlich einer curricularen Zusammenarbeit im Rahmen der Kooperation verschiedener Lernorte (vgl. Weyland 2023; Großmann et al. 2023; Apera/Sappa 2020).

Die steigenden Anforderungen an Praxisanleitende werden zudem durch die Ergebnisse der Begleitforschung zur generalistischen Pflegeausbildung bestätigt (vgl. Tsarouha et al. 2023, S. 116).

Vor diesem Hintergrund scheint es notwendig, die Qualifikationswege des betrieblichen Bildungspersonals in den Gesundheitsfachberufen auf den Prüfstand zu stellen und in Abhängigkeit der Aufgaben die Einführung verschiedener Qualifikationsniveaus zu prüfen. Dabei sind sowohl Anpassungen und erforderliche Standards bei der Qualifizierung des betrieblichen Bildungspersonals als auch weitergehende zusätzliche Qualifikationsprofile für betriebliches Bildungspersonal in den Blick zu nehmen (vgl. Weyland/Kaufhold 2017).

Insbesondere die kompetenzorientierte Ausrichtung der Ausbildungen sowie die damit verbundenen Anforderungen an die betriebliche Bildungsarbeit in den Gesundheitsfachberufen (vgl. Kaufhold/Weyland 2024a/ b, Leibig et al. 2020) verlangen ein hohes Kompetenzniveau und damit Qualifizierungen, die über das „bisher auf Instruktionsmethoden ausgerichtete[...] pädagogische[...] Repertoire[...]“ (Tschupke/Meyer 2021, S. 252) hinausgehen und Kompetenzen fördern, durch die das betriebliche Bildungspersonal eigenständig Handlungserfordernisse erkennen und selbstständig adäquate und kohärente Konzepte entwickeln und umsetzen kann. Dies wird ebenso aus der Perspektive der Hebamm:innenausbildung gestützt, die die Umsetzung einer kompetenzorientierten praktischen Ausbildung mit der Qualifikation der Praxisanleitenden verbinden, die diesbezüglich „ihr Verantwortungsspektrum erweitern“ und Lernenden in Abhängigkeit des Ausbildungsstands die Möglichkeit eröffnen sollten, Handlungssequenzen selbständig planen, durchführen und umsetzen zu können (vgl. Polleit 2021b, S. 56).

Tschupke und Meyer (2021, S. 252) verweisen darauf, dass solche Kompetenzen der Stufe sechs des Deutschen Qualifikationsrahmens[15] zuzuordnen sind und konstatieren entsprechend:

> „Um Professionalisierungsprozesse von Praxisanleitenden zu fördern sowie den Anforderungen an professionelle Praxisanleitung gerecht zu werden, scheint es notwendig, die berufspädagogische Qualifizierung von Praxisanleitenden als auch die verpflichtenden Fortbildungen dem Niveau dieser DQR-Stufe anzugleichen." (Tschupke/Meyer 2021, S. 252)

Ein solches Qualifizierungsniveau würde ihrer Einschätzung nach ebenso „dem Qualifikationsgefälle zwischen den in der Theorie und in der Praxis Lehrenden entgegenwirken" (Tschupke/Meyer 2021, S. 252). Eine Angleichung des Qualifikationsniveaus von beruflichem Bildungspersonal in den Gesundheitsfachberufen ist mit Blick auf die anspruchsvolle Gestaltung und Umsetzung von Lernortkooperationen, die angesichts der kompetenzorientierten Ausrichtung der Ausbildungen stärker in Richtung School-Workplace Connectivity Ansätze weiter zu entwickeln wären (vgl. Tynjälä et al. 2020; Apera/Sappa 2020; Kaufhold 2024c i. E.), von Relevanz.

Ein akademischer Bildungsbedarf für betriebliches Bildungspersonal wurde bereits in früheren Studien herausgestellt und vor allem für Personen in Erwägung gezogen, die Aufgaben der mittleren Führungsebene oder der Leitungsebene wahrnehmen (vgl. Schrode/Wagner/Hemmer-Schanze 2012, S. 2). Auch hier wird dargestellt, dass in solchen Bildungsangeboten nicht das Handlungswissen im Fokus stehen sollte, sondern vielmehr „Wissen und Methoden, die der Reflexion, auch dem Infrage-Stellen, der systematischen Verbesserung des eigenen Handelns sowie der Legitimation ihres […] Handelns dienen" (Schrode 2018, S. 9). Dazu zählen neben spezifischen Denk- und Arbeitsweisen auch die Fähigkeit, „Konzepte und Theorien sowie Phänomene der eigenen Berufspraxis aus verschiedenen Perspektiven zu betrachten, um so zu neuen Erkenntnissen zu gelangen" (Kaufhold/Weyland 2024a, S. 66) sowie die Herausbildung einer forschend-hinterfragenden Haltung (vgl. ebd.; Weyland/ Koschel/ Kaufhold 2016; Schrode/Wagner/Hemmer-Schanze 2012, S. 8). Der Erwerb solcher Kompetenzen eröffnet die Möglichkeit, anders an die eigene berufliche Praxis heranzutreten sowie diese zu gestalten und gleichzeitig die eigene pädagogische Professionalität zu erweitern (vgl. Kaufhold/Weyland 2024a, S. 66; Weyland et al. 2017). Zur Förderung der Professionalität betrieblichen Bildungspersonals wird der Ansatz Forschendes Lernen favorisiert, da er die Reflexivität als zentrale Zieldimension professionellen Handels steigert (vgl. Weyland/Koschel/Kaufhold 2016).

15 https://www.dqr.de/dqr/de/der-dqr/dqr-niveaus/niveau-6/deutscher-qualifikationsrahmen-niveau-6.html

4 Erfahrungen und Erkenntnisse aus dem Projekt HumanTec und Implikationen für die Qualifizierung betrieblichen Bildungspersonals

Im Rahmen des Projektes HumanTec erfolgte vor dem Hintergrund der dargestellten Problemlagen und Herausforderungen eine Auseinandersetzung mit der curricularen Ausrichtung und den organisatorischen Anforderungen berufsbegleitender Studienangebote für betriebliches Bildungspersonal. Dies wurde auf der Basis von Literatur- und Studienanalysen sowie der Erkenntnisse aus den projektbezogenen empirischen Untersuchungen umgesetzt (vgl. Kaufhold et al. 2024). Angesichts der polyvalenten Anforderungen an das betriebliche Bildungspersonal scheinen differenzierte Weiterbildungsangebote von Interesse, die sich sowohl hinsichtlich der jeweiligen Schwerpunktsetzungen als auch im Anspruchsniveau unterscheiden. Auf Basis dieser Erkenntnisse sowie der Zielsetzung einer niveau- und aufgabenorientierten Anpassung der Qualifizierung entstanden im Rahmen des Projektes verschiedene Zertifikatsangebote und ein Masterstudiengang.

Die im Kontext des Projektes HumanTec entwickelten Angebote fokussieren neben der Förderung berufsfachlicher und (berufs-)pädagogischer Kompetenzen insbesondere die Herausbildung akademischer Denk- und Arbeitsweisen sowie die Entwicklung einer kritisch-reflexiven Haltung (vgl. Weyland et al. 2017; vgl. Kapitel 3). Die Zertifikatsangebote berücksichtigen durch ihren zeitlich begrenzten Umfang und die flexible Gestaltung über einen Blended-Learning-Ansatz die Ansprüche und Lebenssituation der Zielgruppe. Um an bereits vorhandene Praxisbezüge der Teilnehmenden bestmöglich anknüpfen zu können, werden praxisorientierte Gestaltungsansätze, die als wichtige Gelingensbedingung für berufsbegleitende Studienangebote gelten (vgl. Weyland/Kaufhold/Stratmann 2024, S. 180), aufgegriffen und über geeignete hochschuldidaktische Formate in den Studienverlauf integriert (vgl. Weyland 2021; Weyland/Koschel/Kaufhold 2016).

Die im Projektkontext entwickelten Zertifikatsangebote greifen vor allem die im Projekt gewonnenen Erkenntnisse hinsichtlich der inhaltlichen und strukturellen Ausrichtung auf. Damit eröffnen sie die Möglichkeit einer akademischen Qualifizierung in einem überschaubaren Zeitfenster. Durch den Zugang für beruflich Qualifizierte ermöglichen sie zugleich einer breiteren Personengruppe die Chance, akademische Lernerfahrungen zu sammeln sowie Credit Points (CPs) zu erwerben (vgl. Weyland/Kaufhold/Stratmann 2024, S. 220). Der Umfang der Zertifikatsangebote ist unterschiedlich und erstreckt sich über themenspezifische Veranstaltungen (Umfang 3 CP) bis hin zu Hochschulzertifikaten im Umfang von 12 CP (Bielefeld) oder 15 CP (Münster).

Abb. 1: Zertifikatsangebote für betriebliches Bildungspersonal (entnommen aus: Weyland/Kaufhold/Stratmann 2024, S. 221)

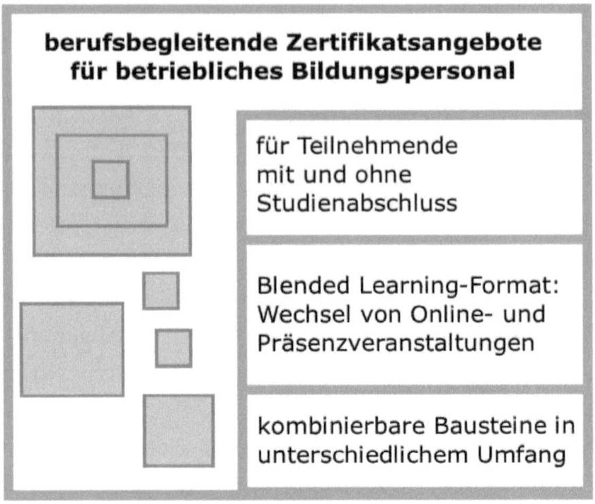

Der darüber hinaus entstandene kooperative Masterstudiengang *Betriebliches Bildungsmanagement* leistet einen umfassenderen Beitrag zur Qualifizierung und Professionalisierung des betrieblichen Bildungspersonals. Die als zentral identifizierten Aufgabenfelder stellen – ebenso wie die Doppelfunktion des betrieblichen Bildungspersonals als Fach- und Bildungsexpert:innen – die Basis für die Studienganggestaltung dar (vgl. Kaufhold/Weyland 2024a).

Abb. 2: M. A. Betriebliches Bildungsmanagement (entnommen aus: Stratmann/Kaufhold/Weyland 2024, S. 232)

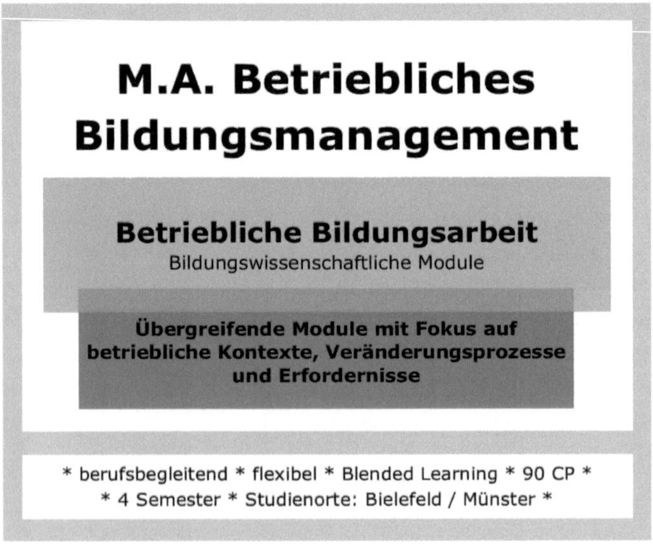

Die entwickelten Angebote greifen die Qualifizierungsbedarfe dieser Personengruppe auf und zielen auf eine systematische Weiterqualifizierung und Professionalisierung betrieblichen Bildungspersonals ab.

5 Fazit und Ausblick

Die Ausführungen verweisen in nahezu allen angeführten Aspekten auf einen Bedarf an differenzierten empirischen Daten bezüglich der verschiedenen Gesundheitsfachberufe, die für eine adäquate Weiterentwicklung der betrieblichen Bildung in diesen Berufen erforderlich sind.

Die bislang etablierten Qualifizierungswege sind angesichts der erweiterten Anforderungen des betrieblichen Bildungspersonals und der sich zeigenden Problemlagen und Herausforderungen in Folge der Weiterentwicklung der Berufsfelder als nicht hinreichend einzustufen und die Entwicklung weiterführender Qualifikationsprofile für Teile des betrieblichen Bildungspersonals als dringend erforderlich anzusehen. Dabei ist insbesondere eine grundlegende Qualifizierung anzustreben, die nicht nur derzeitig aktuelle Themen aufgreift, sondern die Teilnehmenden vor allem bei der Entwicklung von Kompetenzen unterstützt, die diese zu einem selbstständigen und zukunftsorientierten Handeln befähigen. Für die berufspädagogische Zusatzqualifikation ist daher die Etablierung von Standards anzustreben, was als wichtiger Schritt für die Fortführung der Professionalisierung betrachtet werden kann. Darüber hinaus bedarf es weiterer forschungsgestützter flexibler Fortbildungskonzepte, wie sie aktuell angestrebt werden, u. a. im BMBF-Projekt LimCare an der Universität Münster in der Arbeitsgruppe Berufspädagogik (Laufzeit: 2023-2026; siehe unter www.uni-muenster.de/EW/forschung/projekte/limcare.html). Die im Zuge der Hauptstudie generierten Erkenntnisse werden in die Entwicklung eines Massiv Open Online Course (cMOOC) zur Fortbildung von Praxisanleitenden eingebunden.

Die Realisierung der angestrebten Professionalisierungsansätze benötigt berufspolitische Unterstützung sowie eine größere Aufmerksamkeit und Wertschätzung betrieblicher Bildungsarbeit, was auch im Kontext anderer Domänen herausgestellt wird (siehe hierzu Nicklich/Blank/Pfeiffer 2022). Darüber hinaus ist es von Bedeutung, dass die Einrichtungen selbst erkennen, dass den vielfältig identifizierten Problemlagen und Herausforderungen nur über qualifiziertes betriebliches Bildungspersonal und einer innerbetrieblichen Bedeutungssteigerung betrieblicher Bildungsarbeit entgegenzuwirken ist. Dies gilt nicht zuletzt vor dem Hintergrund der vielfältigen technologischen und gesellschaftlichen Entwicklungen, die mannigfaltige Transformationsprozesse im Gesundheitsbereich erwarten lassen, die es zu unterstützen und begleiten gilt.

Literatur

Aprea, Carmela/Sappa, Viviana (2020): Individual Conceptions of Vocational Learning and Teaching across Learning Sites in the Swiss VET Context. Manifestations and Associations with Occupational Field and Role of Actors. In: Aprea, Carmela/Sappa, Viviana/Tenberg, Ralf (Hrsg.): Konnektivität und lernortintegrierte Kompetenzentwicklung in der beruflichen Bildung. Connectivity and integrative competence development in Vocational and Professional Education and Training (VET/PET). Stuttgart: Franz Steiner Verlag, S. 165–183.

Bühler, Sylvia (2015): Ausbildungsreport Pflegeberufe 2015. Berlin.

Bühler, Sylvia (2022): Ausbildungsreport Pflegeberufe 2021. Berlin.

Bundesministerium für Bildung und Forschung (2023): Berufsbildungsbericht 2023. Bonn.

Dehnbostel, Peter (2022): Betriebliche Bildungsarbeit. Kompetenzbasierte Berufs- und Weiterbildung in digitalen Zeiten. 1. Auflage. Bielefeld: wbv.

Dielmann, Gerd/Rehwinkel, Ingrid/Weisbrod-Frey, Herbert (2020): Berufliche Bildung im Gesundheitswesen. Reformbedarfe und Handlungsvorschläge. Bonn: Friedrich-Ebert-Stiftung Abteilung Wirtschafts- und Sozialpolitik.

Diettrich, Andreas/Faßhauer, Uwe/Kohl, Matthias (2021): Betriebliches Lernen gestalten – Konsequenzen von Digitalisierung und neuen Arbeitsformen für das betriebliche Bildungspersonal. In: Kohl, Matthias/Diettrich, Andreas/Faßhauer, Uwe (Hrsg.): „Neue Normalität" betrieblichen Lernens gestalten. Konsequenzen von Digitalisierung und neuen Arbeitsformen für das Bildungspersonal. 1. Auflage. Leverkusen: Barbara Budrich, S. 17–33.

Euler, Dieter/Severing, Eckart/Bertelsmann Stiftung (2020): Heterogenität in der Berufsbildung – Vielfalt gestalten. Gütersloh.

Garcia González, Daniel/Peters, Miriam (2021): Ausbildungs- und Studienabbrüche in der Pflege – ein integratives Review. Bonn.

Großmann, Daniel/Olden, Daria/Dorin, Lena/Meng, Michael/Peters, Miriam/Reuschenbach, Bernd (2023): Primärqualifizierende Pflegestudiengänge aus Sicht Studierender. In: Pflege 36, H. 4, S. 209–219.

Harms, Jan (2023): Zur Rekonstruktion von Arbeitsaufgaben des betrieblichen Bildungspersonals in den Pflege- und Therapieberufen. Ein empirischer Ansatz im Modus berufswissenschaftlicher Forschung. Universität Münster.

Harms, Jan/Preißler, Ronja (2024): Rahmenbedingungen betrieblicher Bildungsarbeit. In: Kaufhold, Marisa/Weyland, Ulrike/Stratmann, Eva-Luzia/Höke, Stephanie (Hrsg.): Betriebliches Bildungspersonal als Promotor beruflicher Bildungsprozesse. Zur Legitimation und Konzeption berufsbegleitender Studienangebote. 1. Auflage. Bielefeld: wbv Publikation, S. 21–50.

Harms, Jan/ Rabe, K. (2019): Rechtlicher Rahmen der Ausbildung. In: Klemme, Beate/Weyland, Ulrike/Harms, Jan (Hrsg.): Praktische Ausbildung in der Physiotherapie. 1. Auflage. Stuttgart: Thieme, S. 70–80.

Jahn, Robert W./Brünner, Kathrin/Schunk, Florian (2016): „Neue" Rollen des beruflichen Bildungspersonals und deren Wahrnehmung durch die pädagogischen Akteure – eine interpretative Analyse dominanter Rollenbilder von Berufsschullehrern und Ausbildern. Institut für Berufs- und Betriebspädagogik.

Jürgensen, Anke/Dauer, Bettina (2021): Handreichung für die Pflegeausbildung am Lernort Praxis. 1. Auflage. Bonn: Bundesinstitut für Berufsbildung.

Kaufhold, Marisa (2017): Herausforderungen an das betriebliche Bildungspersonal im Humandienstleistungsbereich. In: Weyland, Ulrike/Reiber, Karin (Hrsg.): Entwicklungen und Perspektiven in den Gesundheitsberufen: aktuelle Handlungs- und Forschungsfelder. Bielefeld: W. Bertelsmann, S. 269–285.

Kaufhold, Marisa/Heinze, Joscha (2022): Zum Einsatz digitaler Technologien: Veränderungen beruflicher Aufgaben des Pflegepersonals. In: Weyland, Ulrike/Reiber, Karin Eleonore (Hrsg.): Professionalisierung der Gesundheitsberufe: Berufliche und hochschulische Bildung im Spiegel aktueller Forschung. Stuttgart: Franz Steiner Verlag, S. 183–211.

Kaufhold, Marisa/Weyland, Ulrike (2024a): Zur Relevanz von betrieblichem Bildungspersonal im Kontext betrieblicher Bildungsarbeit. In: Kaufhold, Marisa/Weyland, Ulrike/Stratmann, Eva-Luzia/Höke, Stephanie (Hrsg.): Betriebliches Bildungspersonal als Promotor beruflicher

Bildungsprozesse. Zur Legitimation und Konzeption berufsbegleitender Studienangebote. 1. Auflage. Bielefeld: wbv Publikation, S. 51–83.
Kaufhold, Marisa/Weyland, Ulrike (2024b): Prüfen und Bewerten im Kontext kompetenzorientierter Lehr-/Lernprozesse in der Pflegeausbildung. In: Brühe, Roland/Gahlen-Hoops, Wolfgang von (Hrsg.): Handbuch Pflegedidaktik I. Pflegedidaktisch handeln. Stuttgart, Deutschland: utb, S. 319–344.
Kaufhold, Marisa (2024c i. E.) Kompetenzorientierung in der Pflegeausbildung – Herausforderungen für die akteursbezogene Gestaltung von Lernortkooperation, In: Weyland, Ulrike/Koschel, Wilhelm (Hrsg.): Aktuelle Ansätze und Forschungsbefunde zur beruflichen Bildung im Gesundheits- und Pflegebereich. wbv Bielefeld.
Kaufhold, Marisa/Weyland, Ulrike/Klemme, Beate/Kordisch, Thomas (2017): Entwicklung berufsbegleitender Studienangebote für betriebliches Bildungspersonal im Humandienstleistungs- und Technikbereich (HumanTec). Ergebnisse der Bedarfsanalyse und Darstellung der Studienangebote. Bielefeld.
Klein, Zoé/Peters, Miriam/Garcia González, Daniel/Dauer, Bettina (2021): Empfehlungen für Praxisanleitende im Rahmen der Pflegeausbildung nach dem Pflegeberufegesetz (PflBG). Fachworkshop-Empfehlungen zur Umsetzung in der Praxis. Leverkusen: Budrich.
Klemme, Beate (2019): Standards physiotherapeutischer Arbeit als Orientierungsrahmen für die Ausbildung. In: Klemme, Beate/Weyland, Ulrike/Harms, Jan (Hrsg.): Praktische Ausbildung in der Physiotherapie. 1. Auflage. Stuttgart: Thieme, S. 25–48.
Koschel, Wilhelm/Weyland, Ulrike/Kaufhold, Marisa (2021): Digitalisierung in den Gesundheitsberufen – agiles Lernen im Kontext betrieblicher Bildungsarbeit. In: Friese, Marianne (Hrsg.): Care Work 4.0. Digitalisierung in der beruflichen & akademischen Bildung für personenbezogene Dienstleistungsberufe. Bielefeld: wbv Publikation, S. 73–88.
Leibig, Armin/Löser-Priester, Ingeborg/Sahmel, Karl-Heinz (2020): Akademisierung der Praxisanleitung – eine Notwendigkeit. In: Sahmel, Karl-Heinz (Hrsg.): Die praktische Pflegeausbildung auf dem Prüfstand. Herausforderungen und Perspektiven. Stuttgart: Kohlhammer, S. 181–193.
Meyer, Rita (2020): Professionalisierung, Professionalität und Professionalisierbarkeit. In: Arnold, Rolf/Lipsmeier, Antonius/Rohs, Matthias (Hrsg.): Handbuch Berufsbildung. Wiesbaden: Springer Fachmedien Wiesbaden, S. 547–559.
MGEPA NRW Referat Rettungswesen. „Rahmenvorgabe für die modularisierte Weiterbildung zur Praxisanleitung (Lehrrettungswache). Anlage 6 aus den Ausführungsbestimmungen zur Notfallsanitäter-Ausbildung in NRW – Teil I (neu)". https://www.mags.nrw/system/files/media/document/file/anlage-6-curriculum-pa-lehrrettungswache.pdf (Abruf: 11.06.2024).
Mulder, Regina/Beer, Patrick/Schierl, Kathrin/Bornhaupt, L. Romina (2022): Möglichkeiten für Professional Development durch die Veränderung von Arbeit als Folge technologischer Entwicklungen im Gesundheitswesen. In: Weyland, Ulrike/Reiber, Karin Eleonore (Hrsg.): Professionalisierung der Gesundheitsberufe: Berufliche und hochschulische Bildung im Spiegel aktueller Forschung. Stuttgart: Franz Steiner Verlag, S. 151–181.
Neksa-Arbeitsgruppe (2020): Ein Modellcurriculum für die berufspädagogische Zusatzqualifikation zur Praxisanleiterin/ zum Praxisanleiter und ein Konzept für die berufspädagogischen Fortbildungen für Praxisanleiterinnen und Praxisanleiter in der Pflegeausbildung im Land Brandenburg. Senftenberg.
Nicklich, Manuel/Blank, Marco/ Pfeiffer, Sabine (2022). *Ausbildungspersonal im Fokus – Studie zur Situation der betrieblichen Ausbilder*innen 2021.* Nürnberg: Lehrstuhl für Soziologie der FAU Erlangen-Nürnberg. Verfügbar unter https://wap.igmetall.de/docs_FAU_-_Ausbilder_innenstudie__2022__f8161b3a1a38f9ccbf2c0f4ce500422dd3100804.pdf (Abruf: 02.12.2024).
Olden, Daria/Großmann, Daniel/Dorin, Lena/Meng, Michael/Peters, Miriam/Reuschenbach, Bernd (2023): Die generalistische Pflegeausbildung in Deutschland aus Sicht Auszubildender. In: Pflege 36, H. 5, S. 249–257.
Pätzold, Günter/Drees, Gerhard (1989): Betriebliche Realität und pädagogische Notwendigkeit. Tätigkeitsstrukturen, Arbeitssituationen und Berufsbewußtsein von Ausbildungspersonal im Metallbereich. Köln: Böhlau.
Pluntke, Steffen (2021): Der Praxisanleiter im Rettungsdienst. 2. Auflage. Berlin, Heidelberg: Springer.
Polleit, Heike (2021a): Praktische Ausbildung im Kreißsaal aus der Perspektive der Lernenden. In: Die Hebamme 34, H. 02, S. 56–64.

Polleit, Heike (2021b): Praktische Hebammenausbildung im Kreißsaal – Überlegungen zur Qualitätssicherung. In: Die Hebamme 34, H. 03, S. 53–58.
Reiber, Karin/Reuschenbach, Bernd/Wochnik, Markus/Großmann, Daniel/Olden, Daria/Tsarouha, Elena/Krause-Zenß, Antje/Greißl, Kristina/Schatt, Viktoria (2023): Veränderungen in Pflegeberuf und Pflegeausbildung – Intentionen und Effekte der Reform aus Sicht der Begleitforschung. In: bwp@-Format: Forschungsbeiträge, H. 45, S. 1–20 (auch online unter https://www.bwpat.de/ausgabe45/reiber_etal_bwpat45.pdf, (Abruf: 11.6.2024).
Schrode, Nicolas (2018): Wissenschaftliche Weiterbildung als reflektierte Praxis des Bildungspersonals. Kompetenzerweiterung durch wissenschaftliches Wissen und Können. In: berufsbildung 72, H. 174, S. 8–10.
Schrode, Nicolas/Wagner, Jost/Hemmer-Schanze, Christiane (2012): Akademische Weiterbildungsbedarfe des betrieblichen Aus- und Weiterbildungspersonals. In: berufsbildung 66, H. 136, S. 7–9.
Tsarouha, Elena/Krause-Zenß, Antje/Greißl, Kristina/Reiber, Karin (2023): Ambivalenzen und Herausforderungen für die Praxisanleitung in der generalistischen Pflegeausbildung. In: Kögler, Kristina/Kremer, H.-Hugo/Herkner, Volkmar (Hrsg.): Jahrbuch der berufs- und wirtschaftspädagogischen Forschung 2023. Opladen, Berlin, Toronto: Barbara Budrich, S. 104–119.
Tschupke, Sandra/Meyer, Ingo (2020): Professionalisierung von Praxisanleitenden in der Pflege. Ein Fall für die wissenschaftliche Weiterbildung?! In: Zeitschrift Hochschule und Weiterbildung, H. 2, S. 27–33.
Tynjäla, Päivi/Virolainen, Maarit/Heikkinen, Hannu L. T./Virtanen, Anne (2020): Promoting Cooperation between Educational Institutions and Workplaces: Models of Integrative Pedagogy and Connectivity Revisited. In: Aprea, Carmela/Sappa, Viviana/Tenberg, Ralf (Hrsg.): Konnektivität und lernortintegrierte Kompetenzentwicklung in der beruflichen Bildung. Connectivity and integrative competence development in Vocational and Professional Education and Training (VET/PET). Stuttgart: Franz Steiner Verlag. S. 19–40.
Weyland, Ulrike (2020): Blickpunkt: Gesundheitsberufe. In: Zeitschrift für Berufs- und Wirtschaftspädagogik 116, H. 3, S. 337–359.
Weyland, Ulrike (2023): Betriebliches Bildungspersonal in den Gesundheitsfachberufen. In: Zeitschrift für Berufs- und Wirtschaftspädagogik 119, H. 4, S. 559–578.
Weyland, Ulrike/Kaufhold, Marisa (2017): Qualifizierung des betrieblichen Bildungspersonals in der Pflege. In: Berufsbildung in Wissenschaft und Praxis 46, H. 1, S. 30–33.
Weyland, Ulrike/Kaufhold, Marisa/Stratmann, Eva-Luzia (2024): Zertifikatsangebote für betriebliches Bildungspersonal. In: Kaufhold, Marisa/Weyland, Ulrike/Stratmann, Eva-Luzia/Höke, Stephanie (Hrsg.): Betriebliches Bildungspersonal als Promotor beruflicher Bildungsprozesse. Zur Legitimation und Konzeption berufsbegleitender Studienangebote. 1. Auflage. Bielefeld: wbv Publikation, S. 220–230.
Weyland, Ulrike/Koschel, Wilhelm/Kaufhold, Marisa (2016): Forschendes Lernen als Gestaltungselement im Projekt HumanTec zur Professionalisierung betrieblichen Bildungspersonals. In: berufsbildung – Zeitschrift für Theorie-Praxis-Dialog 70, H. 159, S. 33–36.
Wolff, Florian (2023): Kompetenzanforderungen an das betriebliche Ausbildungspersonal. Am Beispiel des digitalen Wandels zu Industrie 4.0. Bielefeld: wbv Publikation.
Zöller, Maria (2022): Reformen in Ausbildungen der Gesundheitsfachberufe. Akademisierung – Modernisierung – Neue Berufe (Stand 2022). Bonn: Bundesinstitut für Berufsbildung.

Praktische Ausbildung in den Gesundheitsberufen im Kontext von Kompetenzorientierung und Akademisierung

Ursula Walkenhorst & Christine Weßling

1 Einleitung

Die Ausbildungen in den Gesundheitsberufen (z. B. Ergotherapie / Physiotherapie / Logopädie) sind bislang wenig aus einer berufs- und wirtschaftspädagogischen Perspektive betrachtet worden, da entsprechende berufspädagogische Studiengänge weiterhin eine Ausnahme bilden. Eine scientific community, die sich diesen Fragestellungen widmet, ist entsprechend überschaubar. Besonders deutlich wird dieses Defizit in Bezug auf die praktische Ausbildung in diesen Berufen (vgl. Grantz/Schulte/Spöttl 2013, S. 2). So basiert das didaktische Handeln von Ausbildenden in den praktischen Ausbildungsphasen sowohl im Bereich der berufsbildungsgesetzlich geregelten Berufe (z. B. Medizinische Fachangestellte) als auch der genannten berufsgesetzlich geregelten Gesundheitsberufe vor allem auf praktischen Erfahrungen und weniger auf einer berufspädagogischen Expertise (vgl. Gerholz/Göhler 2017, S. 8).

Dabei bedarf berufliche Bildung, die aus Arbeitsprozessen abgeleitet oder auf diese hin ausgerichtet sein soll, einer berufswissenschaftlichen Erforschung des jeweiligen Feldes (vgl. Grantz/Schulte/Spöttl 2013, S. 7; Rauner/Ahrens 2021, S. 83). Die Betrachtung von Arbeitsaufgaben unter berufspädagogischer Perspektive erfordert nicht nur die Analyse von Aufgaben und Prozessen und das dafür notwendige Wissen und Können, sondern auch die Entwicklung hin zur Übernahme dieser Aufgaben (vgl. Rauner/Ahrens 2021, S. 84 f.). Sowohl die berufswissenschaftliche Forschung als auch die pädagogischen Implikationen hierzu stehen für die Gesundheitsberufe noch aus.

Der vorliegende Beitrag widmet sich der praktischen Ausbildung in den Gesundheitsberufen der Ergotherapie, Physiotherapie und Logopädie. Diese Auswahl begründet sich in der Gemeinsamkeit rechtlicher Rahmenbedingungen und dem Stand der Akademisierung. Alle drei Berufe werden über Berufszulassungsgesetze geregelt und die berufliche Ausbildung erfolgt an Schulen des Gesundheitswesens sowie z. T. an Hochschulen im Rahmen von primärqualifizierenden Studiengängen.[1]

---

1 Mit der Einführung der Modellklausel in den Berufsgesetzen der Berufe in der Ergotherapie, Physiotherapie, Logopädie im Hebammenwesen im Jahr 2009 ist es möglich, „primärqualifizierende Studiengänge“ anzubieten. Diese beinhalten die Erlangung der Berufszulassung,

Im Beitrag werden die bisherigen Rahmenbedingungen problematisiert, relevante wissenschaftliche Erkenntnisse zur Begründung neuer Qualifikationsanforderungen dargelegt sowie zentrale Herausforderungen für die Praxisanleitenden identifiziert, denen nur durch eine veränderte Bildungsstruktur begegnet werden kann.

2 Rahmenbedingungen praktischen Lernens in unterschiedlichen Bildungssystemen

Berufsausbildungen sind in Abhängigkeit von dem dafür zuständigen Bildungssystem, in dem die Ausbildungsgänge angeboten werden, heterogen geregelt. Die verschiedenen strukturellen Rahmenbedingungen haben Einfluss auf die Organisation und Gestaltung der Lernprozesse sowie die Qualifikation der Akteur:innen. Die Schulen des Gesundheitswesens unterstehen dabei zumeist dem Gesundheitsministerium, in wenigen Bundesländern dem Kultusministerium. Dies hat an verschiedenen Stellen Konsequenzen.

2.1 Praktische Ausbildung nach Berufsbildungsgesetz (BBiG) vs. Schulen des Gesundheitswesens

Für eine Ausbildung nach dem Berufsbildungsgesetz (BBiG) muss ein Ausbildungsvertrag mit einem Betrieb oder Träger geschlossen werden, in dessen Arbeitsbereich(en) das praktische Lernen erfolgt. Für eine Ausbildung außerhalb des BBiG muss für die genannten Gesundheitsberufe ein Ausbildungsvertrag mit einer Schule geschlossen werden. Die praktische Ausbildung wird in diesem Fall über Kooperationen mit *praktischen* Einrichtungen geregelt und erfolgt in mehreren Praxisphasen. Eine Ausnahme bildet die Logopädie, bei der in der Regel eine an der Schule angegliederte Lehrambulanz vorgehalten wird, in welcher der überwiegende Anteil der praktischen Ausbildung erfolgt. Die Begleitung in der praktischen Ausbildung wird jedoch bei allen drei genannten Berufen zumeist von nicht berufspädagogisch qualifizierten Praxisanleitenden übernommen. Hier liegen bislang keine gesetzlichen Regelungen über die Qualifikationsanforderungen an diesen Personenkreis vor (vgl. Robert Bosch Stiftung 2013, S. 175). Unter *Praxisanleitenden* werden Personen verstanden, die als Fachkräfte in der Einrichtung tätig sind und die Lernenden vor Ort unterweisen und anleiten. Daneben gibt es den Begriff der *Praxisbegleitenden*, wobei es sich um Personen der

wie sie auch durch die berufsfachschulische Ausbildung erworben wird. Die Hochschulen können dabei in der theoretischen und fachpraktischen Lehre von der APrV abweichen, die praktische Ausbildung bleibt unverändert. Die Verantwortung liegt dabei komplett in der Hand einer Hochschule. Die Bezeichnung grenzt sie zu anderen Studiengangstypen ab (WR 2012).

Schule (Lehrende) handelt, die durch Besuche in der Einrichtung das Lernen der Auszubildenden unterstützen.

In den Ausbildungen nach dem BBiG darf praktisch ausbilden, wer laut § 28 Absatz 1 Satz 2 BBiG „persönlich und fachlich geeignet ist“ (BBiG 2005). Unter der fachlichen Eignung werden nach § 30 Absatz 1 BBiG sowohl die beruflichen als auch die berufs- und arbeitspädagogischen Fähigkeiten gefasst, deren gesonderter Nachweis über § 30 Absatz 5 BBiG geregelt und durch die Ausbilder-Eignungsverordnung (AEVO) bestimmt wird (vgl. BBiG 2005). Ein Kurs zur Vorbereitung auf die Ausbildereignungsprüfung beträgt ca. 90 Unterrichtstunden.

Für die Pflegeausbildung, die ebenfalls nicht in das BBiG integriert ist, gibt es das Konzept der „Praxisanleitung“, welches nach § 4 Absatz 3 PflAPrV (2018) eine pädagogische Qualifizierungsmaßnahme von 300 Stunden und eine jährliche Fortbildung von 24 Stunden beinhaltet. Die Praxisanleitung in der Pflege muss zudem zehn Prozent der praktischen Ausbildungszeit umfassen und erfolgt geplant und strukturiert anhand eines Ausbildungsplans (vgl. § 4 Absatz 1 PflAPrV 2018).

2.2 Ziele beruflicher Bildung

Für die Berufsausbildungen nach dem BBiG wurde 2005 die „berufliche Handlungsfähigkeit“ als Leitziel der Berufsausbildung und mit ihr die Kompetenzorientierung festgeschrieben (Euler 2020, S. 206). Auch das Pflegeberufegesetz sieht die Kompetenzorientierung als Ausbildungsziel vor (vgl. § 5 Absatz 1, PflBG 2017). Die gesetzlichen Vorgaben für die Gesundheitsberufe der Ergo- und Physiotherapie sowie der Logopädie beinhalten hingegen kein solches Ausbildungsziel. Dennoch wird in den länderspezifischen Regelungen deutlich, dass die Kompetenzorientierung auch in diesen Gesundheitsberufen zum Leitgedanken wurde (vgl. Weyland/Kaufhold 2019, S. 50; Fischer 2007, S. 8 f.; Staatsinstitut für Schulqualität und Bildungsforschung 2016, S. 5).

Ziel des beruflichen Handelns ist es, auf variable und offene Arbeitssituationen kompetent reagieren zu können. Dies setzt voraus, dass Auszubildende durch geeignete didaktisch-methodische Konzepte zu solchem Verhalten aufgefordert werden (vgl. Pätzold 2017, S. 78 f.). Mit dem Ziel der beruflichen Handlungskompetenz erfährt lerntheoretisch das informelle Lernen, auf welches in Kap. 3.1 näher eingegangen wird, eine besondere Beachtung (vgl. Dehnbostel 2020, S. 496).

2.3 Konsequenzen fehlender struktureller Rahmenbedingungen

Die Berufszulassungsgesetze und die damit verbundenen Ausbildungs- und Prüfungsverordnungen der drei zu betrachtenden Gesundheitsberufe regeln die praktische Ausbildung wenig detailliert, wie in *Tabelle 1* dargestellt wird.

Festgelegt sind lediglich der Gesamtumfang der praktischen Ausbildung, die Bereiche/Fachgebiete/Prozessschritte, die absolviert werden müssen und der Ort der praktischen Ausbildung. In der Ergotherapie *muss* z. B. die Anleitung durch eine:n Ergotherapeutin/en erfolgen, im arbeitstherapeutischen Bereich *soll* sie es. In der Lehrambulanz der Logopädieschule übernehmen Lehrende die Anleitung.

Tab. 1: Gesetzliche Rahmenbedingungen zur praktischen Ausbildung (eigene Darstellung)

	Ergotherapie	**Physiotherapie**	**Logopädie**
Quellen	Gesetz über den Beruf der Ergotherapeutin und des Ergotherapeuten [ErgThG] (1976 Ausbildungs- und Prüfungsverordnung für Ergotherapeutinnen und Ergotherapeuten [ErgThAPrV] (1999)	Gesetz über die Berufe in der Physiotherapie [MPhG] (1994) Ausbildungs- und Prüfungsverordnung für Physiotherapeuten [PhysTh-AprV] (1994)	Gesetz über den Beruf des Logopäden [LogopG] (1980) Ausbildungs- und Prüfungsordnung für Logopäden [LogAprO] (1980) Empfehlende Ausbildungsrichtlinie für staatlich anerkannte Logopädieschulen in NRW (Springer/Zückner o. J.)
Stundenumfang praktische Ausbildung	1.700 Stunden (Anlage 1 B, ErgThAPrV)	1.600 Stunden (Anlage 1 B, PhysTh-AprV)	2.100 Stunden (Anlage 2, LogAPrO), davon 1.520 Stunden in der schuleigenen Lehrambulanz
Systematik	Behandlungsverfahren und Altersspektrum (Klienten)	aufgeteilt nach den medizinischen Fachbereichen mit Stundenvorgaben	Logopädie (Befund, Planung, Durchführung – ohne genauere Einzelstundenvorgaben) und Pädaudiologie werden unterschieden
Qualifizierung der Praxisanleitenden	Ergotherapeut:in (nur im arbeitstherapeutischen Bereich kein „Muss", nur eine „Soll" Vorgabe) (§ 1 Absatz 2 ErgThAprV)	keine Angaben	Lehrkräfte der Schule begleiten in Form von Supervision die praktische Ausbildung an der Lehrambulanz (Springer/ Zückner o. J., S. 11)
Ort der praktischen Ausbildung	in Krankenhäusern oder anderen geeigneten Einrichtungen (§ 1 Absatz 2 ErgThAPrV, 1999)	in Krankenhäusern oder anderen geeigneten medizinischen Einrichtungen (Anlage 1 B, PhysTh-AprV)	„Die Ausbildung nach diesem Gesetz wird an staatlich anerkannten Schulen für Logopäden durchgeführt" (§ 4 Absatz 1 LogopG, 1980)

Die Übersicht verdeutlicht das fehlende Qualifikationsprofil der Anleitenden in der Praxis und gibt Anlass, die wissenschaftlichen Grundlagen für eine zukünftige Praxisausbildung zu konkretisieren. Erst dann können künftige Fort- und Weiterbildungen sinnvoll konzipiert werden.

3 Wissenschaftliche Grundlagen einer zukünftigen Praxisausbildung

> „Berufliche Bildung ist als eine Form der Bildung und Qualifizierung in der Arbeitswelt sowie als intentionaler Prozess des Lernens für die Arbeitswelt angewiesen auf Kenntnisse über das im Arbeitsprozess erforderliche Wissen und Können.“ (Rauner/Ahrens 2021, S. 83)

Dafür müssen aus berufspädagogischer Perspektive die Art des Wissens und Könnens im praktischen Handeln und die möglichen Wege, dies zu erreichen, betrachtet werden, wie im Folgenden aufgezeigt wird.

3.1 Lern- und Arbeitsprozesse – informelles Lernen und implizites Wissen

Berufserfahrene analysieren und lösen eine Situation, indem sie verschiedene Wissensgebiete intuitiv vernetzen und anwenden. In der Betrachtung einer solchen Situation greifen Menschen auf ein größeres Wissen zurück, als sie in der Lage sind zu formulieren (vgl. Polanyi 2016, S. 14). Dieses sogenannte „implizite Wissen“ umfasst mentale Prozesse, die zu einem Ergebnis, z. B. einer Schlussfolgerung oder einer Handlung führen, ohne ins Bewusstsein zu gelangen (vgl. Neuweg 2020, S. 25). Diese Prozesse werden auch als „intuitiv“ bezeichnet (ebd.). Dabei geht es um die „Erzeugungsprinzipien intelligenten Handelns“ und nicht nur um „blinde Routine“ (ebd.).

Implizites Wissen wird gleichermaßen über implizite bzw. informelle Lernprozesse erworben. Die Lernenden erfahren bei dieser Lernform durch die Teilnahme an der Situation die Inhalte auf eine passive, unbewusste Art und speichern deren Bedingungszusammenhänge ab (vgl. Neuweg 2015, S. 157). So werden u. a. durch die Bewältigung einer Arbeitshandlung auf informelle Weise Erfahrungen gesammelt (vgl. Dehnbostel 2022, S. 57). Dabei können Verhalten und Handlungen ohne vorheriges explizites Wissen im Prozess erlernt werden (vgl. Neuweg 2015, S. 158).

Bohrer (2013) hat das informelle Lernen in der praktischen Pflegeausbildung untersucht und kommt zu dem Ergebnis, dass informelle Lernprozesse erforderlich sind, um die Selbstständigkeit der Lernenden anzubahnen. Zentral sind die

Interdependenzen von Verantwortung, (Selbst-)vertrauen und Unabhängigkeit, die in der Zusammenarbeit von Lernenden und Praxisanleitenden ausbalanciert werden müssen (ebd., S. 141).

Das informelle Lernen wird weder organisiert noch pädagogisch begleitet, wodurch es sich von dem geordneten, bewussten und auf Theoriewissen abzielenden formalen Lernen abgrenzt (vgl. Dehnbostel 2022, S. 56 ff.; Rohs 2020, S. 445). Allerdings kann das informelle Lernen durch betriebliche Lernformen, wie z. B. Lernbegleitung, unterstützt werden (vgl. Dehnbostel 2022, S. 22).

Die bloße Ausführung einer Tätigkeit trägt noch nicht zur Kompetenzentwicklung bei. Dafür müssen Praxisanleitende Lernprozesse initiieren, die zur Reflexion und zum selbstgesteuerten Lernen anregen (vgl. Harms 2019, S. 130 f.; Kirchhof 2007, S. 173). Das setzt allerdings voraus, dass die Praxisanleitenden sich zuvor ihres eigenen impliziten Wissens bewusst geworden sind. Die Verbalisierung des Wissens oder auch die Instruktion anderer Personen erfordert dabei Übung und eine Reflexion des eigenen Tuns (vgl. Neuweg 2015, S. 158; 2020, S. 24). Kirchhof (2007, S. 170 ff.) hat dazu neben Bohrer (2013) in einer Studie die Bedeutung des informellen Lernens für die Pflegeausbildung und damit zusammenhängend das pädagogische Selbstverständnis der Lernbegleitung herausgearbeitet. Diese Erkenntnisse lassen sich in ähnlicher Form für die anderen Gesundheitsberufe diskutieren.

3.2 Kompetenzorientierung

Informelles Lernen dient der Entwicklung von Kompetenzen, die Ziel der Ausbildungen sind. Doch welche Kompetenzen sind erforderlich und was bedeutet dies für die pädagogische Arbeit der Praxisanleitenden?

> „Kompetenzorientierung charakterisiert ein spezifisches Grundverständnis über die Ausrichtung von didaktischem Handeln: Lehren und Lernen soll sich nicht darauf begrenzen, lediglich Inhalte und Wissen zu vermitteln oder vorgegebene Fertigkeiten einzuüben. Vielmehr soll es sich auf die verzahnte Entwicklung von Wissen und Tun, von Reflexion und Aktion, von Einsicht und Umsetzung richten.“ (Euler 2020, S. 206).

Kompetenzen werden demnach erst durch die Anwendung des theoretischen Wissens in der Praxis konkret ausgebildet, was eine Vernetzung/Kooperation der Lernorte Schule und Betrieb voraussetzt (vgl. Dehnbostel/Hanft 2007, S. 15). Dies unterstützt die Verbindung formeller und informeller Lernprozesse (vgl. Rohs 2020, S. 449; Molzberger 2004, S. 139; Harms 2019, S. 130 f.). Hierzu müssen Praxisanleitende Lernprozesse initiieren (können), die zur Reflexion und zum selbstgesteuerten Lernen anregen (vgl. Harms 2019, S. 130 f.; Bauer et al. 2016, S. 8).

Für die inhaltliche Ausrichtung der Kompetenzorientierung sollte das Ausbildungsziel sowohl aus funktionaler als auch aus subjektbezogener Perspektive in den Blick genommen werden, um daraus Kompetenzentwicklungsstufen abzuleiten (vgl. Weyland/Kaufhold 2019, S. 52). Das *funktionale Ziel* kann aus domänenspezifischen Kompetenzmodellen (ebd., S. 56) oder einer Analyse des beruflichen Feldes (vgl. Becker/Spöttl 2015, S. 69 ff.) abgeleitet werden, wie nachfolgend dargestellt.

So enthält beispielsweise die aktuelle Fassung der PflAPrV in den Anlagen 1-5 Kompetenzbeschreibungen für die Pflegeausbildung. Für die Berufsgruppe der Ergotherapie wurde ebenfalls ein berufsspezifisches Kompetenzprofil von einer dafür eingerichteten Arbeitsgruppe des Deutschen Verbandes Ergotherapie (DVE) entwickelt, das in einigen Schulen Anwendung findet (vgl. DVE 2019b, S.4). Es greift die Spezifika der deutschen Ergotherapie auf und basiert auf dem CanMeds Rollenmodell[2] (vgl. Frank/Shell/Sherbino 2015).

Zur Analyse des beruflichen Handlungsfeldes mit dem Ziel, die erforderlichen Kompetenzen zu identifizieren, ist ein mehrstufiges Verfahren angebracht. Die Forschung sollte dabei auf dem didaktischen Prinzip der Arbeitsprozessorientierung basieren und zur Ableitung des funktionalen Ziels folgende Elemente beinhalten:

1. *Sektoranalysen* dienen dazu, das Feld zu definieren und abzugrenzen sowie Informationen über Struktur, Bildung und Akteure in diesem Sektor zu gewinnen (vgl. Becker/Spöttl 2015, S. 75).
2. *Fallstudien* liefern Informationen über die Zusammenhänge der Arbeit sowie der ihr innewohnenden Aufgaben und Prozesse. Die ausgewählten Fälle sollen für den zuvor analysierten Sektor möglichst typisch sein (ebd., S. 88).
3. *Arbeitsprozessanalysen* erschließen sowohl innerbetriebliche als auch gesellschaftliche Anforderungen an den Arbeitsprozess. Dabei wird die Perspektive auf das Subjekt mit seinem benötigten Wissen und erforderlichen Kompetenzen gerichtet (ebd., S. 105 f.).
4. *Expert:innen-Facharbeiter:innen-Workshops* unterstützen die Erstellung von Berufsbildungsplänen, indem die Aufgaben in eine entwicklungslogische Reihenfolge gebracht werden (ebd., S. 119).

---

2 Das „Canadian Medical Education Directives for Specialists" (CanMEDS) Modell wurde schwerpunktmäßig für die Kompetenzentwicklung in der ärztlichen Ausbildung entwickelt und basiert auf der Grundlage, dass ärztliches Handeln durch die Einnahme verschiedener Rollen geprägt ist (u. a. Kommunikator, Manager). Das Modell, bestehend aus sechs Rollen, fand bei der Entwicklung verschiedener Studiengänge für die Gesundheitsberufe in den letzten Jahren zunehmend Berücksichtigung.

Die *subjektbezogene Zielperspektive* meint die Zielsetzung, die von dem aktuellen Stand und den individuellen Ressourcen der Auszubildenden ausgehend angestrebt wird (vgl. Weyland/Kaufhold 2019, S. 52). Sie kann durch Gespräche und Beobachtungen im gemeinsamen Handeln zu Beginn oder im Verlauf des Praktikums von den Praxisanleitenden eingeschätzt werden (vgl. Harms 2023, S. 181). Die Anleitenden haben die Aufgabe unter Beachtung der subjektbezogenen Zielperspektive die Auszubildenden in Bezug auf das funktionale Ziel hin zu fördern (vgl. Kaufhold/ Weyland 2015, S. 4; Weyland/ Kaufhold 2019, S. 52). Die Praxisanleitenden passen ihre Methoden und ihr Vorgehen auf den Lernstand und Lernstil der Lernenden an (vgl. Galler 2020, S. 27; Perram et al. 2016, S. 299; Rodger et al. 2014, S. 163).

3.3 Berufliche Identität in der Praxisanleitung

Dem Bildungspersonal in den Betrieben kommt eine Schlüsselrolle zu, wenn es um die Qualität der Ausbildung geht. Dies ist nicht ohne Qualifizierung möglich (vgl. Grollmann/Ulmer 2020, S. 533 f.). Durch die Kompetenzorientierung und veränderte medizinische Versorgungsleistungen verändert sich die Rolle der Praxisanleitenden von Wissensvermittelnden und Anleitenden praktischer Tätigkeiten hin zu Lernbegleitenden, Lernberatenden und Managenden von Bildungsprozessen (vgl. Klemme 2019, S. 114; Harms 2019, S. 130; Greiwe 2019, S. 108).

Das hohe Engagement der Berufsangehörigen kompensiert aktuell die fehlende Qualifizierung, die der Rollenwechsel in der beruflichen Identität erforderlich macht. Eine Erklärung wird darin gesehen, dass es für die Anleitenden Parallelen zu Therapiesituationen gibt (auch hier leitet z. B. das Konzept der vollständigen Handlung die Struktur) und für den Beruf erforderliche Sozial- und Methodenkompetenzen grundlegende Bestandteile von pädagogischen Situationen sind (vgl. DVE 2019a, S. 34; Siewert/van der Heyden/Grebe 2019, S. 115; Walkenhorst 2009, S. 15; Kasberg/Zamath 2021, S. 129).

Die potenzielle Parallelität schließt jedoch nicht aus, dass in einer entsprechenden Weiterbildung zur Praxisanleitung lerntheoretische Grundlagen systematisch vermittelt werden müssen, um befähigt zu sein, Lernziele für praktische Bildungssituationen zu entwickeln und diese zu reflektieren. Darüber hinaus ist es erforderlich, sich mit den bildungstheoretischen Grundlagen für eine gezielte berufliche Identitätsentwicklung auseinanderzusetzen. Dies ist vor dem Hintergrund der zunehmenden Akademisierung der Gesundheitsberufe von besonderer Bedeutung, da die Studiengänge durch eine handlungs- und kompetenzorientierte Perspektive gekennzeichnet sind, die auch die Diskussion von Bildungszielen impliziert.

4 Merkmale und Herausforderungen einer Anleitungssituation

Anleitungssituationen zählen zum arbeitsgebundenen Lernen, da Lern- und Arbeitsort identisch sind (vgl. Dehnbostel 2022, S. 50 f.). Aus dieser Dopplung ergeben sich Besonderheiten für die Lernenden und die Praxisanleitenden, die Konsequenzen für die Qualifikationen haben.

4.1 Bildung und Versorgung – ein Spagat der Praxisanleitenden

Die Bildungsarbeit am Lernort Betrieb steht immer im Spannungsfeld zwischen Bildung und Ökonomie. So treffen Bildungsinteressen zumeist auf wirtschaftliche Interessen (vgl. Dehnbostel 2022, S. 24). Der daraus entstehende Konflikt für das ausbildende Personal ist branchenunabhängig. Dabei wird dem Arbeits-/Versorgungsauftrag meist eine höhere Priorität beigemessen (vgl. Grollmann/Ulmer 2020, S. 536 f.).

Diesem Rollen- bzw. Auftragskonflikt begegnen auch die Praxisanleitenden in den Gesundheitsberufen. Praktische Ausbildung muss immer die Herausforderung der Vereinbarkeit von Lernen und Arbeiten leisten, was sich in den Gesundheitsberufen auf Grund des Versorgungsauftrages – das Wohlergehen der Patient:innen zu sichern – verschärft (vgl. Klemme 2019, S. 119; Weyland/Kaufhold 2019, S. 55). In der Arbeitssituation der Therapeut:innen steht das individuelle Therapieziel des zu behandelnden Menschen im Fokus, in der Lernsituation der Lernbedarf der Auszubildenden (vgl. Klemme 2012, S. 59). Diese beiden Schwerpunkte machen auch die Rollen deutlich, die die Praxisanleitenden innehaben und deren Konfliktpotenzial nicht unterschätzt werden sollte (vgl. Greiwe 2019, S. 106). Vor allem ungeplante Anleitungssituationen führen zu einem hohen Grad an Rollendiffusität im Vergleich zu geplanten Situationen mit klar verteilten Rollen (vgl. Schlosser 2022, S. 125 f.). So müssen die Praxisanleitenden neben ihrer beruflichen Rolle auch die Rolle der Lernbegleiterin/des Lernbegleiters einnehmen. In eine Rolle hineinzufinden, für die weder eine Qualifizierung noch ein damit verbundener Sozialisierungsprozess vorliegt, kann sich für die Betreffenden als problematisch erweisen.

Arbeitssituationen als Lernanlass zu nutzen hängt zudem von der intrinsischen Motivation der Praxisanleitenden ab, da sie diese Aufgabe zusätzlich zu ihrem regulären Arbeitsablauf leisten (vgl. Lauber 2017, S. 174). Dies passt zur Feststellung Dehnbostels (2022, S. 22; 2004, S. 9), dass das informelle Lernen aufgrund wirtschaftlicher Anforderungen eingeengt und auf die Zweckerfüllung in der jeweiligen Situation begrenzt sein kann. Trotz aller Herausforderungen betont er dennoch die zur Erreichung beruflicher Handlungskompetenz notwendige Kombination der Lernorte Schule und Betrieb (vgl. Dehnbostel/Hanft 2007, S. 15).

4.2 Arbeits- oder Lernsituation

Lernen kann durch Handeln im Arbeitsprozess erfolgen, aber nicht jede berufliche Situation bietet sich dafür an. Es ist erforderlich, die Nutzung didaktischer Konzepte zur Erschließung des Lernpotenzials der Situation zu kennen (vgl. Koring 2012, S. 78; Deutscher Bildungsrat für Pflegeberufe 2004, S. 10 f.). Lauber (2017) hat dazu den praktischen Lernort in der Pflegeausbildung näher untersucht. Demnach kann jede Pflegesituation zum Lernen genutzt werden, wichtig sei eine bewusste Entscheidung, sie als solche zu nutzen und Lernaktivitäten hinzuzufügen (ebd., S. 171 f.). Praxisanleitende[3] müssten die Lernsituationen identifizieren, da dies von Lernenden nur eingefordert wird, wenn sie stark in die Handlung involviert werden oder die Situation für sich als deutlich unbekannt einstufen (ebd., S. 174). Praxisanleitende sehen den Lerngehalt einer Pflegesituation in der vertieften Auseinandersetzung mit dem jeweiligen zu Pflegenden und dadurch den Lernzuwachs auf einer qualitativen Ebene des Pflegehandelns. Die Lernenden hingegen betonen die quantitative Erweiterung ihres Pflegehandelns durch die Beteiligung an für sie unbekannten Pflegesituationen und damit auch eine Zunahme an Handlungssicherheit (vgl. Lauber 2017, S. 172). Dies deckt sich mit den Erfahrungen der Studierenden aus ersten Modellstudiengängen: Lernen wird durch Handlungsspielräume in eigenständig durchgeführter Therapie bzw. Versorgung möglich (vgl. Darmann-Finck et al. 2014, S. 127).

Schlussfolgernd müssen sich Auszubildende für die Entwicklung von Kompetenzen in Situationen wiederfinden, deren Bewältigung sie zuerst noch lernen müssen (vgl. Bauer/Dufter-Weis 2012, S. 120; Bauer et al. 2010, S. 32; Bohrer 2013, S. 156). Dieses Paradoxon erfordert auf Seiten der Praxisanleitenden eine „mentale und emotional-empathische Präsenz“ und das Treffen von „Entscheidungen unter Unsicherheitsbedingungen“ (Bauer/Dufter-Weis 2012, S. 120 f.). Gerade die Unsicherheitsbedingungen sind für das Arbeitsfeld der Gesundheitsberufe typisch, da sich z. B. die aktuelle Verfassung der zu behandelnden Person kurzfristig ändern kann und daher von allen Beteiligten ein hohes Maß an Flexibilität verlangt wird (vgl. Klemme 2019, S. 120). Die Entwicklung zur Selbstständigkeit in unbekannten Situationen setzt voraus, dass die Auszubildenden sich etwas zutrauen, aber auch, dass ihnen von den Praxisanleitenden etwas zugetraut wird (vgl. Bohrer 2018, S. 16 f.; Bohrer 2013, S. 141). Dabei sollte die passende Herausforderung gefunden werden, wobei eine gewisse Anforderung ein guter Anreiz zu sein scheint (vgl. Rodger et al. 2014, S. 161 ff.).

Für die Auszubildenden ist es wichtig, dass ihren Lernprozessen Zeit zugestanden wird und sie im geschützten Rahmen Fehler machen dürfen (vgl.

3 Lauber (2017, S. 42) spricht in ihrer Studie von ‚Lehrenden Könnern‘. In ihrer Erhebung misst sie der Erfahrung und Lehrbefähigung einen größeren Stellenwert zu als der berufspädagogischen Qualifikation.

Dancza/Copley/Moran 2021, S. 436). Die Entwicklungsprozesse der Auszubildenden fordern somit seitens der Praxisanleitenden eine Unterstützung auf emotionaler Ebene in Form einer wertschätzenden und vertrauensvollen Beziehung (vgl. Perram et al. 2016, S. 299; Rodger et al. 2014, S. 162; Dancza/Copley/Moran 2021, S. 436; Rausch 2009, S. 15). Die Lernwirksamkeit von Situationen, in denen die Lernenden gemeinsam mit Praxisanleitenden handeln, wird durch Feedback verstärkt (vgl. Brodsky/Seifried/Sailmann 2019, S. 132 f.). Dies gilt gleichermaßen für die beschriebene Hinführung zur Selbstständigkeit.

4.3 Akademisierung als neue Herausforderung

Die politische Entscheidung zur gesetzlichen Regelung der Teil- oder Vollakademisierung steht für alle drei Berufe noch aus und hat dann weitere Konsequenzen für die praktische Ausbildung. Die Notwendigkeit einer Anhebung des Bildungsniveaus zu hochschulischen Studiengängen ergibt sich jedoch aus vielfältigen Entwicklungen (vgl. WR 2012, S. 78).

4.3.1 Weiterentwicklung der Berufe – Stand der Akademisierung

Die Weiterentwicklung von Berufen in den tertiären Bereich markiert grundsätzlich einen zentralen Schritt im Kontext der Professionalisierung. Jedoch stellt die dazu gehörende Akademisierung keinen Selbstzweck dar, sondern benötigt eine gesellschaftliche Legitimation. Diese ergibt sich für die Gesundheitsberufe u. a. aus Veränderungen der Gesundheitslage der Bevölkerung (Zunahme der Pflegebedürftigkeit, Multimorbidität, chronische Erkrankungen), die mit veränderten Versorgungsbedarfen einhergeht und eine erweiterte Qualifikation der Gesundheitsberufe erfordern (vgl. Longrée/Junge 2014, S. 32 f.; WR 2012, S. 16). Dies bedeutet nicht nur eine quantitative Ausweitung der gesundheitsbezogenen Leistungen, sondern auch eine qualitative Weiterentwicklung fachlicher und persönlicher Kompetenzen aufgrund neuer wissenschaftlicher Erkenntnisse (vgl. Hofmann et al. 2021, S. 43; Longrée/Junge 2014, S. 32 f.).

Um dem gerecht zu werden, bedarf es bereits in der Ausbildung oder dem Studium einer Kompetenzorientierung, wie sie in berufspädagogischen Diskursen seit längerer Zeit Standard ist (vgl. BLGS 2019, S. 7). In den vergangenen 20 Jahren, spätestens seit Einführung der Modellklausel[4] 2009, sind dazu verschiedene Studiengänge und Studiengangsformate in den Gesundheitsberufen entstanden (vgl. WR 2022, S. 36). Der Wissenschaftsrat (2012, S. 78) forderte

4 Die Modellklausel ermöglicht Hochschulen, im Rahmen einer Modellphase Studiengänge anzubieten, die die Berufszulassung implizieren. Durch die Modellklausel sollen veränderte Bildungskonzepte der Gesundheitsberufe erprobt werden.

bereits 2012 eine hochschulische Ausbildung, um die nötigen Kompetenzen zur Bewältigung komplexer Aufgaben zu entwickeln.

Die in der HQGplus Studie[5] erhobene Akademisierungsquote der Gesundheitsberufe ist zehn Jahre später noch vergleichsweise gering (vgl. WR 2022, S. 9f.). Sie lag 2019 in der Logopädie bei 34% bzw. 3,1% *(primärqualifizierend)*, Physiotherapie 16% bzw. 6% sowie in der Ergotherapie bei 3% bzw. 1,6% (ebd., S. 37). Die Gründe dafür sind vielfältig, aber sie haben einen Einfluss auf die weitere politische Unterstützung der Akademisierung. Nicht unwichtig ist dabei, dass etwa 70% der Studienabsolvierenden anschließend einer Beschäftigung in der unmittelbaren Gesundheitsversorgung nachgehen.

4.3.2 Qualifikationsanforderungen an das Bildungspersonal

Um die neu entwickelten Studiengänge umzusetzen, bedarf es eines lehrenden Personals, das in der Lage ist, die akademischen Anforderungen auf die Inhalte der Gesundheitsberufe zu transferieren und didaktisch unterschiedliche Lehr-/Lernarrangements zu gestalten, die über das bisherige berufliche Ausbildungsniveau hinausgehen (vgl. Walkenhorst 2015). Aktuell finden sich in den Hochschulen neben den fachwissenschaftlich besetzten Professuren zumeist Lehrende, die eine einschlägige abgeschlossene berufliche Ausbildung in einem Gesundheitsberuf haben, einen akademischen Grad in einem affinen wissenschaftlichen Fach erworben haben und häufig einige Jahre als Lehrende an einer Berufsfachschule tätig waren. Ihre Lehre ist durch ein hohes inhaltliches und berufsbezogenes Engagement geprägt. In dem eigenen Beruf selbst nicht ‚akademisch' sozialisiert zu sein, erfordert nun in den Studiengängen ein Neudenken und Umdenken.

Für die praktische Ausbildung zeigen sich hier besondere Konsequenzen, da sowohl Praxisanleitende als auch Lernende unterschiedliche Bildungsprofile und -abschlüsse aufweisen bzw. anstreben (vgl. Kaufhold/Weyland 2015, S. 6) und sie daher mit gleichem oder unterschiedlichen Bildungsprofilen aufeinandertreffen (vgl. ebd., 2015, S. 6; WR 2022, S. 86). Praxisanleitende ohne hochschulische Ausbildung fühlen sich deshalb gegenüber Studierenden „fachlich häufig unsicher und in ihrer Rolle destabilisiert" (Darmann-Finck et al. 2014, S. 130).

4.3.3 Gelingende Theorie-Praxis-Verknüpfung

In der Evaluation primärqualifizierender Studiengänge wurde deutlich, dass reflexive Prozesse in denen Praxisanleitende mit Studierenden in den fachlichen Austausch gehen und eine Expert:innenkultur leben, die Ausnahme darstellen

5 Die „HQGplus-Studie zu Hochschulischen Qualifikationen für das Gesundheitssystem – Update" liefert erstmals Ergebnisse zur Situation der hochschulischen Qualifizierung von Gesundheitsfachpersonen in Deutschland.

(vgl. Darmann-Finck et al. 2014, S. 128). Ursächlich hierfür werden mangelnde Zeitressourcen, aber auch das Fehlen einer Expert:innenkultur als solche beschrieben (ebd.). Dabei scheint es für die Theorie-Praxis-Vernetzung förderlich, wenn Praxisanleitende die Lernenden an ihren eigenen Überlegungen teilhaben lassen (vgl. Dancza/Copley/Moran 2021, S. 436; Galler 2020, S. 27) oder sie durch Fragen gedanklich in die Situation einbeziehen (vgl. Lauber 2017, S. 70f.; siehe auch Kap. 3.1).

Studierende erleben jedoch eher eine Diskrepanz zwischen den wissenschaftlichen Erkenntnissen und den Maßnahmen in der Praxis. Ein Phänomen, welches es auch in der berufsfachschulischen Ausbildung gibt, das aber durch die Wissenschaftsorientierung des Studiums verstärkt wird (vgl. Darmann-Finck et al. 2014, S. 128). Auch Reflexionsgespräche sollten theoriegeleitet und mit Wissensinput stattfinden und nicht nur auf Handlungsveränderungen bezogen sein (vgl. Geier 2016, S. 200; Rodger et al. 2014, S. 164).

Towns und Ashby (2014, S. 347) haben dazu in einer Studie mit Ergotherapie-Studierenden aus Australien festgestellt, dass Praxisanleitende Fachwissen anders priorisieren als Hochschullehrende. Die Erfahrungen in der praktischen Ausbildung hinsichtlich der Theorie-Praxis-Vernetzung wirke sich demnach auf die Bearbeitung späterer Studienaufgaben in der Hochschule aus. Wird von den Praxisanleitenden theoretisches Wissen zur Begründung genutzt, so beziehen sich die Studierenden in der späteren Aufgabenbearbeitung ebenfalls auf theoretisches Wissen (vgl. Towns/Ashby 2014, S. 347). Müller (2009, S. 75f.) attestiert den Praxisanleitenden in der Pflege eine wichtige Vorbildfunktion in Bezug auf ihr berufliches Handeln sowie auch auf den Umgang mit Lernprozessen und -bedarfen. Würde jenen zu wenig Beachtung geschenkt, so könne dies erhebliche Folgen in der Patient:innenversorgung nach sich ziehen. Dies lässt sich auch für die anderen Gesundheitsberufe erwarten.

5 Fazit

Zum aktuellen Zeitpunkt gibt es erkennbar strukturelle Hürden für eine berufspädagogische Qualifizierung von Praxisanleitenden in den Gesundheitsberufen der Ergotherapie, Physiotherapie und Logopädie. Es sind weitergehende gesetzliche Änderungen erforderlich, um relevante wissenschaftliche Grundlagen (u.a. Kompetenzentwicklung, neue Wissensformen) umzusetzen und eine professionelle pädagogische Rolle als Lernbegleitung einzunehmen. Praxisanleitende benötigen fundiertes Wissen durch systematische Bildungs- und Sozialisationsprozesse, da sich die Anforderungen in Praxis und Theorie erheblich verändert haben. Die Akademisierung trägt bislang nur begrenzt zu einer Weiterentwicklung der praktischen Ausbildung bei. Sowohl fachspezifische als auch berufspädagogische Studiengänge stellen noch immer eine Ausnahme dar.

In Folge dessen sind die identitätsbildenden Sozialisationsprozesse auch auf der hochschulischen Ebene noch in den Anfängen. Zudem ist eine wissenschaftliche Fundierung der berufspädagogischen Maßnahmen durch die geringe Studienlage zur praktischen Ausbildung noch nicht vorhanden. Dabei wäre eine solche Ausrichtung zentral, um die Bedeutung der praktischen Ausbildung im Kontext von Kompetenzentwicklung und Akademisierung zu unterstreichen.

Die Herausforderungen bleiben damit für Praxisanleitungen hoch und es bleibt zu hoffen, dass sich andeutende Veränderungen und Bestrebungen in Richtung Qualifizierung der Anleitung in den Gesundheitsberufen durch berufsgesetzliche Weiterentwicklungen umgesetzt werden.

Literatur

Bauer, Hans G./Bräter, Michael/Büchele, Ute/Dufter-Weis, Angelika/Maurus, Anna(Munz, Claudia (2010): Lern(prozess)begleitung in der Ausbildung. Wie man Lernende begleiten und Lernprozesse gestalten kann: ein Handbuch. 3., aktualisierte Auflage. Bielefeld: Bertelsmann.

Bauer, Hans G./Burger, Barbara/Buschmeyer, Jost/Dufter-Weis, Angelika/Horn, Kristina/Kleestorfer, Nathalie (2016): Lernprozessbegleitung in der Praxis. Beispiele aus Aus- und Weiterbildung. Hg. v. GAB München – Gesellschaft für Ausbildungsforschung und Berufsentwicklung. München.

Bauer, Hans G./Dufter-Weis, Angelika (2012): Lernbegleitung als strukturierter Prozess – Erfahrungen und Reflexionen. In: Ulmer, Philipp/Weiß, Reinhold/Zöller, Arnulf (Hrsg.): Berufliches Bildungspersonal – Forschungsfragen und Qualifizierungskonzepte. Bielefeld: Bertelsmann, S. 117–134.

BBiG (2005). Berufsbildungsgesetz vom 04.05.2020 (BGBl. I S. 920), zuletzt geändert durch Art. 10a G v. 16.08.2023 I, Nr. 217.

Becker, Matthias/Spöttl, Georg (2015): Berufswissenschaftliche Forschung. Ein Arbeitsbuch für Studium und Praxis. 2., unveränderte Auflage. Frankfurt am Main: Peter Lang Edition.

Bohrer, Annerose (2013): Selbstständigwerden in der Pflegepraxis. Eine empirische Studie zum informellen Lernen in der praktischen Pflegeausbildung. 1. Auflage. Berlin: Wissenschaftlicher Verlag Berlin.

Bohrer, Annerose (2018): Lernort Praxis. Kompetent begleiten und anleiten. 4. Auflage. Brake: Prodos-Verlag.

Brodsky, Alexander/Seifried, Jürgen/Sailmann, Gerald (2019): Welche Potenziale bergen praktische Phasen im dualen Studium? In: Zeitschrift für Berufs- und Wirtschaftspädagogik 115, H. 1, S. 130–153.

BLGS (Bundesverband Lehrende Gesundheits- und Sozialberufe) (2019): Positionen zur Neuordnung der Gesundheitsberufe. Online: https://bdsl-ev.de/wp-content/uploads/2019/11/20190704_blgs-stellungnahme_neuordnung_gesundheitsberufe.pdf (Abruf: 12.06.2024).

Dancza, Karina/Copley, Jodie/Moran, Monica (2021): PLUS Framework: guidance for practice educators. In: The clinical teacher 18, H. 4, S. 431–438.

Darmann-Finck, Ingrid/Muths, Sabine/Görres, Stefan/Adrian, Chirstin/Bomball, Jaqueline/Reuschenbach, Bernd (2014): Inhaltliche und strukturelle Evaluation der Modellstudiengänge zur Weiterentwicklung der Pflege- und Gesundheitsfachberufe in NRW. Online: www.dbl-ev.de/fileadmin/Inhalte/Dokumente/der_dbl/Der_Verband/05_2015_Modellstudiengaenge_NRW_abschlussbericht.pdf (Abruf: 12.6.2024).

Dehnbostel, Peter (2020): Der Betrieb als Lernort. In: Arnold, Rolf/Lipsmeier, Antonius/ Rohs, Matthias (Hrsg.): Handbuch Berufsbildung. 3., völlig neu bearbeitete Auflage. Wiesbaden: Springer VS, S. 485–501.

Dehnbostel, Peter (2022): Betriebliche Bildungsarbeit. Kompetenzbasierte Berufs- und Weiterbildung in digitalen Zeiten. 3., erweiterte und vollständig neubearbeitete Auflage. Baltmannsweiler: Schneider Hohengehren.

Dehnbostel, Peter/Hanft, Anke (2007): Lernen im Prozess der Arbeit. Münster, New York, München, Berlin: Waxmann.

Deutscher Bildungsrat für Pflegeberufe (2004): Vernetzung von theoretischer und praktischer Pflegeausbildung. 1. Auflage. Paderborn: Bonifatius GmbH, Druck-Buch-Verlag.

DVE (Deutscher Verband Ergotherapie e. V.) (2019a): DVE Stellungnahme zur BL-AG Neuordnung der Gesundheitsberufe. Online: https://dve.info/attachments/article/253/DVE%20Stellungnahme%20zur%20BL-AG%20%20Neuordnung%20der%20Gesundheitsberufe.pdf (Abruf: 18.06.2024).

DVE (Deutscher Verband Ergotherapie e. V.) (2019b): Kompetenzprofil Ergotherapie. Online: https://dve.info/resources/pdf/ergotherapie/kompetenzprofil-ergotherapie/3633-2019-kompetenzprofil (Abruf: 18.06.2024).

ErgThAV (1999): Ausbildungs- und Prüfungsverordnung für Ergotherapeutinnen und Ergotherapeuten vom 02.08.1999 (BGBl. I S. 1731), zuletzt geändert durch Art. 5 V v. 07.06.2023 I Nr. 148.

ErgThG (1976): Gesetz über den Beruf der Ergotherapeutin und des Ergotherapeuten (Ergotherapeutengesetz) vom 25.05.1976 (BGBl. I S. 1246), zuletzt geändert durch Art. 8 z2 G v. 12.12.2023 I Nr. 359.

Euler, Dieter (2020): Kompetenzorientierung in der beruflichen Bildung. In: Arnold, Rolf/Lipsmeier, Antonius/Rohs, Matthias (Hrsg.): Handbuch Berufsbildung. 3., völlig neu bearbeitete Auflage. Wiesbaden: Springer VS, S. 205–217.

Fischer, Andreas (2007): Staatlich anerkannte Ergotherapieschulen in NRW. Empfehlende Ausbildungsrichtlinie. Im Auftrag des Ministeriums für Arbeit, Gesundheit und Soziales des Landes Nordrhein-Westfalen. Online: https://www.mags.nrw/system/files/media/document/file/pflege_ausbildungsrichtlinien-ergotherapieausbildung-nrw.pdf (Abruf: 18.06.2024).

Frank, Jason R./Snell, Linda/ Sherbino, Jonathan (2015): CanMEDS 2015. Physician Competency Framework. Ottawa: Royal College of Physicians and Surgeons of Canada; 2015. Online: https://canmeds.royalcollege.ca/uploads/en/framework/CanMEDS%202015%20Framework_EN_Reduced.pdf (Abruf: 18.07.2024).

Galler, Elfriede (2020): Fit für die Praxislehre – Anforderungsprofil für Praxisanleitende. In: ergopraxis 13, 07/08, S. 24–31.

Geier, Ingrid (2016): Die Bedeutung Subjektiver Theorien von Praxislehrpersonen in der Unterrichtsbesprechung. Eine explorative Studie im Setting der Schulpraktischen Ausbildung an Hauptschulen und Neuen Mittelschulen im Unterrichtsfach Englisch. 1. Auflage. Münster, New York: Waxmann.

Gerholz, Karl-Heinz/Göhler, Julia (2017): Die betriebliche Ausbilderin: Ein Vergleich zwischen dem Dualen System und den Berufsfeldern Gesundheit (und Körperpflege) und Pflege. In: Berufs- und Wirtschaftspädagogik – online H. 32, 1-22. Online: www.bwpat.de/ausgabe32/gerholz_goehler_bwpat32.pdf (Abruf: 18.06.2024).

Grantz, Torsten/Schulte, Sven/ Spöttl, Georg (2013): Impulse für eine arbeitsprozessorientierte Didaktik – Eine Reflexion des didaktischen Gehaltes von Kernarbeitsprozessen an den Grundfragen KLAFKIS. In: Berufs- und Wirtschaftspädagogik – online H. 24, S. 1–21. Online: www.bwpat.de/ausgabe24/grantz_etal_bwpat24.pdf (Abruf: 18.06.2024).

Greiwe, Judith (2019): Die Rolle der Ausbilder. In: Klemme, Beate/Weyland, Ulrike/Harms, Jan (Hrsg.): Praktische Ausbildung in der Physiotherapie. Stuttgart, New York: Georg Thieme, S. 105–108.

Grollmann, Philipp/Ulmer, Philipp (2020): Betriebliches Bildungspersonal – Aufgaben und Qualifikation. In: Arnold, Rolf/Lipsmeier, Antonius/Rohs, Matthias (Hrsg.): Handbuch Berufsbildung. 3., völlig neu bearbeitete Auflage. Wiesbaden: Springer VS. S. 533–545.

Harms, Jan (2019): Ausbildung der Ausbilder. In: Klemme, Beate/Weyland, Ulrike/Harms, Jan (Hrsg.): Praktische Ausbildung in der Physiotherapie. Stuttgart, New York: Georg Thieme, S. 129–138.

Harms, Jan (2023): Zur Rekonstruktion von Arbeitsaufgaben des betrieblichen Bildungspersonals in den Pflege- und Therapieberufen. Ein empirischer Ansatz im Modus berufswissenschaftlicher Forschung. Universitäts- und Landesbibliothek Münster. Online: https://miami.uni-muenster.de/Record/e9df3b91-b9cc-4313-b7fe-64490c6a38e9 (Abruf: 18.06.2024).

Hofmann, Claudia/Igl, Gerhard/Knieps, Franz/Reiners, Hartmut/Welti, Felix/Wenner, Ulrich/Woskowski, Silvia (2021): Neustart! für das Gesundheitsrecht. Ein Handlungskatalog für Politik und Selbstverwaltung. Stuttgart: Robert Bosch Stiftung.

Kasberg, Azize/Zamath, Frank (2021): Ergotherapie: im Spannungsfeld zwischen veralteten Regularien, fragmentierter Versorgungsrealität und Förderung der inklusiven Gesellschaft. In: Knieps, Franz/Graalmann, Jürgen/Kühne, Roy (Hrsg.): Die Zukunft der Gesundheits(fach)berufe. Mehr Kompetenzen – mehr Verantwortung. 1 st ed. Berlin: Medizinisch Wissenschaftliche Verlagsgesellschaft, S. 127–139.

Kaufhold, Marisa/Weyland, Ulrike (2015): Betriebliches Bildungspersonal im Humandienstleistungsbereich: Herausforderungen und Ansätze zur Qualifizierung und Professionalisierung. In: Berufs- und Wirtschaftspädagogik – online H. Spezial Nr. 10, 1–23. Online: www.bwpat.de/spezial10/kaufhold_weyland_gesundheitsbereich-2015.pdf (Abruf: 18.06.2024).

Kirchhof, Steffen (2007): Informelles Lernen und Kompetenzentwicklung für und in beruflichen Werdegängen. Dargestellt am Beispiel einer qualitativ-explorativen Studie zu informellen Lernprozessen Pflegender und ihrer pädagogisch-didaktischen Implikationen für die Aus- und Weiterbildung. Münster, München, Berlin: Waxmann.

Klemme, Beate (Hrsg.) (2012): Lehren und Lernen in der Physiotherapie. Stuttgart, New York: Thieme.

Klemme, Beate (2019): Tätigkeiten der Ausbilder. In: Klemme, Beate/Weyland, Ulrike/Harms, Jan (Hrsg.): Praktische Ausbildung in der Physiotherapie. Stuttgart, New York: Georg Thieme, S. 114–129.

Koring, Claudia (2012): Selbstgesteuertes Lernen und die Rolle der Lernprozessbegleitung im Spannungsverhältnis zur Unternehmenskultur. In: Ulmer, Philipp/Weiß, Reinhold/Zöller, Arnulf (Hrsg.): Berufliches Bildungspersonal – Forschungsfragen und Qualifizierungskonzepte. Bielefeld: Bertelsmann, S. 77–93.

Lauber, Annette (2016): Von Könnern lernen. Lehr-/Lernprozesse im Praxisfeld Pflege aus der Perspektive von Lehrenden und Lernenden. 1. Auflage. München, New York: Waxmann.

LogAPrO (1980): Ausbildungs- und Prüfungsordnung für Logopäden vom 01.10.1980 (BGBl. I S. 1892), zuletzt geändert durch Art. 6 V v. 07.06.2023 I Nr. 148.

LogopG (1980): Gesetz über den Beruf des Logopäden vom 07.05.1980 (BGBl. I S.529), zuletzt geändert durch Art. 8 z1 G v. 12.12.2023 I Nr. 359.

MPhG (1994): Gesetz über die Berufe in der Physiotherapie (Masseur- und Physiotherapeutengesetz) vom 26.05.1994 (BGBl. I S. 1084), zuletzt geändert durch Art. 8 z3 G v. 12.12.2023 I, Nr. 359.

Molzberger, Gabriele (2004): Überlegungen zur Erforschung informellen Lernens als Verarbeitung von Erfahrung. In: Dehnbostel, Peter (Hrsg.): Informell erworbene Kompetenzen in der Arbeit. Grundlegungen und Forschungsansätze; [13. Hochschultage Berufliche Bildung 2004]. Bielefeld: Bertelsmann, S. 137–147.

Müller, Klaus (2009): Implementierung eines Lernaufgabenkonzeptes in die betriebliche Pflegeausbildung. Dissertation. Staats- und Universitätsbibliothek Bremen. Online: http://nbn-resolving.de/urn:nbn:de:gbv:46-diss000114766 (Abruf: 18.06.2024).

Neuweg, Georg Hans (2015): Das Schweigen der Könner. Gesammelte Schriften zum impliziten Wissen. Münster, New York: Waxmann.

Neuweg, Georg Hans (2020): Könnerschaft und implizites Wissen. 4., aktualisierte Auflage. Münster, New York: Waxmann.

Pätzold, Günter (2017): Betriebliches Bildungspersonal. Stärkung seines professionellen pädagogischen Handelns. Baltmannsweiler: Schneider Hohengehren.

Perram, A./Hills, C./Johnston, C./MacDonald-Wicks, L./Surjan, Y./James, D./Warren-Forward, H. (2016): Characteristics of an ideal practice educator: Perspectives from undergraduate students in diagnostic radiography, nuclear medicine, nutrition and dietetics, occupational therapy, physiotherapy and radiation therapy. In: Radiography 22, H. 4, S. 295–305.

PflAPrV (2018): Ausbildungs- und Prüfungsverordnung für die Pflegeberufe vom 02.10.2018 (BGBl. I S. 1572), zuletzt geändert durch Art. 4a G v. 12.12.2023 I Nr. 359.

PflBG (2017): Gesetz über die Pflegeberufe (Pflegeberufegesetz) vom 17.07.2017 (BGBl. I S. 2581), zuletzt geändert durch Art. 2a G v. 12.12.2023 I Nr. 359.

PhysTh-APrV (1994): Ausbildungs- und Prüfungsverordnung für Physiotherapeuten vom 06.12.1994 (BGBl. I S. 3786), zuletzt geändert durch Art. 10 V v. 07.06.2023 I Nr. 148.

Polanyi, Michael (2016): Implizites Wissen. 2. Auflage. Frankfurt am Main: Suhrkamp.

Rauner, Felix/Ahrens, Martin (2021): Berufswissenschaftliche Arbeits- und Arbeitsprozessstudien. In: Rauner, Felix/Ahrens, Martin (Hrsg.): Vermessen des beruflichen Wissens. Wiesbaden: Springer Fachmedien Wiesbaden. S. 83–94.

Rausch, Andreas (2009): Lernen am Arbeitsplatz und dessen Förderung aus Sicht von Ausbildungsbeteiligten: Ergebnisse einer Interview-Studie im Einzelhandel. In: Berufs- und Wirtschaftspädagogik – online, H. 17, S. 1–32. Online: www.bwpat.de/content/uploads/media/rausch_bwpat17.pdf (Abruf: 18.06.2024)

Robert Bosch Stiftung (2013): Gesundheitsberufe neu denken, Gesundheitsberufe neu regeln. Grundsätze und Perspektiven – Eine Denkschrift der Robert Bosch Stiftung. Stuttgart.

Rodger, Sylvia/Thomas, Yvonne/Greber, Craig/Broadbridge, Jacqueline/Edwards, Ann/Newton, Julie/Lyons, Michael (2014): Attributes of excellence in practice educators: the perspectives of Australian occupational therapy students. In: Australian occupational therapy journal 61, H. 3, S. 159–167.

Rohs, Matthias (2020): Informelles Lernen und berufliche Bildung. In: Arnold, Rolf/Lipsmeier, Antonius/Rohs, Matthias (Hrsg.): Handbuch Berufsbildung. 3., völlig neu bearbeitete Auflage. Wiesbaden: Springer VS, S. 441–454.

Schlosser, Daniela (2022): Die Praxisanleitung in der Pflegeausbildung gestalten. Eine qualitativ-empirische Studie zur Rollenklarheit und Rollendiffusität. Münster, New York: Waxmann.

Siewert, Valentina/von der Heyden, Renate/Grebe, Christian (2019): Die praktische Ausbildung in der Ergotherapie – Zufriedenheit der Lernenden an Berufsfachschulen. In: ergoscience 14, H. 3, S. 108–117.

Springer, Luise/Zückner, Hartmut (o. J.): Empfehlende Ausbildungsrichtlinie für staatlich anerkannte Logopädieschulen in NRW. Im Auftrag des Ministeriums für Arbeit, Gesundheit und Soziales des Landes Nordrhein-Westfalen. Online: www.mags.nrw/system/files/media/document/file/ausbildungsrichtlinien-logopaedie-nrw.pdf (Abruf: 18.06.2024).

Staatsinstitut für Schulqualität und Bildungsforschung (2016): Praktische Ausbildung an der Berufsfachschule für Physiotherapie. Empfehlungen zu Inhalten und Organisation. München. Online: https://www.isb.bayern.de/fileadmin/user_upload/Berufliche_Schulen/Berufsfachschule/Material/HR_Physiotherapie_2016.pdf (Abruf: 18.06.2024).

Towns, Emma/Ashby, Samantha (2014): The influence of practice educators on occupational therapy students' understanding of the practical applications of theoretical knowledge: a phenomenological study into student experiences of practice education. In: Australian occupational therapy journal 61, H. 5, S. 344–352.

Walkenhorst, Ursula (2009): Lehren an Berufsfachschulen für Ergotherapie. In: Et Reha 48, H. 3, S. 12–17.

Walkenhorst, Ursula (2015): Potentiale, Paradoxien und Perspektiven. Gesundheitsberufe zwischen beruflicher und hochschulischer Bildung. In: Beaugrand, Andreas (Hrsg.): Bildung anführen. Über Hochschulmanagement nach der Bologna-Reform. Festschrift für Beate Rennen-Allhoff. Bielefeld: Transcript, S. 278–299.

Weyland, Ulrike/Kaufhold, Marisa (2019): Zielsetzung beruflicher Ausbildung unter dem Aspekt Kompetenzorientierung. In: Klemme, Beate/Weyland, Ulrike/Harms, Jan (Hrsg.): Praktische Ausbildung in der Physiotherapie. Stuttgart, New York: Georg Thieme, S. 49–58.

WR (2012): Empfehlungen zu hochschulischen Qualifikationen für das Gesundheitswesen. Berlin: Wissenschaftsrat. Online: www.wissenschaftsrat.de/download/archiv/2411-12.pdf?__blob=publicationFile&v=5 (Abruf: 18.06.2024).

WR (2022): HQGplus-Studie zu Hochschulischen Qualifikationen für das Gesundheitssystem – Update. Quantitative und qualitative Erhebungen der Situation in Studium, Lehre, Forschung und Versorgung. Köln: Wissenschaftsrat. Online: www.wissenschaftsrat.de/download/2022/9541-22.pdf?__blob=publicationFile&v=17 (Abruf: 18.06.2024).

Teil 2:
Weiterbildung zur Praxisanleitung: Ein vernachlässigtes Handlungsfeld

Praxisanleitung als neues Handlungsfeld der pharmazeutisch-technischen Assistent:innen: Vom Sackgassenberuf zur Chance der Weiterentwicklung

Martin Seipt

1 Einleitung und Problemstellung

Der Beruf der Pharmazeutisch-technischen Assistent:innen (PTA) wurde 1968 vom Gesetzgeber geschaffen, um Apotheker:innen eine ausgebildete Fachkraft zur Seite zu stellen, die bei Aufgaben, vorwiegend technischer Natur, entlasten und ihnen die Möglichkeit geben sollte, sich den Aufgaben zu widmen, die ihrer Ausbildung angemessen sind (vgl. Deutscher Bundestag 1967, S. 4f.). PTA sind tätig in öffentlichen Apotheken, Krankenhaus-, Bundeswehr- oder Versandapotheken sowie beispielsweise in der pharmazeutischen Industrie, beim pharmazeutischen Großhandel oder bei Krankenkassen. Sie verfügen über ein breites Spektrum beruflicher Arbeitsfelder, wobei die Berufstätigkeit schwerpunktmäßig in Apotheken erfolgt und daher die Ausbildung primär auf eine Tätigkeit in der Apotheke ausgerichtet ist (vgl. Deutscher Bundestag 2019, S. 52). PTA sind inzwischen die größte Berufsgruppe in den Apotheken und spielen eine entscheidende Rolle bei der ordnungsgemäßen Arzneimittelversorgung der Bevölkerung. Sie sind Beratungsfachkräfte für Arzneimittel, apothekenübliche Waren wie Medizinprodukte oder Verbandmittel sowie apothekenübliche Dienstleistungen – leitliniengerecht und umfassend nach den erweiterten Vorgaben der Gesetzgebung. Weiterhin ist die Präventionsberatung und Anleitung Pflegender eine typische Aufgabe des Berufes.

PTA besuchen eine zweijährige Berufsfachschulausbildung. Dieser Ausbildungsabschnitt endet mit dem ersten Teil der Abschlussprüfung. Im Anschluss absolvieren sie eine sechsmonatige praktische Ausbildung in einer Apotheke (vgl. § 11 PTAG 2022). Nach dem zweiten Abschnitt der staatlich anerkannten Prüfung erhalten sie die Berufserlaubnis. Wie in Abb. 1 ersichtlich, kam es in den letzten Jahrzehnten trotz sinkender Anzahl an öffentlichen Apotheken zu einem kontinuierlichen Anstieg von Beschäftigungsverhältnissen.

Abb. 1: Anzahl der öffentlichen Apotheken sowie darin tätige PTA in Deutschland 2004–2022 (eigene Darstellung nach ABDA – Bundesvereinigung Deutscher Apothekerverbände 2023a)

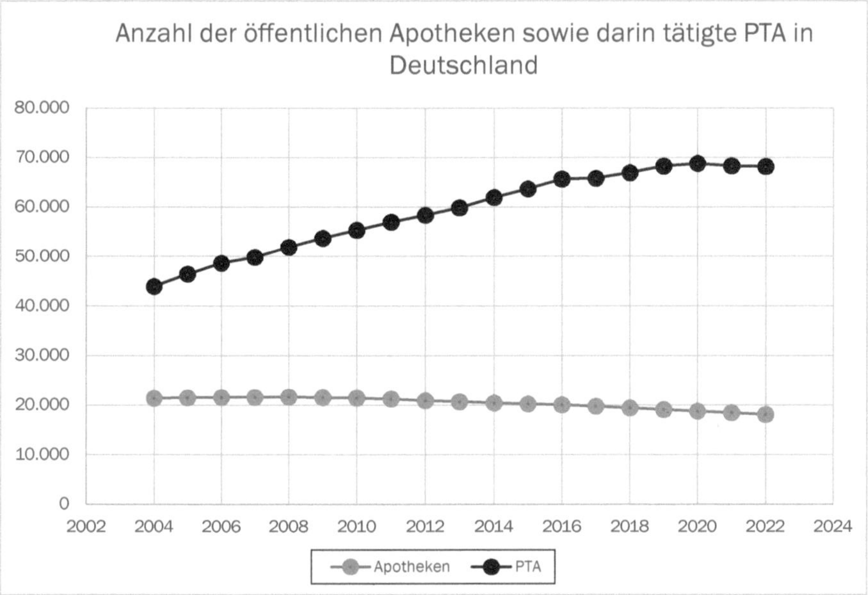

Seit Ende der 2000er Jahre bestand das Bestreben nach einer Novellierung des PTA-Berufsgesetzes (vgl. BVpta 2009). Zentrales Anliegen war, die Ausbildungsdauer von 2,5 Jahre auf mindestens drei Jahre anzuheben, um den aktuellen Stand von Wissenschaft und Technik curricular aufzunehmen. Zusätzlich sollten Inhalte so verändert werden, dass der Beruf auch in Zukunft attraktiv genug ist, um einem erhöhten Fachkräftebedarf vorzubeugen.

Weiterhin galt der PTA-Beruf als ein sogenannter „Sackgassenberuf" (vgl. Krüger 2001, S. 512 ff.). Zwar können zahlreiche Fortbildungsveranstaltungen besucht werden, die u. a. von den Landesapothekerkammern akkreditiert waren, es gab allerdings keine staatlich anerkannten Weiterbildungsmöglichkeiten oder anderen Aufstiegsoptionen.

Mit der Novellierung des Berufsgesetzes nach über 50 Jahren, dem *Gesetz zur Weiterentwicklung des Berufsbildes und der Ausbildung der pharmazeutisch-technischen Assistentinnen und pharmazeutisch-technischen Assistenten* (PTA-Reformgesetz), welches am 01.01.2023 in Kraft getreten ist, änderte sich dies und erstmals wurde das Berufsbild von PTA definiert. Die Ausübung des Berufs umfasst u. a. die Abgabe von Arzneimitteln auf Verschreibung im Rahmen der Selbstmedikation sowie apothekenüblicher Waren einschließlich der erforderlichen Information und Beratung (vgl. § 6 PTAG 2022). Die bislang defizitären Ausbildungsstrukturen wurden durch die Einführung der lernfeldorientierten und fächerübergreifenden

Curricula mit der Zielrichtung der Förderung beruflicher Handlungskompetenz abgelöst (vgl. SMK 2022, S. 6ff.). In sämtlichen Lernfeldern werden die beruflichen Einsatzbereiche sowie die fachlichen und regulatorischen Anforderungen im Kontext pharmazeutischer Tätigkeiten und apothekenüblicher Dienstleistungen berücksichtigt. Die Ausbildungsdauer wurde allerdings nicht verändert. An die zweijährige Ausbildung an einer Berufsfachschule schließt sich eine sechsmonatige praktische Ausbildung in einer Apotheke an.

Eine Weiterbildung zur Praxisanleitung wurde bisher gesetzlich nicht gefordert. Die Auszubildenden wurden im Rahmen eines definierten Themen- und Aufgabenkataloges während der praktischen Ausbildung für die Tätigkeit in einer Apotheke befähigt. Zur Qualifikation der anleitenden Personen gab es allerdings keine gesetzlichen Vorgaben. Regelungen, wer die Anleitung übernahm, traf jede Apotheke selbst. Verantwortlich waren Apotheker:innen aufgrund der normierten Vorgabe, dass PTA unter ihrer Aufsicht arbeiten.

Erst mit der Novellierung des PTA-Berufsgesetzes (2022) wurde die Praxisanleitung als zentrales Element der Qualitätssicherung in der Ausbildung aufgenommen. Während der sechsmonatigen praktischen Ausbildung in der Apotheke sind entsprechend PTA-Berufsgesetz mindestens 10 Prozent der wöchentlichen Arbeitszeit als Praxisanleitung durchzuführen (vgl. § 17 Abs. 3 PTAG 2022).

In diesem Beitrag wird zunächst die Praxisanleitung als neues Handlungsfeld für PTA im Kontext der Qualitätssteigerung der Ausbildung zum:zur PTA dargestellt und weiterhin auf die gesetzlichen Normen der praktischen Ausbildung sowie die Qualifizierung der Praxisanleiter:innen eingegangen. Ferner soll die Frage beantwortet werden, ob mit Einführung der Praxisanleitung eine Weiterentwicklung für den Berufsstand einhergeht.

2 Praxisanleitung als neues Handlungsfeld in der Ausbildung zum:zur PTA

2.1 Gesetzliche Normen der praktischen Ausbildung

Das PTA-Gesetz (2022) fordert für den praktischen Teil der Ausbildung eine Praxisanleitung. Diese dient vor allem dazu, die Qualität der Ausbildung zu steigern. Den PTA-Auszubildenden sollen die vom Gesetzgeber definierten Inhalte der praktischen Ausbildung unter Berücksichtigung ihrer Kenntnisse, Fähigkeiten und Fertigkeiten individuell und praxisnah vermittelt werden. Der zeitliche Umfang ist mit mindestens 10 Prozent der Dauer der praktischen Ausbildung definiert. Das heißt, durchschnittlich vier Stunden pro Woche müssen PTA-Auszubildende bei Arbeit in Vollzeit praktisch ausgebildet werden. Per Gesetz sind Apotheker:innen aufgrund ihres wissenschaftlichen Hochschulabschlusses berechtigt, die Praxisanleitung durchzuführen (vgl. § 17 Abs. 3 PTAG 2022). Für PTA wurde diese

Möglichkeit ebenso geschaffen. Sie müssen allerdings Voraussetzungen erfüllen, um PTA-Auszubildende während der praktischen Ausbildung in der Apotheke anleiten zu können. Neben einer pädagogischen Zusatzqualifikation ist eine Berufserfahrung von mindestens zwei Jahren erforderlich (ebd.). Eine Definition der pädagogischen Zusatzqualifikation liefert der Gesetzgeber nicht.

Für die sechsmonatige praktische Ausbildung werden in der *Ausbildungs- und Prüfungsverordnung für pharmazeutisch-technische Assistentinnen und pharmazeutisch-technische Assistenten* (PTA-APrV) Lerngebiete definiert (vgl. PTA-APrV 2023 Anlage 1 Teil C). Sie entsprechen im Wesentlichen bereits bekannten Themengebieten des bisherigen Ausbildungskataloges. Die zwei neu hinzugekommenen Punkte sind in Tabelle 1 hervorgehoben.

Tab. 1: Lerngebiete der praktischen Ausbildung nach PTA-APrV (2023)

1. Rechtsvorschriften über den Apothekenbetrieb sowie über den Verkehr mit Arzneimitteln, Betäubungsmitteln, Medizinprodukten und Gefahrstoffen, soweit sie die Tätigkeit der pharmazeutisch-technischen Assistentin und des pharmazeutisch-technischen Assistenten berühren	9. Beschaffung von Informationen über Arzneimittel und apothekenübliche Waren unter Nutzung wissenschaftlicher und sonstiger Nachschlagewerke einschließlich digitaler Arzneimittelinformationssysteme
2. Fertigarzneimittel und ihre Anwendungsgebiete sowie ihre ordnungsgemäße Lagerung	10. Berechnung der Preise von Fertigarzneimitteln, Teilmengen eines Fertigarzneimittels, Rezepturarzneimitteln sowie apothekenüblichen Medizinprodukten
3. Gefahren bei der Anwendung von Arzneimitteln	11. Informationen bei der Abgabe von Arzneimitteln, insbesondere über die Anwendung und die ordnungsgemäße Aufbewahrung sowie Gefahrenhinweise
4. Merkmale eines Arzneimittelmissbrauchs und einer Arzneimittelabhängigkeit	12. Nutzung digitaler Technologien und Anwendungen der Apotheke
5. Notfallarzneimittel nach § 15 der Apothekenbetriebsordnung	13. Aufzeichnungen nach § 22 der Apothekenbetriebsordnung
6. Prüfung von Arzneimitteln, Arzneistoffen und Hilfsstoffen in der Apotheke	14. apothekenübliche Waren und Dienstleistungen nach § 1a Absatz 10 und 11 der Apothekenbetriebsordnung
7. Herstellung von Arzneimitteln in der Apotheke	15. umweltgerechte Entsorgung von Arzneimitteln, Chemikalien, Medizinprodukten und Verpackungen sowie rationelle Energie- und Materialverwendung
8. Ausführung ärztlicher Verschreibungen	16. Qualitätsmanagement

Die ausbildende Apotheke erstellt im Benehmen mit der PTA-Fachschule einen Ausbildungsplan (vgl. § 17 Abs. 4 PTAG 2022). Da der Gesetzgeber der Bundesapothekerkammer (BAK) Richtlinienkompetenz für Regelungen zur praktischen Ausbildung erteilt hat, besteht für sie die Möglichkeit, einen Musterausbildungsplan zu erstellen (vgl. § 17 Abs. 5 PTAG 2022). Dieser ist Grundlage für eine ordnungsgemäße praktische Ausbildung. Im Musterausbildungsplan sind die Inhalte der Ausbildung gemäß PTA-APrV mit entsprechenden Lernzielen verknüpft. In der Richtlinie der BAK zur Durchführung der praktischen Ausbildung ist eine Einführung in die Praxisanleitung enthalten. Das Modell der vollständigen Handlung spielt im Lehr-Lernprozess eine zentrale Rolle. Das Modell der vollständigen Handlung ist ein Konzept aus der Arbeitspsychologie und -gestaltung. Es beschreibt, wie Aufgaben in der Arbeitswelt idealerweise strukturiert sein sollten, um Ziele zu erreichen sowie die Motivation, das Wohlbefinden und die Leistung von Beschäftigten zu fördern (vgl. Mesch/ Meisel 2022, S. 42 ff.). Das Modell besteht aus folgenden Phasen: Reflexion, Perspektivwechsel, fachliche Vertiefung, Zielbildung, Planung, Durchführung/ Präsentieren und Bewerten/ Beurteilen.

Neben dem Modell der vollständigen Handlung spielt in Anleitungssituationen das Vier-Stufen-Modell eine Rolle. In zahlreichen Arbeitsbögen der BAK, die sich an Lerngebieten und Ausbildungszielen orientieren, sind Ausbildungsthemen enthalten, die anhand des Vier-Stufen-Modells aufbereitet wurden. Das Vier-Stufen-Modell ist eine Methode der Unterweisung und Ausbildung, die in der beruflichen Bildung und im betrieblichen Kontext eingesetzt wird (vgl. REFA 1987, S. 133 f.). Es dient dazu, den Auszubildenden systematisch und strukturiert eine neue Tätigkeit oder Fertigkeit beizubringen. Das Modell besteht aus den folgenden vier Stufen: Vorbereiten, Vormachen, Nachmachen und Üben/ Anwenden.[1]

Eine Evaluierung der Arbeitsbögen ist ebenfalls vorgesehen. Zu beachten ist, dass weiterhin die Anfertigung eines Tagesbuches gemäß PTA-APrV vorgeschrieben ist und als Ausbildungsnachweis gilt (vgl. § 1 Abs. 4 PTA-APrV 2023). Dieses ist während der praktischen Ausbildung zu erstellen und wird im Musterausbildungsplan thematisiert.

---

1 Hier ist kritisch zu fragen, wer die BAK-Richtlinie erstellte, denn aktuelle berufspädagogische Erkenntnisse fehlen. Insbesondere das Vier-Stufen-Modell ist kritisch zu diskutieren. Das Modell eignet sich vor allem beim Erlernen funktionaler Fertigkeiten, ist jedoch für den Erwerb von Handlungskompetenz weniger geeignet. Eine Kritik dazu findet sich in Kapitel 3.

2.2 Qualifizierung der Praxisanleiter:innen

In den Bundesländern existieren etablierte Weiterbildungsgesetze und -verordnungen für Gesundheitsfachberufe, die u. a. die Praxisanleitung als staatlich anerkannte Weiterbildung aufführen. Auch wenn der Gesetzgeber im PTA-Berufsgesetz keine näheren Angaben zur pädagogischen Zusatzqualifikation formuliert, so kann mit Blick auf die anderen Gesundheitsfachberufe dieses Angebot eine mögliche Option sein. Anhand des *Gesetzes über die Weiterbildung in den Gesundheitsfachberufen im Freistaat Sachsen* (Weiterbildungsgesetz Gesundheitsfachberufe – SächsGfbWBG) wird in diesem Abschnitt exemplarisch die Adaption für den PTA-Beruf im Freistaat Sachsen aufgezeigt.[2] Im Freistaat Sachsen ist die Weiterbildung für Gesundheitsfachberufe im SächsGfbWBG geregelt, auf dessen Grundlage die *Verordnung des Sächsischen Staatsministeriums für Soziales und Verbraucherschutz über die Weiterbildung in den Gesundheitsfachberufen* (Weiterbildungsverordnung Gesundheitsfachberufe – SächsGfbWBVO) verabschiedet wurde. In dieser sind zahlreiche Weiterbildungen für die Gesundheitsfachberufe, allerdings mit einem inhaltlichen Schwerpunkt auf die Pflegeberufe enthalten. Es handelt sich beispielsweise um Fachweiterbildungen in Onkologie, Psychiatrie, Hygiene und Infektionsprävention oder Notfallpflege. Zu den übergeordneten Weiterbildungen, die keiner Berufsgruppe zugeordnet sind, zählen Leitungsaufgaben in Gesundheits- und Pflegeeinrichtungen sowie die Praxisanleitung.

Dem Weiterbildungsgang Praxisanleitung nach § 30 SächsGfbWBVO werden in Anlage 3 entsprechende Module zugewiesen. Einer Analyse zur Umsetzbarkeit auf den PTA-Beruf widmete sich eine interdisziplinäre Arbeitsgruppe, welche aus Pharmazeutisch-technischen Assistent:innen sowie Berufs- und Medizinpädagog:innen bestand. Eine wissenschaftliche Begleitung fand durch die Professur für Gesundheit und Pflege/ Berufliche Didaktik der Technischen Universität Dresden statt. Im Ergebnis konnte festgestellt werden, dass die zu Grunde liegenden Module für die Pharmazie geeignet sind, jedoch entsprechend angepasst werden müssen. Die Arbeitsgruppe widmete sich der konzeptionellen Weiterentwicklung und adaptierte die sechs vorgegebenen Module an den Berufsalltag und das Berufsbild der PTA (vgl. §§ 30-33 sowie Anlage 3 SächsGfbWBVO 2022). Anhand konkreter Handlungssituationen, die auf pharmazeutischen Handlungslogiken basieren, entspricht die Weiterbildung zur Praxisanleitung aktuellen berufspädagogischen Erkenntnissen, in denen das curriculare Situationsprinzip eingelöst wird. Die Weiterbildung ist eine berufsbegleitende Qualifizierungsmaßnahme, bei der der gesetzlich vorgegebene Stundenumfang in eine Präsenz-Kontaktzeit und eine Online-Kontaktzeit aufgeteilt wird, um den Teilnehmenden

2 Der Freistaat Sachsen wurde aufgrund des Wohnsitzes und Arbeitsfeldes des Verfassers als Beispiel gewählt.

bestmögliche Flexibilität zu ermöglichen. Ebenso wird die Möglichkeit eines bis zu 20 Prozent enthaltenen E-Learning-Angebots diskutiert.

Durch die Teilnahme an verschiedenen Modulen bearbeiten PTA beispielsweise Kommunikations- und Beratungsinhalte, die darauf abzielen, professionelle Arbeitsbeziehungen mit den Auszubildenden zu gestalten und an den Bedürfnissen der Auszubildenden Lernbedarfe einzuschätzen, Lernziele offen zu legen, in konkreten Arbeitssituationen anzuleiten, zu beraten und Auszubildende in ihrer Kompetenzentwicklung einzuschätzen und zu bewerten. Wie in allen anderen Gesundheitsfachberufen ist eine Begleitung der Auszubildenden in Apotheken besonders wichtig, da die Qualität der Ausbildung sowie die Sicherung von Standards kontinuierlich umgesetzt werden muss. Ebenso kann davon ausgegangen werden, dass durch Motivation und individuelle Förderung, Verantwortungsübernahme, regelmäßiges Feedback und Reflexion und der sozialen Integration ins Team Ausbildungsabbrüche vermieden und die Attraktivität des Berufs gesteigert werden können.

Ein zentraler Aspekt der erfolgreichen Begleitung von Auszubildenden in Apotheken ist demnach die Sicherung der Ausbildungsqualität, die nicht nur durch motivierende und unterstützende Maßnahmen beeinflusst wird, sondern auch durch klare strukturelle Vorgaben. Hier knüpft das Verständnis von Qualität im Gesundheitswesen an, wie es bereits 1980 von Avedis Donabedian definiert wurde. Es bietet eine hilfreiche Grundlage, um die Anforderungen an die Ausbildung zu bewerten. Der Mediziner und Begründer der Qualitätsforschung im Gesundheitswesen definierte den Qualitätsbegriff, indem er die Dimensionen Struktur- und Prozessqualität unterscheidet, die zusammen die Ergebnisqualität liefern (vgl. Donabedian 1980, S. 83 f.). Mithilfe der drei Qualitätsdimensionen soll die novellierte praktische Ausbildung in den Apotheken beurteilt werden. Durch das PTA-Reformgesetz werden sowohl Mindestanforderungen an Schulen wie auch strukturelle Vorgaben für das Ausbildungsverhältnis während der praktischen Ausbildung festgelegt. Für letzteres wurden sowohl Festlegungen zum Ausbildungsvertrag als auch Pflichten der Träger der praktischen Ausbildung sowie der Auszubildenden getroffen. Erstmals ist die Zahlung einer Ausbildungsvergütung gesetzlich fixiert. Somit sind wesentliche Elemente der Strukturqualität definiert.

Um eine entsprechende Prozessqualität der Praxisanleitung sicherzustellen, bedarf es für die sechs Module innerhalb der Weiterbildung inhaltlicher Schwerpunkte sowie geeigneter Prüfungsformate. Neben der Intention des jeweiligen Moduls wurde innerhalb der Modulbeschreibung eine Übersicht über Bildungsziele und Kompetenzen erstellt. Situationsmerkmale spiegeln die Inhalte wider und definieren Handlungs-/ Lernanlass, beteiligte Akteur:innen, Kontextbedingungen und Handlungsoptionen sowie die Definition von Erleben/ Deuten/ Bearbeiten aus Perspektive der praxisanleitenden Person sowie der Auszubildenden. Alle Kriterien wurden an den Arbeitsort Apotheke mit deren gesetzlichen Besonderheiten angepasst.

Weiterhin wurden Prüfungsformen und deren Umfänge definiert. Jedes Modul schließt mit einer Prüfung ab. Der Gesetzgeber definiert die Prüfungszeit, die 30 Minuten pro 50 Präsenzstunden beträgt (vgl. §§ 7a SächsGfbWBVO 2022). Die Prüfungszeit soll zwischen mindestens 30 und höchstens 120 Minuten liegen. Da Module mit einem geringen Stundenumfang enthalten sind, entstand die Überlegung, eine Prüfungsleistung für zwei inhaltlich gut aufeinander abgestimmte Module zu erbringen. Prüfungsleistungen für die Praxisanleitung von PTA können schriftlich, mündlich und praktisch, in Einzel- oder Gruppenarbeit erbracht werden. Aufgrund des begrenzten zeitlichen Umfangs der einzelnen Module kann die Bewertung innerhalb oder außerhalb der Lehrveranstaltung erfolgen. Methodische Anregungen sowie Literaturempfehlungen runden die Beschreibung ab.

Die sehr speziellen Anleitungsprozesse in der Apotheke ermöglichen dem Weiterbildungsgang Praxisanleitung Alleinstellungsmerkmale speziell für PTA. Die Weiterbildung wertet den Beruf zusätzlich auf und bietet die Chance zur persönlichen sowie beruflichen Weiterentwicklung.

3 Durchführung der praktischen Ausbildung

Die Bundesapothekerkammer (BAK) schlägt in ihrer *Richtlinie zur Durchführung der praktischen Ausbildung zur/zum pharmazeutisch-technischen Assistentin/en* zur Gestaltung von Anleitungssituationen das Vier-Stufen-Modell vor (vgl. BAK 2022, S. 14 ff.). Als einfache Methode scheint sie im Arbeitsalltag gut umsetzbar, dennoch bestehen Schwächen. Die konventionelle Form dieser Vorgehensweise repräsentiert eine rein instruktive Lehrmethode, die durch selektive Demonstration und Imitation von Arbeitsprozessen das Ziel verfolgt, dass Auszubildende die korrekte Durchführung einzelner Schritte erlernen. Das Imitieren von Arbeitsprozessen trägt allerdings nicht zur Steigerung der Autonomie von Auszubildenden bei. Infolgedessen mangelt es an beruflicher Handlungsorientierung. Ihre Berechtigung hat die Methode insbesondere in Situationen, in denen eindeutige Abläufe erlernt werden sollen und stellt aus diesem Grund das Mittel der Wahl für die Richtlinie dar. Ein Methodenmix, wie er in einer entsprechenden Weiterbildung zur Praxisanleitung erlernt werden kann, ist allerdings dringend zu empfehlen. Die Anbahnung von beruflicher Handlungsfähigkeit, einem wesentlichen Ziel der zeitgemäßen beruflichen Ausbildung, gestaltet sich weniger effektiv durch den Einsatz der klassischen Vier-Stufen-Methode.

Zukunftsorientierte Konzepte ermöglichen Eigenverantwortung für den Lernprozess sowie einen selbstbestimmten Umgang der Auszubildenden mit dem neuen Wissen. Um ein tieferes Verständnis durch nachhaltiges Lernen zu erhalten, sind für das Apothekenwesen beispielweise der Cognitive-Apprenticeship-Ansatz (vgl. Collins 2004, S. 111 ff.), Modeling mit Metalog (vgl.

Brühlmann 2010, S. 133 ff.) oder Fallbesprechungen relevante Methoden. In größeren Apotheken mit mehreren Auszubildenden kann das Peer Teaching zur Anwendung kommen. Diese Handlungsweisen können im Lern- und Arbeitsumfeld erprobt werden.

Die alleinige Durchführung einer Praxisanleitung durch Apotheker:innen, die über keine pädagogischen Zusatzqualifikation verfügen, ist nicht zu empfehlen, da das Wissen über entsprechende berufspädagogische Methoden kaum vorhanden ist und eine zielgerichtete und strukturierte Begleitung der Auszubildenden nur bedingt gewährleistet werden kann. Die pharmazeutischen Fachkenntnisse sind bei Approbierten zwar vorhanden, allerdings bedarf es didaktischer Fähigkeiten und Kompetenzen, die keinen curricularen Inhalt des Pharmaziestudiums darstellen. Dennoch sollte das gesamte Apothekenteam in die Praxisanleitung involviert werden. Neben der Planung von Anleitungsphasen muss der praxisanleitenden Person ein zusätzlicher zeitlicher Spielraum für die Vor- und Nachbereitung zur Verfügung gestellt werden. Es bedarf der Förderung eines gemeinsamen Verständnisses innerhalb des Teams. Dieser Aspekt der praktischen Ausbildung sollte bei der Planung von Organisationsabläufen berücksichtigt und als fester Bestandteil im Arbeitsplan verankert werden. Weiterhin sollten die Anleitungsprozesse innerhalb des Qualitätsmanagementsystems der Apotheke dokumentiert und zugänglich sein. Ob die Praxisanleitung im geforderten Umfang und in entsprechender Qualität durchgeführt wird, muss durch regelmäßige Kontrolle seitens der Überwachungsbehörden geprüft werden, denn dies dokumentiert die Ergebnisqualität.

4 Ausblick

Für Apotheken, die PTA ausbilden, entstehen neue Optionen der Attraktivitätssteigerung und Standortsicherung. Die erworbenen Kenntnisse aus der Weiterbildung Praxisanleitung können auf die Ausbildung von Pharmazeutisch-kaufmännischen Angestellten sowie Pharmazeut:innen im Praktikum übertragen werden. Für berufstätige PTA kann die Aufgabe der Praxisanleitung vergütungsrelevant werden. PTA verdienen aktuell weniger als ausgebildete Pflegehilfskräfte, die keine Berufsfachschule besucht und nur eine einjährige Ausbildung absolviert haben.[3] Daher ist es umso wichtiger, ähnlich wie bei den Pflegeberufen, die derartige Regelungen in ihren Tarifverträgen TVöD/VKA fixiert haben, die Qualifikation in den Bundesrahmentarifvertrag für Apothekenmitarbeiter aufzunehmen. Im

3 Vgl. TVöD-B Anlage E (Pflegedienst, gültig ab 01.03.2024), Pflegehilfskraft 1. Berufsjahr, Entgeltgruppe P 5: 2.718,00 EUR/ Gehaltstarifvertrag für Apothekenmitarbeiter (gültig ab 01.07.2024), PTA, 1. Berufsjahr: 2.569,00 EUR; in Sachsen (gültig ab 01.01.2023): 2.370,00 EUR.

Freistaat Sachsen sind im *Tarifvertrag zur Vergütung von Fort- und Weiterbildungen* (TV FBWB) zum *Rahmentarifvertrag für Apothekenmitarbeiter:innen in Sachsen* (RTV Sachsen) Regelungen für nichtapprobiertes pharmazeutisches Personal aufgenommen (vgl. ADEXA – Die Apothekengewerkschaft 2022, S. 15). Tarifliche Zuschläge werden ausschließlich für zertifizierte Qualifikationen auf den Gebieten Allgemeinpharmazie, Dermopharmazie, Homöopathie und Naturheilverfahren, Phytotherapie, Homöopathie, Geriatrische Pharmazie, Onkologie sowie Ernährungsberatung gezahlt. Die Praxisanleitung ist bisher nicht vorgesehen.

Die Apotheke ist für die Bevölkerung eine individuelle und professionelle Anlaufstelle im Gesundheitswesen. In diesem Sinne kommt der Vor-Ort-Apotheke mit entsprechend ausgebildeten Beschäftigten eine wichtige Rolle in der Versorgung der Bevölkerung zu. Das Gesundheitssystem der Zukunft wird nur dann eine stabile, innovative und bezahlbare Versorgung sicherstellen können, wenn es stärker als heute die Kompetenzen der verschiedenen Gesundheitsberufe bündelt und auf eine stärkere Vernetzung der Leistungserbringer setzt. Durch den Ausbau des Angebots an pharmazeutischen Dienstleistungen, wie der Durchführung von Impfungen, Präventionsberatungen oder Check-ups, wird die Apotheke zu einer eigenständigen Größe, auf die die Patient:innen angewiesen sind. Die Rolle der nichtakademischen Pharmaberufe muss deutlich aufgewertet werden. Sie müssen noch stärker in die Versorgung von Patient:innen, beispielsweise durch eine Ausweitung der pharmazeutischen Dienstleistungen, eingebunden und es müssen ihnen neue Kompetenzen zugewiesen werden.

Pharmazeutisch-technische Assistent:innen sind eine unverzichtbare Berufsgruppe in jeder Apotheke. Bis heute hat sich das Berufsbild der PTA vom reinen Hilfsberuf hin zu einer tragenden Säule der Apotheke, die mit der ordnungsgemäßen Versorgung der Bevölkerung mit Arzneimitteln betraut ist, gravierend verändert: von der Salbenschale mit Pistill hin zu vernetzten Softwaresystemen für Rezeptur und Labor. Von gedruckten Rezepturbüchern zur datenbankbasierten digitalen Beratung, um nur zwei Beispiele zu nennen. Ihre Hauptaufgabe in öffentlichen Apotheken ist die Beratung über die richtige Anwendung von Arzneimitteln und Medizinprodukten. Langjährig tätige, erfahrene und qualifizierte PTA müssen eine Möglichkeit erhalten, sich beruflich weiterzuentwickeln. Landesrechtlich geregelte Weiterbildungen für Gesundheitsfachberufe sind primär im Bereich der Pflegeberufe zu finden. Eine dezidierte Weiterbildung für den PTA-Beruf existierte bislang nicht.

Bei der Novellierung des PTA-Berufsgesetzes wurde das Berufsbild im Hinblick auf bedarfs- und kompetenzorientierte Aufgabenprofile modernisiert. Mit der Definition von Qualitätsanforderungen an Schulleitungen, Lehrenden und Ausbildungsstätten konnten entscheidende Faktoren der Strukturqualität sichergestellt werden. Weiterhin wurde als wesentliches Merkmal der Prozessqualität die verbindliche Durchführung der Praxisanleitung eingeführt. Dieser Weiterbildungsgang besteht bereits für alle Gesundheitsfachberufe, da er in den

Pflegeberufen bereits seit vielen Jahren fester Bestandsteil der Ausbildung ist. Eine Adaption auf den PTA-Beruf ist daher sinnvoll und möglich. Die speziellen Handlungssituationen in der Apotheke müssen einfließen und ermöglichen dem Weiterbildungsgang Alleinstellungsmerkmale. Für den Freistaat Sachsen wurden bereits Modulbeschreibungen erstellt und Prüfungsleistungen formuliert, um mit der Weiterbildung beginnen zu können. Damit sind wesentliche Schritte und ein Anfang getan.

Ziel aller Maßnahmen muss es sein, Effizienz und Qualität zu steigern. Eine auf fachlich höchstem Niveau durchgeführte Weiterbildung zur Praxisanleitung für PTA befähigt die anleitenden Personen, die Auszubildenden schrittweise zum eigenständigen, fachlich fundierten und verantwortungsvollen beruflichen Handeln entsprechend den Ausbildungszielen heranzuführen. Die entwickelte berufliche Handlungskompetenz und persönliche Kompetenz wird folglich zu einer hohen Arzneimitteltherapiesicherheit und somit hohen Patientensicherheit beitragen.

Literatur

ABDA – Bundesvereinigung Deutscher Apothekerverbände e. V. (2023): Die Apotheke – Zahlen, Daten, Fakten 2023. Berlin: Köllen Druck+Verlag.

ABDA – Bundesvereinigung Deutscher Apothekerverbände e. V. (2024): Spezialisierungsrichtungen. Online: https://www.abda.de/fuer-apotheker/fort-und-weiterbildung/weiterbildung/spezialisierungsrichtungen (Abruf: 31.08.2024).

ADEXA – Die Apothekengewerkschaft (2023): Gehaltstarifvertrag für Apothekenmitarbeiter:innen in Sachsen. Online: https://www.adexa-online.de/fileadmin/media/pdf/Tarifvertraege/ADEXA-GeTV_Sachsen_01.01.2023.pdf (Abruf: 31.08.2024).

ADEXA – Die Apothekengewerkschaft (2024): Gehaltstarifvertrag für Apothekenmitarbeiter:innen. Online: https://www.adexa-online.de/fileadmin/media/pdf/Tarifvertraege/ADEXA-GeTV_ADA_ab_1.7.2024.pdf (Abruf: 31.08.2024).

BAK – Bundesapothekerkammer (2022): Richtlinie zur Durchführung der praktischen Ausbildung zur/zum pharmazeutisch-technischen Assistentin/en. Online: https://www.abda.de/fileadmin/user_upload/assets/Ausbildung_Studium_Beruf/PTA_RL/RL_PTA_gesamt_24_02_29.pdf (Abruf: 31.08.2024).

Brühlmann, Jörg (2010): Modeling mit Metalog in der Praxisausbildung. In: Pflegewissenschaft 12 (3), Hungen: hpsmedia.

Bundesagentur für Arbeit (2024): Engpassanalyse. Online: https://statistik.arbeitsagentur.de/DE/Navigation/Statistiken/Interaktive-Statistiken/Fachkraeftebedarf/Engpassanalyse-Nav.html (Abruf: 01.02.2024).

BVpta – Bundesverband PTA e. V. (2009): PTA Beruf im Wandel der Zeit. Online: https://www.bvpta.de/aktuelle-aktionen/pta-beruf-im-wandel-der-zeit/ (Abruf: 31.08.2024).

Collins, Allan (2004): Cognitive Apprenticeship und Veränderungen in der Arbeitswelt. In: Gruber, Hans et al. (Hrsg.): Kapital und Kompetenz. Wiesbaden: VS Verlag für Sozialwissenschaften.

Deutscher Bundestag, 5. Wahlperiode (1967): Drucksache V/2111. Online: https://dserver.bundestag.de/btd/05/021/0502111.pdf (Abruf: 31.08.2024).

Deutscher Bundestag, 19. Wahlperiode (2019): Drucksache 19/13961. Online: https://dserver.bundestag.de/btd/19/139/1913961.pdf (Abruf: 31.08.2024).

Donabedian, Avedis (1980): The definition of Quality and Approaches to its Assessment. Ann Arbor, Michigan: Health Administration Press.

Krüger, Helga (2001): Ungleichheit und Lebenslauf: Wege aus den Sackgassen empirischer Traditionen. In: Heintz, Bettina (Hrsg.): Geschlechtersoziologie (Sonderheft 41 KZfSS). Wiesbaden: Westdeutscher Verlag.

Mesch, Marcus/ Meisel, Annika (2022): Lehr-Lernprozesse mit dem Modell der vollständigen Handlung gestalten. Bielefeld: wbv.

REFA – Verband für Arbeitsstudien und Betriebsorganisation e.V. (1987): Methodenlehre der Betriebsorganisation. Arbeitspädagogik. München: Hanser.

SMK – Sächsisches Staatsministerium für Kultus (2022): Lehrplan Berufsfachschule Pharmazeutisch-technischer Assistent/Pharmazeutisch-technische Assistentin. Dresden.

VKA – Vereinigung der kommunalen Arbeitgeberverbände (2023): Durchgeschriebene Fassung des TVöD für den Dienstleistungsbereich Pflege- und Betreuungseinrichtungen im Bereich der Vereinigung der kommunalen Arbeitgeberverbände (TVöD-B). Online: https://www.vka.de/assets/media/docs/0/Tarifverträge/230422_TVöD-B_AEV_17_Lesefassung_Stand%2001_08_2023.pdf (Abruf: 31.08.2024).

Einblick in die curriculare Arbeit der Weiterbildung zur Praxisanleitung

Katharina Kühne & Peggy Schubert

1 Hinführung

Die Grundlage des Beitrages bildet der Erfahrungsbericht einer Curriculumentwicklung im Rahmen der Weiterbildung „Praxisanleitende Personen in Gesundheitsfachberufen". Dabei wird exemplarisch die Darstellung des Förderprojektes „Berufspädagogisch-Didaktische Qualifizierungsinitiative für praxisanleitendes Personal in Gesundheitsfachberufen (BeDiQUAPP)" des Sächsischen Staatsministeriums für Soziales und Gesellschaftlichen Zusammenhalt beschrieben (vgl. Ertl-Schmuck 2021).

Darin wird die Entwicklung einer kompetenzorientierten Weiterbildung sowie deren praktischen Umsetzung veranschaulicht. Die beispielhafte Darstellung der Transformation von einem entwickelten Weiterbildungsmodul der Sächsischen Weiterbildungsverordnung für Gesundheitsfachberufe (SächGfbWBVO) zum konkreten Unterricht ist Schwerpunkt dieses Beitrages und zeigt die Bedeutsamkeit curricularer Arbeit im Kontext der Weiterbildung auf.

Der Beitrag beginnt mit der Vorstellung des Projektes, wobei der Projekthintergrund, die beteiligten Institutionen sowie die Zielgruppe und die spezifischen Ziele des Projektes beschrieben werden. Der darauffolgende Teil bildet den inhaltlichen Schwerpunkt und widmet sich der Durchführung der kompetenzorientierten Weiterbildung, wobei zunächst die Rahmenbedingungen näher beleuchtet und daran anschließend die Phasen der Entwicklung detailliert beschrieben werden.

Ein exemplarischer Einblick in das schuleigene Curriculum bietet eine konkrete Darstellung, wie die entwickelten Kompetenzen im Weiterbildungscurriculum implementiert wurden. Abschließend wird im Fazit eine Zusammenfassung der wichtigsten Erkenntnisse des Projektes gegeben, die diskutierten Herausforderungen und Lösungsansätze werden dargelegt sowie ein Ausblick auf mögliche Weiterentwicklungen wird gegeben.

2 Aufbau einer kompetenzorientierten Weiterbildung für „Praxisanleitende Personen in Gesundheitsfachberufen“ im Freistaat Sachsen

2.1 Darstellung des Förderprojektes

Mit Beginn des Jahres 2020 ist das Pflegeberufegesetz (PflBG) und die dazugehörige Pflegeberufe-Ausbildungs- und Prüfungsverordnung (PflAPrV) auf Bundesebene in Kraft getreten (vgl. Schlosser 2022, S. 23).

Mit dem neuen PflBG (2017) und der PflAPrV (2018) erfolgte eine grundlegende Reform der Pflegeausbildung. Hervorzuheben ist die generalistische Ausrichtung, in der die drei vormals getrennten Abschlüsse zum Berufsbild "Pflegefachfrau/Pflegefachmann" zusammengeführt wurden. Ergänzend besteht weiterhin die Möglichkeit, im 3. Ausbildungsjahr die Abschlüsse "Altenpflege" und "Gesundheits- und Kinderkrankenpflege" zu erwerben. Neu sind die gesetzliche Regelung vorbehaltener Tätigkeiten mit Pflegeprozessverantwortung und die konsequente curriculare Kompetenz- und Situationsorientierung. Das beinhaltet auch die Neuausrichtung der Zuständigkeiten und Aufgaben der Träger der Ausbildung sowie die Qualifizierung der praxisanleitenden Personen (vgl. § 5 PflBG 2017).

Die bundeseinheitliche Gesetzgebung legt eine berufspädagogische Zusatzqualifikation der praxisanleitenden Personen von 300 Stunden und eine kontinuierliche Fortbildung von 24 Stunden jährlich fest. Als Voraussetzung für die Zulassung zur Weiterbildung werden eine berufsspezifische Ausbildung sowie Erfahrungen im Tätigkeitsfeld gefordert (vgl. § 4 PflAPrV 2018).

Bei allen beruflichen, berufspolitischen, institutionellen und finanziellen Folgen der Neuregelung bleibt es jedoch offen, wie die berufliche Zusatzqualifikation der „Weiterbildung zur Praxisanleitung“ auf Bundesebene anschlussfähig konzipiert werden soll. Hier gelten weiterhin landesrechtliche Regelungen, was die Problematik der fehlenden Vergleichbarkeit und des ungleichen Qualitätsniveaus zwischen und in den einzelnen Ländern zur Folge hat. Das vom Sächsischen Staatsministerium für Soziales und Gesellschaftlichen Zusammenhalt ausgeschriebene Projekt „BeDiQUAPP“ widmete sich dieser Problematik.

Projektziel war es, die bestehende Sächsische Weiterbildungsverordnung für Gesundheitsfachberufe (SächsGfbWBVO) für die Berufe Pflegefachfrau/Pflegefachmann, sowie Notfallsanitäter:innen und Physiotherapie an die veränderten Anforderungen in der Praxis und an die neuen gesetzlichen Grundlagen anzupassen und ein kompetenzorientiertes Weiterbildungskonzept zu erarbeiten, welches praktisch erprobt und evaluiert werden sollte. Darüber hinaus zielte das Projekt auf die Verbesserung der Lehrqualität durch eine berufspädagogisch-didaktische Qualifizierung des Ausbildungspersonals und den staatlich anerkannten Weiterbildungseinrichtungen konkrete Vorgaben anzubieten.

Die Technische Universität Dresden, die Professur für Gesundheit und Pflege/ Berufliche Didaktik als Projektverantwortliche und das DRK Bildungswerk Dresden als Projektpartner starteten gemeinsam im November 2019 mit der Durchführung des Forschungsprojektes. Beide Institutionen verfügen über langjährige Expertisen im Bereich der Curriculumentwicklung, der Lehrer:innenbildung sowie der Aus-, Fort- und Weiterbildung in den Berufen Pflege, Physiotherapie und Notfallsanitäter:innen. Im Mittelpunkt des Forschungsprojekts standen eine Analyse zum Handlungsfeld der Praxisanleitung mit der anschließenden Entwicklung eines Kompetenzprofils zur Qualifizierung von Praxisanleiter:innen sowie die Erarbeitung eines modularisierten Weiterbildungskonzeptes, das im Rahmen des Projektes praktisch erprobt und evaluiert wurde.

Ein gemeinsames Absolvieren von berufsgruppenübergreifenden Modulen wurde angestrebt, um ein einheitliches pädagogisches Grundverständnis anzubahnen. Darüber hinaus wurden die berufsspezifischen Besonderheiten der Praxisanleitung in den Berufsgruppen der Notfallsanitäter:innen, der Pflege und der Physiotherapie erfasst und berücksichtigt, um eine adäquate Anleitung am Lernort Praxis gestalten zu können.

Abb. 1: Meilensteine des Projektes (eigene Darstellung).

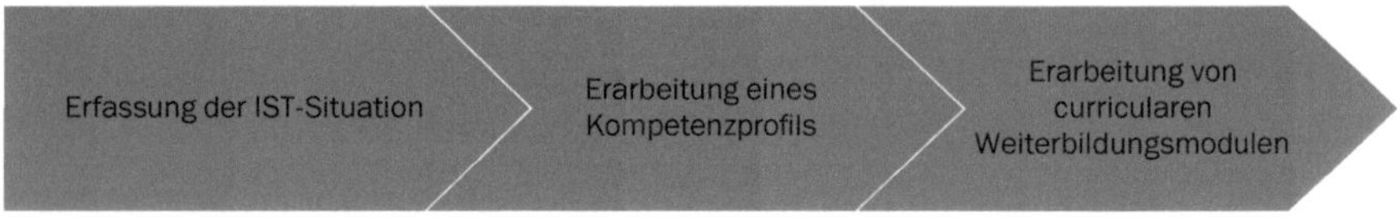

Zu Beginn erfolgte die *Erfassung der IST-Situation* bezogen auf die gesetzlichen Anforderungen an die Qualifikation der Praxisanleiter:innen der jeweils unterschiedlichen Berufsgruppen. Des Weiteren wurden ein Vergleich der inhaltlichen Ausgestaltung der Weiterbildung zur Praxisanleitung in einzelnen Bundesländern[1] sowie ausführliche Literaturrecherchen zum Themenfeld Praxisanleitung vorgenommen, um darüber Erkenntnisse zum Arbeitsfeld der Praxisanleiter:innen zu gewinnen. Die IST-Analyse ergab, dass nach wie vor ein empirisch fundiertes Kompetenzprofil für Praxisanleitende fehlt. Um ein Kompetenzprofil für Praxisanleiter:innen zu entwickeln wurden anschließend Expert:innenworkshops mit dem Ziel durchgeführt, charakteristische Handlungen und Aufgaben zu identifizieren und zu beschreiben. Ebenso wurden zentrale Momente und erlebte Praxisanleitungssituationen aufgenommen sowie Bedarfe und Wünsche

1 In folgenden Bundesländern konnte Material eingesehen werden: Berlin, Thüringen, Sachsen, Niedersachsen, Rheinland-Pfalz, Nordrhein-Westfalen, Hessen, Saarland, Bayern, Baden-Württemberg (vgl. Ertl-Schmuck 2021).

im Rahmen der Weiterbildung und praktischen Ausbildung ermittelt, um dem Handlungsfeld der Praxisanleiter: innen näher zu kommen. Die Ergebnisse der Expert:innenworkshops bildeten die Grundlage für die Erarbeitung eines Kompetenzprofils für die Weiterbildungskonzeption, welches gegenwärtige und zukünftige Anforderungen an die Gesundheitsberufe berücksichtigt und auf der Basis aktueller berufsbildungsbezogener und pflegedidaktischer Forschung entwickelt wurde. Bei der Bestimmung des Kompetenzprofils flossen ebenso aktuelle und relevante Entwicklungen auf europäischer Ebene ein, wie z. B. der Europäische Qualifikationsrahmen.

Auf der Basis des entstandenen Kompetenzprofils erfolgte die *Erarbeitung von sechs curricularen Weiterbildungsmodulen*, die einerseits den rechtlichen Anforderungen genügen, andererseits den Berufsspezifika der unterschiedlichen Berufe gerecht werden sollten (vgl. § 33 SächsGfbWBVO, Anlage 3).

Abb. 2: Curriculare Weiterbildungsmodule (eigene Darstellung).

Modul 3.1 Ein professionelles Berufsverständnis als praxisanleitende Person entwickeln

Modul 3.2 Beziehungen individuell wahrnehmen und gestalten

Modul 3.3 Die praktische Ausbildung planen, Anleitungssituationen vorbereiten, durchführen, evaluieren und Qualität sichern

Modul 3.4 Prüfen und Bewerten

Modul 3.5 Lernortkooperation mitgestalten

Modul 3.6 Achtsam sein und verantwortungsvoll handeln

2.2 Umsetzung der kompetenzorientierten Weiterbildung

2.2.1 Rahmenbedingungen

Die Umsetzung der kompetenzorientierten Weiterbildung erfolgte am DRK Bildungswerk Dresden. Erforderlich dafür war. eine umfassende Bedarfsanalyse zur Erfassung der spezifischen Anforderungen und Bedürfnisse der Zielgruppe. Vorab erfolgte sowohl die Erhebung individueller als auch organisatorischer Bedarfe der Arbeitsgruppe und des Bildungsträgers, um entsprechende Rahmenbedingungen zu schaffen. Die intensive Auseinandersetzung der Lehrenden mit den in der Weiterbildungsverordnung beschriebenen Kompetenzen sowie die Implementierung bestehender Kompetenz- und Unterrichtsmodelle bildeten die Grundlage zur Entwicklung und Strukturierung einer kompetenzorientierten Weiterbildung. Auf Grundlage der im Projekt konzipierten Weiterbildungsmodule erfolgte die Entwicklung eines schuleigenen Curriculums für Praxisanleitende. Dieses beinhaltet kompetenzorientierte Zielformulierungen und daraus resultierende, aufeinander aufbauende Lerneinheiten.

Die curriculare Planung der Weiterbildung „Praxisanleitende Personen in Gesundheitsfachberufen" sowie die zeitliche und strukturelle Gestaltung erfolgten in einer möglichst stabilen Curriculumgruppe. Ein eigenständiges Arbeiten durch einzelne Lehrende ist dabei nicht zielführend (vgl. Lersch 2009, S.15). Die Gestaltung des zeitlichen Rahmens der Weiterbildung hängt von den Strukturen der jeweiligen Weiterbildungseinrichtungen ab. Insgesamt sind 276 Unterrichtseinheiten zu planen. Zusätzlich gibt es einen Hospitationszeitraum im Bereich der berufspraktischen Ausbildung von 24 Stunden. E-Learning-Angebote können in einem Umfang von bis zu 20 % der Präsenzstunden genutzt werden. Dabei ist zu beachten, dass bei einer vollzeitschulischen Weiterbildung ein Zeitraum von 24 Monaten nicht überschritten werden darf (vgl. § 1 SächsGfbWBVO). Falls externe Lehrende im Bereich der Weiterbildung eingesetzt werden, erfordert dies eine gründliche curriculare Einarbeitung, um die Inhalte entsprechend der Zielstellung umzusetzen und die Qualität der Weiterbildung zu sichern.

2.2.2 Phasen der curricularen Arbeit

Curriculare Arbeit ist Teamarbeit und beginnt zunächst mit der Abstimmung über einen möglichen theoretischen Begründungsrahmen. Von wesentlicher Bedeutung ist, dass im Team ein gleiches Verständnis über die Konstruktionsprinzipien der Weiterbildungsmodule geschaffen wird. Dies bildet die Grundlage für die weiterführenden Arbeiten am schuleigenen Curriculum (vgl. LaSuB 2022, Anlage 2).

Im Rahmen der Entwicklung eines Bildungsmoduls folgt der Prozess einer systematischen Abfolge von Schritten, die von der Analyse des Moduls bis hin zur Dokumentation und Evaluation des Curriculums reichen. Diese Schritte werden in der folgenden Abb. 3 aufgezeigt.

Abb. 3: Schritte der curricularen Arbeit (eigene Darstellung)

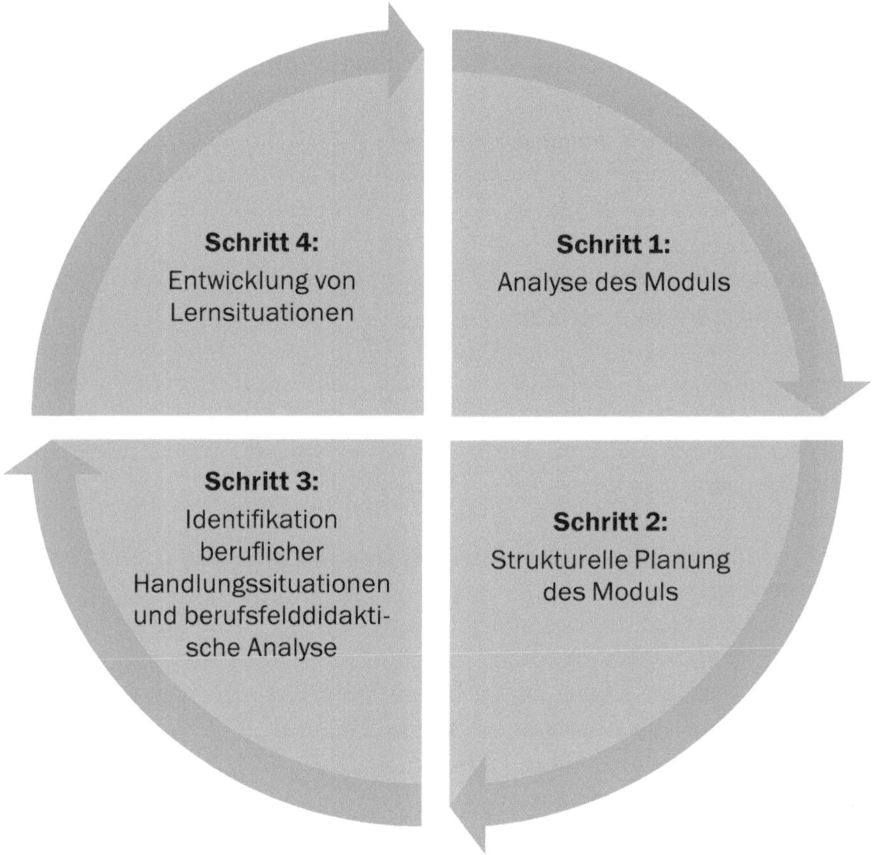

Diese einzelnen Handlungsschritte sollen im weiteren Verlauf vertieft werden. Zusätzlich erfolgt eine Untermauerung der Thematik an einem praktischen Beispiel.

Schritt 1: Analyse des Moduls

Die Analyse der einzelnen Module, welche in der Weiterbildungsverordnung verankert sind, bilden die Grundlage der curricularen Arbeit. Sie ermöglichen eine Annäherung an ein gemeinsames berufspädagogisches Verständnis aller Teammitglieder und eine Gesamtübersicht der kompetenzorientierten Weiterbildungsinhalte. Diese Phase ist von hoher Qualität und erfordert eine kontinuierliche Teamarbeit, ohne die einzelnen Arbeitsschritte zu vernachlässigen.

Die Stundenübersicht, die Modulbeschreibung, die Bildungsziele, die Kompetenzen, die Situationsmerkmale, Prüfungsformate sowie die methodischen Anregungen werden in dieser Phase analysiert. Dabei ist das Ziel, ein gemeinsames Verständnis über die Gesamtheit der Weiterbildung zu entwickeln und in den Diskurs zu gehen (vgl. LASUB 2022, Anlage 2).

Anschließend werden strukturelle Entscheidungen im didaktischen Team getroffen. Hierbei wird entschieden, ob die vorgegebenen Module übernommen oder eine Umstrukturierung vorgenommen wird. Die Planung einer sinnvollen Modulabfolge in der Weiterbildung ist ebenfalls Teil dieser Phase.

Schritt 2: Strukturelle Planung des Moduls

Die strukturelle Planung eines Moduls umfasst die Festlegung von Zeitrichtwerten und die Bestimmung der Anzahl der Lernsituationen. Dabei ist ein strukturiertes Vorgehen im didaktischen Team zielführend. Der gesamte Zeitrahmen wird durch die Weiterbildungsverordnung mit 300 Stunden vorgegeben. Im weiteren Verlauf wird jedes einzelne Modul in Zeitrichtwerte ausdifferenziert, um sinnvolle Lernarrangements zu entwickeln. Dies ist in Abhängigkeit der festgelegten Lernziele, der Komplexität des Themas und den verfügbaren Ressourcen zu planen. Eine einzelne Lernsituation sollte circa 20 – 40 Unterrichtsstunden umfassen. Dadurch gelingt es, eine angemessene Verteilung der Lerninhalte und -aktivitäten sicherzustellen.

Schritt 3: Identifikation beruflicher Handlungssituationen und berufsfelddidaktische Analyse

Die Suche nach passenden beruflichen Handlungssituationen für die Lernsituationen steht im Mittelpunkt des nächsten Schrittes. Dabei dienen die Modulbeschreibungen als Orientierung. Die beruflichen Handlungssituationen können aus verschiedenen Quellen stammen, wie den Erfahrungen der Teilnehmenden, persönlichen Erfahrungen im beruflichen Handlungsfeld, bestehenden Handlungssituationen oder qualitativen Studien. Die Identifikation beruflicher Handlungssituationen ist ein entscheidender Schritt in der curricularen Arbeit und erfordert eine inhaltliche Betrachtung.

Es ist sicherzustellen, dass die ausgewählten Handlungssituationen relevant und bedeutsam für die Zielgruppe der Lernenden sind. Die Handlungssituationen sollten sich direkt auf ihre berufliche Praxis beziehen. Zusätzlich kann an dieser Stelle überprüft werden, inwiefern die identifizierten Handlungssituationen die definierten, übergeordneten Bildungs- und Kompetenzen unterstützen.

Die Auswahl sollte auf die Entwicklung der erforderlichen Kompetenzen abzielen sowie die Vielfalt der Berufsfelder innerhalb der Zielgruppe einbeziehen. Handlungssituationen sind repräsentativ und exemplarisch für die verschiedenen Tätigkeitsfelder und Herausforderungen. Die identifizierten Handlungssituationen sind realitätsnah und entsprechen den tatsächlichen beruflichen Anforderungen. Diese Vorgehensweise trägt dazu bei, den Transfer des Gelernten in die Praxis zu fördern (vgl. Walter 2013).

Die Erarbeitung von Bildungs- und Unterrichtszielen erfolgt anhand der in der Weiterbildungsverordnung vorgegebenen Kompetenzen. Es werden Ziele formuliert, die aufeinander aufbauen. Zur Strukturierung und spiralförmigen

Entwicklung kann das Modell von Lersch (2009) herangezogen werden. Dieses Modell bietet eine didaktisch-methodische Grundlage, die speziell für kompetenzorientiertes Lernen konzipiert wurde. Dabei steht im Mittelpunkt die Entwicklung von systematischem Wissenserwerb und die Förderung überfachlicher Kompetenzen.

Lersch entwickelt in seinem Ansatz ein Kompetenz-Erwerbsschema, das es ermöglicht, Lernprozesse so zu gestalten, dass sie auf den individuellen Ausgangslagen der Lernenden aufbauen und deren fortschreitende Kompetenzentwicklung unterstützen. In dieser Perspektive werden Unterrichtsinhalte und -methoden so gestaltet, dass ein spiralförmiger Kompetenzaufbau ermöglicht wird, damit Weiterbildungsteilnehmer:innen auf frühere Erfahrungen aufbauen und ihr Wissen und Können stetig erweitern können. Der Lernprozess wird dabei nicht nur als lineare Aneignung von Fakten betrachtet, sondern als dynamische und mehrdimensionale Entwicklung, in der kognitive, affektive und soziale Komponenten gleichermaßen eine Rolle spielen (vgl. ebd.).

Gleichzeitig wird eine wissenschaftliche Literaturrecherche durchgeführt, um die Situationsmerkmale: Handlungsanlässe, Kontextbedingungen, ausgewählte Akteure, Erleben, Deuten und Verarbeiten sowie Handlungsmuster mit disziplinärem Wissen zu verknüpfen.

Berufliche Handlungssituationen weisen verschiedene Schwierigkeitsgrade und Komplexitätsstufen auf, um sicherzustellen, dass die Lernenden schrittweise ihre Fähigkeiten entwickeln können. Zusätzlich sollten Handlungssituationen die aktuellen beruflichen Entwicklungen im jeweiligen Berufsfeld und deren Anforderungen widerspiegeln. Die Berufspraxis kann sich im Laufe der Zeit ändern: aufgrund der sich entwickelnden Bezugswissenschaften, technologischen Weiterentwicklungen, der gesetzlichen Rahmenbedingungen, der Biografie der Lernenden und Lehrenden sowie der veränderten Versorgungserfordernisse der Klient: innen.

Darüber hinaus gilt es, die Heterogenität der Lernenden sowie Aspekte der Diversität in den Handlungssituationen zu berücksichtigen. Es ist empfehlenswert, Praxispartner:innen oder Expert:innen aus der Berufswelt einzubeziehen, um sicherzustellen, dass die identifizierten Handlungssituationen authentisch und praxisnah sind. Durch eine inhaltliche Betrachtung und Berücksichtigung dieser Aspekte können berufliche Handlungssituationen wirksam in die curriculare Arbeit integriert werden (vgl. LASUB 2022, Anlage 2). Die Analyse von beruflichen Handlungssituationen erfolgt durch die Anwendung von Reflexionsfragen, pflegedidaktischen Modellen und unter Berücksichtigung der in den Modulen aufgeführten Situationsmerkmale. Die Auseinandersetzung mit beruflichen Handlungssituationen erfordert zu Beginn eine gründliche Analyse, um den Bildungsgehalt zu erfassen und das weitere Vorgehen zu strukturieren. Die Ergebnisse dieser Analyse bilden die Grundlage der weiteren curricularen Arbeit und sind damit obligat für den nachfolgenden Entwicklungsprozess (vgl. LASUB 2022, Anlage 2).

Die Grundlage für das schuleigene Curriculum am DRK Bildungszentrum bildet die Subjektorientierte Pflegedidaktik von Ertl-Schmuck (2022). Die methodische Vorgehensweise in der Analyse basiert auf Reflexionsfragen dieses pflegedidaktischen Modells, welches eine differenzierte Betrachtung beruflicher Handlungssituationen bietet. Dieses Vorgehen bildet nicht nur die Grundlage für die Planung der Unterrichtssequenzen, sondern sie ist auch entscheidend für die Sicherstellung der Praxisnähe und Kompetenzorientierung der Weiterbildung. Die Subjektorientierte Pflegedidaktik (Ertl-Schmuck 2022) fokussiert die individuellen Erfahrungen und Wahrnehmungen der Lernenden und setzt bei deren Subjektivität an, um Lernprozesse zu gestalten. Nach Ertl-Schmuck ist es entscheidend, dass die Lernenden ihre eigene berufliche Praxis und Handlungsweisen reflektieren, um daraus Erkenntnisse für die Weiterentwicklung ihrer beruflichen Handlungskompetenzen zu ziehen. In diesem Prozess nehmen Aushandlungsprozesse zwischen den Lehrenden in der Weiterbildung und den Teilnehmenden eine zentrale Rolle ein. Dabei geht es um das Aushandeln von vorgegebenen curricularen Lernanforderungen sowie den subjektiven Interessen und individuellen Erfahrungen im Kontext der zu verhandelnden Lerngegenständen (ebd., S. 185). In dieser Perspektive können aufscheinende Differenzerfahrungen zum Gegenstand des Lernens werden. Die Subjektorientierte Pflegedidaktik bietet somit einen theoretischen Rahmen, der sowohl die Reflexion des eigenen beruflichen Handelns als auch die Auseinandersetzung mit den sozialen und institutionellen Rahmenbedingungen des Berufsfeldes fördert.

Schritt 4: Entwicklung von Lernsituationen

Die Konstruktion der Lernsituation sowie die Entwicklung von begründeten, aufeinander aufbauenden Lehr-Lernarrangements und der zeitlichen Struktur erfordern ebenfalls eine systematische Vorgehensweise. Dabei sind mehrere Schritte zu beachten:

Zunächst erfolgt eine Bedarfsanalyse, bei der die Bedürfnisse und Vorkenntnisse der Zielgruppe identifiziert werden. Basierend darauf werden konkrete Lernziele für die einzelnen Unterrichtseinheiten entwickelt, die auf die Bedürfnisse und Inhalte der Weiterbildung abgestimmt sind.

Anschließend erfolgt die didaktische Konzeption, bei der geeignete Unterrichtsmethoden und Strategien ausgewählt werden, die sich aus den definierten Lernzielen ergeben. Dabei werden auch Entscheidungen über den effektiven Einsatz von Unterrichtsmethoden und entsprechenden Unterrichtsmedien getroffen.

Weiterhin wird die zeitliche Struktur festgelegt, indem ein Zeitplan für die einzelnen Lehr-/Lernphasen erstellt wird, der auch Pausen und Reflexionszeiten berücksichtigt. Auch E-Learning-Phasen werden definiert und inhaltlich sowie zeitlich bestimmt.

Es werden vielfältige Lern- und Arbeitsaufgaben erstellt, die die Entwicklung einer beruflichen Handlungskompetenz fördern. Dabei können verschiedene

Sozialformen, wie z.B. Gruppen- und Partnerarbeit sowie verschiedene Methoden, wie z.B. Rollenspiele, Diskussionen und praktische Übungen einbezogen werden. Regelmäßige Feedback-Mechanismen werden integriert, um den Lernfortschritt zu erfassen und zu unterstützen (vgl. LASUB 2022, Anlage 2).

3 Exemplarischer Einblick in das schuleigene Curriculum

3.1 Entwicklung einer beruflichen Handlungssituation

Im folgenden Abschnitt wird die Entwicklung einer beruflichen Handlungssituation des Moduls 1 „Ein professionelles Berufsverständnis als praxisanleitende Person entwickeln" dargestellt (Weiterbildungsverordnung Gesundheitsfachberufe vom 01.März 2022 (SächsGVBl).

- Zeitrichtwert Modul I: 60 Unterrichtseinheiten
- Lernsituation: I.3
- Zeitrichtwert der LS I.3: 36 Unterrichtseinheiten

Berufliche Handlungssituation: „Schluss aus, jetzt suchen wir uns das einfach":

> „Meine Anleitungssituation war, dass die Auszubildende im dritten Lehrjahr kam und meinte, sie hätte noch nie was mit einer PEG zu tun gehabt und da wir auf unserem Wohnbereich eine Bewohnerin haben, die mit einer PEG versorgt wird, habe ich gesagt, ja können wir uns gerne mal Zeit dazu nehmen. Habe ich auch weitergegeben an die Heimleitung und nie eine Antwort bekommen und dann habe ich gesagt: 'Schluss aus, jetzt suchen wir uns das einfach.' Ich hab dann die PEG-Versorgung abgekoppelt von der Grundpflege und hab gesagt: 'lass uns das einfach mal gerne mit der Bewohnerin machen'. Wir haben uns dann dort getroffen und im Vorfeld habe ich aber die Auszubildende sich über eine PEG auch kundig machen lassen. Na von den theoretischen Grundlagen her. Ich habe gesagt, es könnte auch sein, ich stelle dir ein paar Fragen.
>
> Wir sind dann so rein, die Aufgabe war in dem Moment, die Nahrung, die durchgelaufen war, ab zu machen und die ganze Nachsorge jetzt für die Nahrungsversorgung zu machen. Dann haben wir erstmal ein bisschen die Theorie besprochen, was ist denn die PEG, wozu dient sie, was gibt es noch für andere Möglichkeiten der parenteralen.
>
> Dann habe ich ihr erstmal, das hatte ich ein bisschen vorbereitet, die ganzen Hygienemaßnahmen, Hände desinfizieren, Handschuhe anlegen, Arbeitsfläche desinfizieren. Weil ich gehe in jede Anleitung immer rein mit dem Hintergedanken einer Prüfungssituation, damit sie sich ja nichts Falsches erst aneignen. Dann haben wir uns die ganzen Materialien vorbereitet, die wir brauchen, es sind ja nicht viele und dann habe ich eben das ihr gezeigt, sie sollte wirklich nur zugucken. Das habe ich ihr halt

auch alles noch erklärt und mehr war es eigentlich nicht. Hände desinfiziert und dann wars das. Dokumentiert habe ich dann im Nachhinein.

Hast du dich in der Anleitung unsicher gefühlt?

Nein, aber ich habe gemerkt, dass wenn man nicht in der Anleitersituation ist, dass man manche Schritte auch weglässt. In der Eile der Zeit, wenn man selber die Maßnahme durchführt. Das ist für uns sicherlich das Schwierigste, ich will jetzt nicht sagen Problem, aber durch die Routine und die immer wiederkehrende Tätigkeit, die man ja macht, dann wirklich auch merkt, wo die eignen Defizite sind. Ich würde es nicht Unsicherheit nennen, sondern Achtung und für sich selber reflektieren. Also klar ziehst du immer Handschuhe an, aber desinfizierst du immer die Arbeitsfläche, wenn du Sachen rausholst? Wo stellst du den Müllbeutel hin? Und so weiter. Genau. Wie würdest du so deine Rahmenbedingungen in der Situation beschreiben?

Die Zeit habe ich mir selber geschaffen. Ich habe mir versucht, die Zeit einzufordern, was nicht kam. Dann haben wir es einfach für uns beschlossen, heute machen wir das mal. Es wäre natürlich schöner gewesen, wenn die Leitung gesagt hätte „so pass auf, morgen hast du Praxisanleitertag und du übst alles, was sich die Schule gewünscht hat". Weil man hätte sich dann auch zielgenau darauf vorbereiten können. So war es ja meine Entscheidung, innerhalb der nächsten Woche schauen wir, wie es passt. Habt ihr denn einen Praxisanleitertag? Also kriegt ihr von eurer Leitung Praxisanleitertage zur Verfügung gestellt?

Ja, mir ist vollkommen klar, dass das illusorisch ist, dass es haargenau so umzusetzen ist. Aber ansatzweise, dass man sagt „ihr bekommt jetzt einen Tag alle 14 Tage oder einmal im Monat je nachdem wie man es sich einrichtet, wo du wirklich ausschließlich eine Anleitung mit deinem Auszubildenden machst" muss einfach drin sein. Das ist aber glaube ich, bei unser Leitung noch nicht angekommen.

Da müsst ihr denen Nahebringen, das wissen die ja primär nicht. Wir haben jetzt ja diese Vorgaben bekommen, wie viel also zum Beispiel 40 Stunden, wie viele Beurteilungen, in welchen Zeiträumen und das muss der Leitung mitgeteilt werden.

Aber klar, wir müssen wirklich in den Einrichtungen erreichen, dass die Praxisanleitung oder die Ausbildung professioneller organisiert wird, um es mal zusammenzufassen und dafür brauchst du Zeit. Und wir müssen es erreichen, dass die Ausbildung professioneller organisiert wird, dass Zeit zur Verfügung gestellt wird, denn die Einrichtung erhält dafür ja auch aus dem Ausbildungsfonds Geld. Das Geld ist ja dafür da und das müssen wir auch verinnerlichen als Praxisanleiter und bei der Diskussion mit der Leitung auch ins Spiel bringen." (zit. in Ertl-Schmuck 2023, S. 29 f.)

3.2 Berufsfelddidaktische Analyse

Die berufsfelddidaktische Analyse einer Handlungssituation setzt eine strukturierte Vorgehensweise voraus, die auf den spezifischen Anforderungen und Gegebenheiten der beruflichen Praxis basiert. Ziel dieser Analyse ist es, die relevanten Bildungsziele und Kompetenzen, die sich aus der beruflichen Handlungssituation ergeben, systematisch zu identifizieren und in den Unterricht zu integrieren. Die Bildungsziele fokussieren dabei die zukünftige Rolle der Teilnehmer: innen als Anleitende in der beruflichen Praxis vor dem Hintergrund selbst- und fremdbestimmter Momente sowie Spannungsfeldern, die sich aus den eigenen Ansprüchen und Idealen ergeben. Sie sollen durch die kritische Auseinandersetzung mit erlebten und zukünftigen Spannungen, Ansätze entwickeln, sich für die Ausübung ihrer Rolle und ihrer Aufgaben einzusetzen und das auch argumentativ gegenüber anderen zu vertreten.

Anhand der vorliegenden Situation sollen die Teilnehmer: innen zunächst ihre Rolle als praxisanleitende Personen im Kontext der Ausbildung reflektieren und analysieren. Dabei steht die Rekonstruktion der eigenen Vorstellungen und Rollen hinsichtlich der pädagogischen Begleitung der Auszubildenden im Vordergrund. Sie sollen sich mit ihren persönlichen Zielen, Erwartungen und der beruflichen Sozialisation auseinandersetzen. Die Reflexion über institutionelle und gesetzliche Rahmenbedingungen ist ebenso zentral wie die Auseinandersetzung mit den besonderen Anforderungen in unterschiedlichen beruflichen Settings.

Ein wesentlicher Aspekt der Lernsituation ist der Perspektivenwechsel von der berufspraktischen zur anleitenden Rolle. Dies erfordert ein tiefes Verständnis für die Anforderungen und Herausforderungen, die mit der Praxisanleitung verbunden sind. Die Teilnehmer: innen sollen ihre Motivation für die eigene berufliche Kompetenzentwicklung reflektieren und ihre beruflichen Handlungsroutinen kritisch hinterfragen.

Darüber hinaus reflektieren die Teilnehmer:innen die Anforderungen, die sich aus institutionellen und berufsgesetzlichen Rahmenbedingungen ergeben. Sie analysieren, wie diese Einflussfaktoren ihre Tätigkeit als Praxisanleiter: innen prägen und welche Herausforderungen dadurch entstehen. Dies beinhaltet auch die Auseinandersetzung mit den Besonderheiten ihres beruflichen Handelns in verschiedenen Settings und die Ableitung konkreter Aufgaben für die praktische Begleitung der Auszubildenden.

Ein weiterer zentraler Bestandteil der Kompetenzentwicklung ist der Perspektivwechsel von der berufspraktischen zur anleitenden Rolle. Die Teilnehmer: innen lernen, ihre bisherige Praxis durch die Brille einer praxisanleitenden Person zu betrachten, was ihnen ermöglicht, ihre Handlungsweisen und Einstellungen zu hinterfragen und anzupassen. Dieser Perspektivwechsel ist entscheidend, um die Auszubildenden effektiv unterstützen und begleiten zu können.

Schließlich reflektieren die Teilnehmer: innen ihre eigene Motivation hinsichtlich der beruflichen Kompetenzentwicklung. Sie setzen sich mit den Gründen auseinander, warum sie sich für die Rolle der Praxisanleitung entschieden haben und entwickeln Strategien, wie sie ihre eigene berufliche Entwicklung weiterhin fördern können. Diese Reflexion ist von Bedeutung, um langfristig motiviert und engagiert in der Praxisanleitung tätig zu sein und die eigene berufliche und berufspädagogische Kompetenz kontinuierlich zu erweitern.

Zur weiteren Planung bilden die Situationsmerkmale eine wesentliche Rolle.[2] Zentrale Handlungsanlässe in der Lernsituation beinhalten den erlebten Perspektivwechsel, Begegnungen mit Auszubildenden, divergierende systembedingte Interessen sowie eigene Vorstellungen zu den Aufgaben und Zielen der Praxisanleitung. Die Kontextbedingungen sind auf unterschiedlichen Ebenen zu betrachten: Auf der Makroebene sind dies gesetzliche Grundlagen und berufspolitische Entwicklungen, auf der Mesoebene das Heim als Arbeitsort und das Spannungsfeld zwischen den Erwartungen der Heimleitung und denen der praxisanleitenden Person. Auf der Mikroebene steht die konkrete Anleitungssituation im Vordergrund, beispielsweise die Versorgung einer Bewohnerin mit einer Ernährungssonde durch die Praxisanleitende und die Lernenden.

Die Akteur:innen in dieser Lernsituation umfassen die Auszubildenden, die Praxisanleitenden und die Heimleitung. Verschiedene Handlungsoptionen stehen den Teilnehmern zur Verfügung, darunter Wege zur Rollenfindung im Berufsfeld, die Reflexion über berufliche und pädagogische Handlungsroutinen sowie die Identifikation und Analyse von Rollenkonflikten.

Das Situationsmerkmal „Erleben/Deuten/Verarbeiten" beschreibt, wie sowohl Praxisanleitende als auch Auszubildende die berufliche Handlungssituation wahrnehmen, interpretieren und emotional sowie kognitiv verarbeiten. In der Perspektive der Praxisanleiterin oder des Praxisanleiters steht häufig ein Spannungsfeld im Vordergrund, das von widersprüchlichen Interessen geprägt ist. Das Erleben solcher Widersprüche kann zu einer inneren Unzufriedenheit führen, insbesondere wenn die Erwartungen nicht mit den tatsächlichen Möglichkeiten übereinstimmen. Diese Unzufriedenheit wird verstärkt, wenn Praxisanleitende das Gefühl haben, ignoriert oder nicht ausreichend unterstützt zu werden, was ihr Engagement und ihre Motivation beeinträchtigen kann.

Trotz dieser Herausforderungen zeigen viele Praxisanleitende eine hohe Motivation und Engagement, um den Auszubildenden eine qualitativ hochwertige Ausbildung zu bieten. Sie entwickeln Routinen, die ihnen helfen, den Ausbildungsalltag effizient zu gestalten. Diese Routinen geben Sicherheit, können jedoch auch zu einer gewissen Betriebsblindheit führen, wenn sie nicht regelmäßig hinterfragt werden. Die Entschlossenheit, ihre Rolle als Anleiter:in erfolgreich auszufüllen, ist oft ein starker Antrieb, der sie dazu bringt, trotz widriger Umstände und fehlender Unterstützung durch die Leitung nach Lösungen zu suchen und ihre pädagogischen Aufgaben bestmöglich zu erfüllen. Das Rollenerleben der Praxisanleiter:innen ist daher komplex und vielschichtig, da sie ständig

2 Die Situationsmerkmale sind angelehnt an den Konstruktionsprinzipien der Rahmenpläne der Fachkommission nach § 53 PflBG (vgl. Fachkommission 2020, S. 13)

zwischen den verschiedenen Erwartungen navigieren und sich in ihrer Rolle immer wieder neu positionieren müssen.

Aus der Perspektive der Auszubildenden ist die berufliche Handlungssituation ebenfalls von intensiven Emotionen und Unsicherheiten geprägt. Viele Auszubildende erleben in neuen oder herausfordernden Lernsituationen starke Unsicherheiten, die sich auf ihr Wissen, ihre Fähigkeiten oder ihr Verhalten in der Praxis beziehen. Diese Unsicherheiten können zu Stress führen, insbesondere vor anstehenden Prüfungen, was das Lernverhalten und die Leistung negativ beeinflussen kann. Gleichzeitig bringen die Auszubildenden aber auch eine hohe Motivation mit, die sich in ihrem Interesse am Beruf und ihrem Engagement in der Ausbildung zeigt. Diese Motivation ist ein zentraler Faktor für den Lernerfolg, und es ist entscheidend, dass die Praxisanleitenden diese Motivation erkennen, fördern und die Auszubildenden durch gezielte Unterstützung und Feedback in ihrer Entwicklung bestärken.

Die Lerninhalte, die auf 36 Unterrichtseinheiten à 45 Minuten verteilt sind, fokussieren die Analyse der Situationsmerkmale und das Sammeln von Informationen über die berufliche Situation und das eigene Handlungsfeld. Eine biografische Reflexion soll zur Klärung der eigenen beruflichen Identität beitragen. Weiterhin werden das berufliche Selbstverständnis und die Aufgaben der Praxisanleitung thematisiert, wobei auch das eigene Lernverständnis und die Lernbiografie eine Rolle spielen. Die berufliche Sozialisation sowie subjektive Theorien in Bezug auf Erwartungen, Normen und Handlungsverständnisse werden kritisch beleuchtet.

Die Teilnehmer: innen werden auch mit den Organisationsstrukturen und Hierarchien ihrer Einrichtung konfrontiert und lernen, wie diese ihre Tätigkeit als Praxisanleitende beeinflussen. Rollenkonflikte, sowohl intra- als auch interpersoneller Natur, und der Umgang mit diesen Konflikten sind ebenfalls Teil der Unterrichtsinhalte. Die Auseinandersetzung mit den Grundlagen von Motivation, den eigenen Motiven sowie den Faktoren, die Motivation fördern oder hemmen, runden die Inhalte ab.

Durch die didaktische Analyse und die dadurch generierten Bildungsziele sollen die Teilnehmer:innen in die Lage versetzt werden, ihre Tätigkeit als Praxisanleitende reflektiert und kompetent auszuüben, stets mit dem Ziel, die Auszubildenden optimal zu begleiten und zu fördern.

3.3 Festlegung des Prüfungsformates

Die Festlegung des Prüfungsformats ist ein entscheidender Teil in der Planung der Weiterbildung und erfordert eine sorgfältige Überlegung. Die Weiterbildungsverordnung gibt dabei die Prüfungsformate vor, die als Grundlage dieses Arbeitsschrittes dienen. Zusätzlich sind die folgenden Arbeitsschritte bei der Entwicklung einzuhalten:

Es ist zunächst wichtig, zu klären, welche Kompetenzen sichtbar gemacht werden sollen. Anhand dessen ist ein Prüfungsformat aus der Weiterbildungsverordnung auszuwählen, welches eine Performanz ermöglicht. Die Kompetenzen weisen dabei fachliche, methodische, soziale oder personale Kategorien auf, die unterschiedliche Herangehensweisen bei der Prüfungsgestaltung erforderlich machen.

Euler (2011, S. 55 ff.) beschreibt in seiner wissenschaftlichen Auseinandersetzung mit Prüfungsformaten die Kompetenzorientierung als die Feststellung, ob jemand situationsflexibel über einen längeren Zeitraum die verschiedenen Anforderungen eines beruflichen Handlungsfeldes bewältigen kann. Jedoch ist es im Rahmen einer Weiterbildung von 300 Stunden kaum möglich, die Weiterbildungsteilnehmer:innen in ihrer beruflichen Praxis über einen längeren Zeitraum zu begleiten und in ihrer berufspädagogischen Kompetenzorientierung einzuschätzen. Dennoch ist das Ziel die Entwicklung einer kompetenzorientierten Aufgabe, welche die Anbahnung von Handlungskompetenzen ermöglicht.

Die Einschätzung, die Beurteilung sowie die Bewertung lassen einen großen Interpretationsspielraum zu. Sie stehen in einem Spannungsfeld zwischen einer objektiven Messbarkeit und einer interpretativen Einschätzung. Aus diesem Grund ist die Entwicklung eines Bewertungsinstruments kritisch und wird in der Fachliteratur kontrovers diskutiert (vgl. Bohrer/Walter 2020, S. 53). Die Entwicklung von kompetenzorientierten Prüfungsaufgaben ist entscheidend, um das Handeln der angehenden Praxisanleiter:innen beobachten zu können. Dabei sollten verschiedene Anforderungsbereiche beachtet und die Prüfungsdauer festgelegt werden. Die Anforderungen und das ausgewählte Prüfungsformat werden im Vorfeld im Team und mit den Teilnehmer:innen besprochen.

Es besteht die Möglichkeit, einzelne Prüfungsleistungen zusammenzulegen, um einen differenzierten Kompetenzerwerb sichtbar zu machen (vgl. § 1 SächsGfbWBVO). Es ist weiterhin empfehlenswert, Feedbackmechanismen zu integrieren, um den Lernenden eine Möglichkeit zum erweiterten Kompetenzerwerb zu geben. Nach dem Prüfungsprozess ist eine Evaluation im didaktischen Team unabdingbar, um die Wirksamkeit des gewählten Prüfungsformats hinsichtlich der Performanz zu reflektieren.

3.4 Dokumentation und Evaluation des Curriculums

Die Dokumentation der Lernarrangements ist zur Sicherung der Qualität obligat. Dadurch bietet sich zusätzlich die Möglichkeit, weitere Lehrpersonen in den Prozess einzuführen sowie Anpassungen durchzuführen.

Die Evaluation bildet den Abschluss jeder durchgeführten Weiterbildung und sollte ein fester Bestandteil im curricularen Team sein. Sie ist entscheidend für die Qualität der Unterrichtsarrangements. Dabei werden Unterrichtsverläufe,

Lernergebnisse, Prüfungsformate sowie zeitliche Strukturen regelmäßig überprüft und angepasst. Dieser Prozess ermöglicht eine kontinuierliche Verbesserung des Curriculums und der Lehr-Lernarrangements.

4 Fazit und Ausblick

Das Erlangen einer beruflichen Handlungskompetenz für die angehenden Praxisanleiter:innen berücksichtigt neben den beruflichen und tätigkeitsbezogenen Anforderungen die Integration ihrer individuellen Lerngeschwindigkeiten und persönlichen Voraussetzungen. Der Prozess der Curriculumentwicklung und die Durchführung der konzipierten Unterrichtsstunden erfordern von den involvierten Lehrenden ein qualifiziertes Vorgehen und Expertise. Dies ist für die unterstützende Begleitung der Teilnehmenden entscheidend. Zusätzliche Strategien für die langfristige Nachhaltigkeit der Weiterbildung bestehen in einer regelmäßigen Überprüfung und Aktualisierung des Curriculums, um den sich wandelnden Anforderungen des Arbeitsmarktes gerecht zu werden. Durch die Berücksichtigung dieser Aspekte ist die Entwicklung und Umsetzung der kompetenzorientierten Weiterbildung effektiv und praxisnah möglich.

Die Durchführung der Weiterbildung stellte jedoch auch einige Herausforderungen dar. Eine zentrale Grenze des Entwicklungsprozesses lag in der engen zeitlichen Struktur des Projekts. Trotz dieser zeitlichen Einschränkungen ist das Curriculum der Weiterbildung so konzipiert, dass es eine praxisnahe und kompetenzorientierte Weiterbildung der Praxisanleiter: innen gewährleistet. Es wurde bewusst darauf geachtet, dass die Inhalte flexibel und anpassbar sind, um auf individuelle Lernbedarfe und unterschiedliche berufliche Kontexte eingehen zu können. Dies ist besonders wichtig, da die Anforderungen im Berufsalltag von Praxisanleitenden stark variieren können, je nach institutionellem Rahmen, beruflichen Gesetzgebungen oder spezifischen Arbeitsbedingungen.

Ein weiterer entscheidender Aspekt für die Nachhaltigkeit und langfristige Wirksamkeit des Curriculums liegt in der regelmäßigen Überprüfung und Anpassung der Inhalte. Dies geschieht zum einen durch die Ergebnisse der Evaluationen, die nach jedem Kurs durchgeführt werden. Die Teilnehmenden der Weiterbildung sowie die Dozierenden geben Rückmeldungen zu den Unterrichtsinhalten, der methodischen Aufbereitung und der organisatorischen Durchführung. Diese Evaluationsergebnisse werden systematisch ausgewertet und fließen direkt in die Weiterentwicklung des Curriculums sowie der Prüfungsformate ein.

Insgesamt ist die Weiterentwicklung des Curriculums als ein fortlaufender, dynamischer Prozess zu verstehen, der sowohl auf die Evaluationsergebnisse der Teilnehmenden als auch auf neue wissenschaftliche und berufliche Anforderungen reagiert. Dieser Ansatz gewährleistet, dass die Weiterbildung stets praxisnah und aktuell bleibt und den Teilnehmenden die Möglichkeit gibt, die erforderlichen berufspädagogischen Kompetenzen zu erweitern, um in ihrer Rolle als Praxisanleitende kompetent zu agieren. Langfristig zielt die Weiterbildung darauf ab, einen positiven Einfluss auf die Qualität der beruflichen Ausbildung zu nehmen, indem es qualifizierte und reflektierte Praxisanleitende hervorbringt, die den Anforderungen des sich stetig wandelnden Gesundheits- und Pflegewesens gerecht werden. Der vorgebende zeitliche Umfang von 300 Stunden ist jedoch dafür kaum ausreichend, um berufspädagogische Kompetenzen zu erwerben. Hier sind berufspolitische Aktivitäten notwendig, um einen entsprechenden zeitlichen Rahmen zu schaffen.

Literatur

Bohrer, Annerose/Walter, Anja (2020): Die neue Pflegeausbildung gestalten. Eine Handreichung für Praxisanleiterinnen und Praxisanleiter. Online: https://kopa-berlin.de/wp-content/uploads/2020/11/Neksa_CurAP_Die-neue-Pflegeausbildung-gestalten_Handreichung-fuer-Praxisanleitende_fr-1.pdf (Abruf: 22.05.2024).

Euler, Dieter (2011): Kompetenzorientiert prüfen. In: Severing, Eckart/Weiß, Reinhold (Hrsg.): Prüfungen und Zertifizierungen in der beruflichen Bildung. Bonn: BiBB, S. 55–66.

Ertl-Schmuck, Roswitha unter Mitarbeit von Lisa Schaller und Martin Fritzenwanker (2021): Abschlussbericht: Berufspädagogisch-Didaktische Qualifizierungsinitiative für praxisanleitendes Personal in Gesundheitsfachberufen (BeDiQUAPP). Online: https://tu-dresden.de/gsw/ew/ibbd/gp/ressourcen/dateien/forschung/bediquapp-projekt/PA_Abschlussbericht_final_April_2021.pdf?lang=de (Abruf: 05.12.2024).

Ertl-Schmuck, Roswitha (2022): Subjektorientierte Pflegedidaktik. In: Ertl-Schmuck, Roswitha /Hänel, Jonas (Hrsg.): Theorien und Modelle der Pflegedidaktik. Eine Einführung. 2., überarbeitete und erweiterte Auflage. Weinheim, München: Juventa, S. 155–201.

Ertl-Schmuck, Roswitha (2023): Handreichung „Train the Trainer" für Lehrende an Weiterbildungseinrichtungen für Praxisanleitung, unter Mitarbeit von Katharina Kühne und Peggy Schubert, Dresden. Online: Handreichung „Train the Trainer" für Praxisanleitung (sachsen. de). (Abruf: 19.8.2024).

Fachkommission nach § 53 Pflegeberufegesetz (2020): Rahmenpläne der Fachkommission nach 53 § PflBG. 2., überarbeitete Auflage. Online: https://www.bibb.de/dienst/publikationen/de/16560 (Abruf: 02.12.2024).

Fichtmüller, Franziska/Walter, Anja (2010): Pflege gestalten lernen – pflegedidaktische Grundlagenforschung. In: Ertl-Schmuck, Roswitha/Fichtmüller, Franziska (Hrsg.): Theorien und Modelle der Pflegedidaktik. Eine Einführung. Weinheim und München: Juventa, S. 91–123.

Gesetz über die Pflegeberufe (PflBG), aktuelle Fassung von 17.07.2017. Online: PflBG – Gesetz über die Pflegeberufe 1 (gesetze-im-internet. de). (Abruf: 04.04.2024).

Landesamt für Schule und Bildung (LASUB) (Hrsg.) (2022): Umsetzung lernfeldstrukturierter Lehrpläne. Handreichung, Online: https://publikationen.sachsen.de/bdb/artikel/14750. (Abruf: 04.04.2024).

Lersch, Rainer (2009): Didaktik und Praxis kompetenzfördernden Unterrichts. URL:https://www.ganztaegig-lernen.de/sites/default/files/2010_lersch_kompetenzen.pdf. (Abruf: 21.01.2024).

Schlosser, Daniela (2022): Die Praxisanleitung in der Pflegeausbildung gestalten. Eine qualitativ-empirische Studie zur Rollenklarheit und Rollendiffusität. Kornwestheim: Waxmann.

Verordnung des Sächsischen Staatsministeriums für Soziales und Verbraucherschutz über die Weiterbildung in den Gesundheitsfachberufen (SächsGfbWBVO), aktuelle Fassung vom 1. März 2022, URL: REVOSax Landesrecht Sachsen – Weiterbildungsverordnung Gesundheitsfachberufe – SächsGfbWBVO (Abruf: 04.04.2024).

Walter, Anja (2013): Der phänomenologische Zugang zu authentischen Handlungssituationen – ein Beitrag zur empirischen Fundierung von Curriculumentwicklungen. Online: https://www.bwpat.de/spezial10/walter_gesundheitsbereich-2015.pdf. (Abruf: 08.11.2024).
Walter, Anja/Ertl-Schmuck, Roswitha (2020): Die Reform der Pflegeausbildung – ein Paradigmenwechsel. In: Berufsbildung, 74. Jg., H. 186, S. 11–14.

Teil 3:
Herausforderungen im Handlungsfeld der praktischen Ausbildung aus der Perspektive der Praxisanleitenden und Auszubildenden

Praxisanleitung im Wandel der Pflegeausbildung – eine qualitative Studie zur beruflichen Realität von Praxisanleitenden

Riccarda Maschke und Tina Hoffmann

1 Einleitung

Mit der Pflegeberufereform, dem In-Kraft-Treten des neuen Pflegeberufegesetzes (PflBG) sowie der neuen Ausbildungs- und Prüfungsverordnung für die Pflegeberufe (PflAPrV) vollzieht sich ein Paradigmenwechsel in der Ausbildung der Pflegeberufe, der sich auch auf die Praxisanleitung erstreckt. Deren Bedeutung erfuhr eine erhebliche Aufwertung, indem Umfang und Qualität deutlich erhöht wurden. Dies umfasst zum einen die engere Verzahnung von Theorie und Praxis, zum anderen die stärkere Berücksichtigung individueller Lernprozesse der Auszubildenden (vgl. Klein et al. 2021, S. 13). Praxisanleitende sind ausdrücklich aufgefordert, sowohl eine pflegerelevante berufspädagogische Qualifikation als auch regelmäßige Fortbildungen zu absolvieren, um den gestiegenen Anforderungen gerecht zu werden (§ 4, Absatz 3, PflAPrV).

Ein zentraler Teil der Reform ist die Einführung der situations- und kompetenzorientierten Ausbildung, um den komplexen Handlungen im Pflegebereich gerecht zu werden (Fachkommission 2020, S. 6 f.). Praxisanleitende tragen die Verantwortung, Auszubildende nach diesem Ansatz anzuleiten, um sicherzustellen, dass die zukünftigen Pflegefachfrauen und Pflegefachmänner auf die vielfältigen Anforderungen des Berufes vorbereitet sind. Dazu werden Lern- und Transferprozesse benötigt, die sich auf alle Lernorte erstrecken und pädagogisch initiiert und begleitet werden (vgl. Jürgensen/Dauer 2021, S. 45). Erforderlich sind dafür umfassendes Wissen und Erfahrung, da Anleitung eine komplexe pädagogische Tätigkeit ist (vgl. Martin/Mensdorf 2022, S. 171). Neben der Förderung von Handlungskompetenzen unterstützen Praxisanleitende den Theorie-Praxis-Transfer und fördern die Lernortkooperation.

Mehr denn je haben Praxisanleitende ihre eigenen Anleitungskompetenzen zu überprüfen, was sowohl pädagogische Kompetenzen als auch die Identifikation mit ihrer reformierten Rolle umfasst. Hier ist entscheidend, dass sie sich nunmehr als *Lehrende in der Praxis* begreifen.

Sich mit dem Wandel der Pflegeausbildung, insbesondere mit der Praxisanleitung auseinanderzusetzen, nach Herausforderungen zu fragen und die Kompetenzorientierung in den Mittelpunkt zu stellen, wurde durch Beobachtungen motiviert, die die Autorinnen im Rahmen ihrer pflegepädagogischen Tätigkeit an

Pflegeschulen machten, die auf Wissenslücken bei den Praxisanleitenden hindeuteten. Auffällig erschienen zahlreiche Rückmeldungen von Praxisanleitenden zu den ihnen übertragenen Aufgabenstellungen, die auf die Entwicklung von Kompetenzen abzielten. Ebenfalls fielen Ausbildungsnachweise und Beurteilungsbögen auf, bei denen entwicklungs- und kompetenzbezogene Dokumentationen sowie deren Bewertungen regelmäßig vernachlässigt wurden oder offenkundig zu Verunsicherung führten. In Gesprächen wurde deutlich, dass Praxisanleitende Schwierigkeiten haben, die neuen Aufgaben und Verantwortungsbereiche zu erfassen. Ihre Schilderungen legten eine praxisnahe Betrachtung nahe, um ein realistisches Bild von Herausforderungen und Entwicklungspotenzial dieses Arbeitsfeldes zu zeichnen.

Ziel der Studie war somit, das Erleben der Praxisanleitenden zu erforschen, um einen Beitrag zur Weiterentwicklung zu leisten, bei dem die Stärkung der Professionalisierung von Praxisanleitenden im Fokus steht. Die gewonnenen Erkenntnisse tragen dazu bei, neue Perspektiven auf das Berufsfeld und Impulse zur verständigungs- und kompetenzorientierten Weiterentwicklung entstehen zu lassen.

Neben den wahrgenommenen Herausforderungen im Alltag der Praxisanleitung motivierten zwei weitere Aspekte, sich der Thematik zu widmen. Zum einen erfordert eine qualitativ hochwertige Ausbildung die zielgerichtete Zusammenarbeit aller Lernorte und zum anderen sind das Erleben der generalistischen Ausbildung und die Berufswirklichkeit der Praxisanleitenden von Interesse.

Dieser Beitrag skizziert die durchgeführte Studie und thematisiert den Paradigmenwechsel in der Pflegeausbildung, der durch das neue PflBG eingeleitet wurde und die damit verbundene veränderte Rolle der Praxisanleitung. In Kap. 2 wird der gesetzliche Rahmen für die Praxisanleitung beschrieben und das damit einhergehende erweiterte Rollenverständnis in Kap. 3 skizziert. Der Schwerpunkt des Beitrages ist die Vorstellung der empirischen Studie, in der die berufliche Realität der Praxisanleitenden beleuchtet und die angewandte Methodik dargelegt, die Studienergebnisse vorgestellt und diskutiert sowie Forschungslimitationen aufgezeigt werden (Kap. 4). Der Beitrag schließt mit einem Fazit und Ausblick (Kap. 5).

2 Gesetzliche Rahmung für die Praxisanleitung

Die grundlegenden gesetzlichen Rahmenbedingungen für die Pflegeausbildung legen das PflBG (2017) und die PflAPrV (2018) fest. Sie definieren die Pflichten von Pflegeschulen und Trägern der praktischen Ausbildung wie auch den Aufgabenbereich der Praxisanleitenden. Mit Einführung des PflBG ist Pflegefachfrauen und Pflegefachmännern aufgrund ihrer Qualifikation, erstmals die Durchführung bestimmter Tätigkeiten vorbehalten (§ 4, Absatz 1-3 PflBG). Zentral für

Praxisanleitende ist hierbei die Handlungsorientierung des in § 4 genannten Pflegeprozesses, der Erhebung und Feststellung des individuellen Pflegebedarfs, Organisation und Steuerung der Pflege sowie Analyse, Evaluation, Sicherung und Entwicklung der Pflegequalität umfasst.

Das PflBG legt in § 5 (Absatz 1-4) das Ausbildungsziel fest. Es beschreibt die geforderte Qualifikation in Form verschiedener Kompetenzen, um die vorbehaltenen Tätigkeiten in präventiven, kurativen, rehabilitativen, palliativen und sozialpflegerischen Settings, unter Berücksichtigung individueller Lebenssituationen der zu Pflegenden, ausführen zu dürfen. In Verbindung mit § 4 des PflBG wird somit das anzustrebende Berufsprofil von Pflegefachpersonen festgelegt.

Die Fachkommission nach § 53 PflBG versteht Kompetenzen nicht nur als allgemeine Fähig- und Fertigkeiten, sondern richtet sie auf die Anforderungen komplexer Pflegesituationen aus. Kompetenzen inkludieren gleichermaßen die Bereitschaft, in herausfordernden Situationen professionell zu agieren. Obwohl Kompetenzen selbst nicht direkt sichtbar sind, treten sie durch das beobachtbare Handeln in Erscheinung, in der sogenannten „Performanz". Der Erwerb und die Weiterentwicklung von Kompetenzen erfolgen durch Lernprozesse an allen Lernorten (vgl. Fachkommission 2020, S. 12). Der Fokus der Kompetenzorientierung legt einen Schwerpunkt auf die Lernenden und unterstützt deren fortlaufende Entwicklung im Verlauf eines lebenslangen Lernprozesses (vgl. ebd., S.10). Die Betonung der Kompetenz als im Handlungssubjekt lokalisiert und verankert resultiert daraus, dass Kompetenzen nicht einfach übertragen oder vermittelt werden können, sondern im individuellen Handeln und Auseinandersetzen mit Aufgaben und Herausforderungen erworben werden. Demnach sind Kompetenzen Verhaltensmöglichkeiten, deren Tiefenstrukturen zwar unsichtbar sind, die sich aber als Performanz wahrnehmbar zeigen (vgl. Bohrer/Walter 2020, S. 52). In der Praxis muss Lernenden somit die Möglichkeit gegeben werden, Handlungen zu verinnerlichen, indem sie etwas selber tun (vgl. Quernheim 2022, S. 9).

Zur Qualitätssicherung bestimmt § 6 (Absatz 3, Satz 3 PflBG) die Verpflichtung des Trägers der praktischen Ausbildung, den Auszubildenden eine Praxisanleitung im Umfang von 10 % der jeweiligen Einsatzzeit zu gewähren. Die Ausbildung wird dabei auf Grundlage eines vom Ausbildungsträger zu erstellenden Ausbildungsplans durchgeführt, der die Ausbildungsziele, -inhalte und erforderlichen Einsatzorte umfasst. Die Koordination der Einsätze obliegt, laut § 10 (Absatz 1-2, PflBG), den Pflegeschulen, welche auch die ordnungsgemäße Durchführung der Ausbildung überprüfen. Diese Überprüfung basiert auf den von den Auszubildenden geführten Ausbildungsnachweisen, in denen Praxisanleitende die entwicklungslogische Anleitung dokumentieren. Zu beachten ist hier § 18 PflBG, der besagt, dass Aufgaben nur an Auszubildende delegiert werden dürfen, wenn sie den Ausbildungszielen, dem aktuellen Ausbildungsstand, sowie den physischen und psychischen Voraussetzungen der Lernenden entsprechen.

Aus diesen Anforderungen ergibt sich, dass Praxisanleitende die individuellen Lernstände erfassen müssen, um Lernziele und -inhalte anzupassen.

Die Rahmenausbildungspläne, welche ergänzend zu den gesetzlichen Vorgaben zur Orientierung dienen, bieten hierzu konkrete Vorgaben für die Tätigkeit der Praxisanleitenden. Der Rahmenausbildungsplan für die Praxis umfasst unter anderem die kompetenzorientierte Anleitung, die systematische und zielorientierte Planung, sowie die Durchführung und Reflexion von Anleitungen in verschiedenen pflegerischen Situationen. Hierzu kommentiert Löwenstein (2022, S. 17), dass „[...] curriculare Vorgaben durch Abstimmung des schulinternen Curriculums mit dem Ausbildungsplan aller kooperierenden praktischen Einsatzorte, [...] Transparenz individueller Kompetenzentwicklungen der Auszubildenden, strukturierte Reflexionsprozesse und kontinuierliche Lernprozessbegleitungen, [...]" unverzichtbar sind. Anzustreben sind „[...] pädagogisch-didaktische Konzepte zur Förderung einer bildungstheoretisch begründeten Lernortkooperation [...]", da im Ausbildungsprozess eine zielorientierte Kooperation zur Steigerung der Effizienz beiträgt (ebd.). Entscheidend ist, dass Lehrende und Praxisanleitende die Bedingungen und Anforderungen an den jeweils anderen Lernorten kennen (vgl. Klein et al. 2021, S. 46). Eine enge Verknüpfung und koordinierte Zusammenarbeit der Lernorte sind somit unerlässlich.

3 Rollenverständnis Praxisanleitender

Die neuen gesetzlichen Regelungen haben die Rolle der Praxisanleitung und deren Selbstverständnis in den Fokus gerückt. Praxisanleitende müssen ihre Rolle neu interpretieren und ihr Profil entsprechend selbst gestalten (vgl. Klein et al. 2021, S. 42 ff.). Trotz der gesetzlichen Verankerung steht eine einheitliche Definition für Praxisanleitung immer noch aus, obwohl in verschiedenen Quellen eine Beschreibung versucht wird, um Rolle und Aufgaben der Praxisanleitung angehender Pflegefachpersonen zu präzisieren.

Quernheim (2022, S. 1 f.) betont die Bedeutung der berufspädagogischen Qualifikation Praxisanleitender, sowie deren Rolle als Bindeglied zwischen Theorie und Praxis. Da Praxisanleitung gezielte didaktische Maßnahmen umfasst, die eine strukturierte und zielorientierte praktische Ausbildung ermöglicht, definiert er sie als Bestandteil der Berufspädagogik. Auszubildende werden als eigenständig Lernende unterstützt, um berufliche Handlungskompetenzen in Lernsituationen zu erwerben. „Praxisanleitung bedeutet immer, individuell und fördernd auf die Lernenden einzugehen." (ebd., S. 56)

Mamerow (2021, S. 6) hebt ebenfalls die pädagogische Begleitung der Auszubildenden hervor. Insbesondere die methodische Vorgehensweise ist hier relevant für kompetenzorientiertes Lernen. Praxisanleitende sollten eine instruierende und konstruktive Arbeitsweise entwickeln, bei der sie selbst mehr fragen, anstatt zu antworten, um die Reflexion und das selbstständige Denken der Auszubildenden zu fördern (vgl. Klein et al. 2021, S. 39).

Darüber hinaus sollen Praxisanleitende die Auszubildenden durch Reflexion bei der Entwicklung ihrer eigenständigen Handlungskompetenz begleiten (vgl. ebd., S. 39). Weiter fungieren Praxisanleitende selbst als zentrale Ansprechpartner:innen untereinander und fördern ihre Vernetzung aktiv, um einen Wissensaustausch zu ermöglichen und die kollektive Weiterentwicklung ihres Selbstverständnisses zu unterstützen (vgl. ebd., S. 39 f.).

Laut Quernheim (2017, S. 73 ff.) ist das Selbstverständnis Praxisanleitender der entscheidende Faktor, und wirft die Frage auf, ob den Praxisanleitenden bewusst ist, dass ihre Rolle über die reine *Wissensvermittlung* hinausgeht. Anzustreben ist eine pädagogische Beziehung, in der ein aktiver Austausch über professionelle Pflege stattfindet, damit gezielt Lernprozesse zur Kompetenzentwicklung gefördert werden, um Auszubildende gemäß des in § 5 PflBG festgelegten Ausbildungsziels dazu zu befähigen, eigenverantwortlich und selbstständig Pflege in allen Versorgungsbereichen und mit Menschen aller Altersstufen durchzuführen (vgl. ebd., S. 73 ff.).

In diesem Kontext widmet sich Sahmel (2020, S.18) den potenziellen Herausforderungen Praxisanleitender und kritisiert die neue Gesetzeslage: „So anspruchsvoll diese Zielsetzungen vom Gesetzgeber formuliert worden sind, so muss doch verwundert herausgestellt werden, dass zum praktischen Teil der Ausbildung, [...] kaum über die bisherigen Bestimmungen hinausgehende Aussagen gemacht werden."

Um Rahmenbedingungen zu schaffen, aus denen ein explizites Berufsprofil hervorgeht, ist es unerlässlich, eindeutige und verbindliche Zuständigkeiten zu definieren und diese so zu kommunizieren, dass auch ein gemeinsames Berufsverständnis entwickelt werden kann. Im Idealfall sollte dies in einer eindeutigen Stellenbeschreibung zum Ausdruck kommen, welche die Vorgaben aus den Rahmenausbildungsplänen der Fachkommission nach § 53 PflBG berücksichtigt.

4 Studie zur beruflichen Realität von Praxisanleitenden

Die hier präsentierte Studie wurde im Rahmen der Masterarbeit der beiden Autorinnen, die bis 2023 das Studium der Pflegepädagogik an der Katholischen Hochschule Köln absolvierten, durchgeführt. Zum Zeitpunkt der Studienplanung lagen keine aktuellen wissenschaftlichen Forschungsergebnisse vor, die die erlebten Auswirkungen der reformierten Praxisanleitung in der Pflege systematisch untersuchten. Um diese Forschungslücke zu adressieren, wurde die nachfolgend beschriebene Vorgehensweise gewählt.

Zur Präzisierung des Forschungsvorhabens und der Entwicklung der Forschungsfragen wurde zunächst eine umfassende Literaturrecherche vorangestellt, mit einer orientierenden sowie einer systematischen Phase. Dabei wurden verschiedene Datenbanken[1] herangezogen, um relevante Studien und Publikationen zur kompetenzorientierten Praxisanleitung zu identifizieren. Die ausgewählten Quellen wurden anhand mehrerer Ein- und Ausschlusskriterien analysiert und hinsichtlich Relevanz und Qualität bewertet. Ein Einschlusskriterium beschränkte die Recherche auf die novellierten gesetzlichen Bestimmungen der praktischen Pflegeausbildung in Deutschland, da in anderen Ländern zumeist ein Studium für die Berufsausübung in der Pflege Voraussetzung ist.

Auf dieser theoretischen Grundlage wurde die Formulierung der Forschungsfragen präzisiert, um zentrale Aspekte der Untersuchung zu identifizieren. Diese bildeten den Rahmen für die empirische Datenerhebung und -analyse. Folgende Forschungsfragen leiteten die empirische Untersuchung:

1. Wie erleben Praxisanleitende die normativen Anforderungen seit Einführung der generalistischen Pflegeausbildung?
2. Wie wird die Kompetenzorientierung in Anleitungssituationen umgesetzt?
3. Welche Herausforderungen ergeben sich für Praxisanleitende durch die kompetenzorientierte Anleitung?

4.1 Methodischer Rahmen der Studie

Zur Beantwortung der Forschungsfragen wurde ein qualitativer Ansatz gewählt. Diese Entscheidung basierte auf den Vorteilen, die qualitative Forschung bietet. „Für die qualitative Sozialforschung ist der Mensch nicht nur ein Untersuchungsobjekt, sondern auch ein erkennendes Subjekt." (Lamnek/Krell 2016, S. 44) Der darin enthaltene Aspekt, die Rolle der Forschungsteilnehmenden und Forscherinnen selbst in ihrer Dualität anzuerkennen, bot die Möglichkeit, individuelle Erfahrungen zu erfassen, um ein Verständnis komplexer Phänomene zu erreichen.

Als Forschungsmethode wurde das problemzentrierte Interviewverfahren nach Witzel (2022) gewählt, das den Fokus nicht nur auf die thematische Fragestellung an sich legt, sondern gleichzeitig darauf abzielt, die Fragestellung in die alltäglichen, subjektiv erlebten Problemstellungen der Praxisanleitenden umzusetzen.

Insgesamt wurden sieben Interviews in den Pflegesettings Akutpflege, stationäre Langzeitpflege sowie psychiatrische und pädiatrische Pflege durchgeführt und analysiert. *Tabelle 1* zeigt eine Übersicht der Interviewteilnehmerinnen.

---

1 CINAHL, Google Scholar, Katalog plus, PubMed, SpringerLink

Tab. 1: Übersicht der interviewten Praxisanleitenden (eigene Darstellung)

Pflegesetting	Ausbildung zur	Abschluss seit	Praxisanleiterin seit	Geschlecht
Stationäre Akutpflege	Krankenschwester	1995	2003	weiblich
	Krankenschwester	1987	1992	weiblich
Stationäre Kurz- und Langzeitpflege	Altenpflegerin	2007	2011	weiblich
	Altenpflegerin	2007	2011	weiblich
Stationäre psychiatrische Pflege	Altenpflegerin	2012	2014	weiblich
	Gesundheits- und Krankenpflegerin	2009	2018	weiblich
Stationäre pädiatrische Pflege	Kinderkrankenschwester	2000	2014	weiblich

Um von Forschungsfragen zu einem Leitfaden für Interviews zu gelangen, wurden innerhalb des theoretischen Rahmens zentrale Themenblöcke identifiziert. Diese stellten die strukturelle Grundlage für den Leitfaden dar und umfassten die wichtigsten, in den Interviews, zu explorierende Bereiche.

Im nächsten Schritt wurden offene, auf subjektive Erfahrungen gerichtete Fragen formuliert, die flexibel genug konzipiert waren, um auf unerwartete Themen eingehen und Raum für ihre individuellen Erzählungen geben zu können. Besonderes Augenmerk lag auf der Integration problemzentrierter Elemente, was spezifische Fragen oder Anweisungen umfasste, die auf die alltäglichen, subjektiv erlebten Problemstellungen der Interviewten abzielten. Auf die Entwicklung des Leitfadens folgte ein Pre-Test an einer kleinen Stichprobe. Basierend auf den dort gewonnenen Rückmeldungen und Beobachtungen wurden präzisierende Anpassungen am Leitfaden vorgenommen.

An die Durchführung der Interviews schloss sich die qualitative Datenanalyse unter Anwendung des Instruments der Kategorisierung mit inhaltlich strukturierender Inhaltsanalyse nach Kuckartz (2022) an. In mehreren Schritten wurden dann aus den Themenblöcken deduktiv Kategorien entwickelt. Die Interviews wurden im Anschluss richtliniengeleitet transkribiert und einer inhaltlichen Analyse unterzogen. Aus den Themenblöcken und den leitfadengemäßen Fragen konnten initiale Codes entwickelt werden, die anschließend als computergestützte Codierung in einer systematischen, konsistenten Analyse eingesetzt wurden. Die Codes dienten als erste Orientierung und halfen, zentrale Themen und Muster in den Daten zu kategorisieren.

Kategorien, in denen sich Häufigkeiten identifizieren ließen, wurden als bedeutsamer angesehen als solche, zu denen nur selten oder gar keine Aussagen aus den Interviews identifiziert werden konnten (vgl. Kuckartz/Rädiker 2022, S. 246). Weiter erfolgte eine induktive Unterteilung in Unterkategorien, wobei nur dasjenige Material erneut herangezogen wurde, welches der jeweiligen übergeordneten Kategorie zugeordnet war (vgl. Kuckartz/Rädiker 2022, S. 103 f.). Auch hier erfolgte die Erstellung einer systematischen Zusammenfassung der induktiven Ergebnisse.

4.2 Ergebnispräsentation

Die folgenden Interviewauszüge repräsentieren die drei relevantesten Kategorien der Untersuchung und die dem Rollenverständnis zugeordnete Kategorie. Äußerungen aus diesen Kategorien sind in den erhobenen Daten stark vertreten und somit gut repräsentiert.

Kategorie 1: Allgemeine Herausforderungen und Belastungssituationen in der Tätigkeit Praxisanleitender

Die Ergebnisse zeigen, dass eine Tätigkeit in der Funktion der Praxisanleitung herausfordernd und belastend wahrgenommen wird. Die Interviewten äußern eine erhöhte Anzahl von Auszubildenden, damit verbundene Anforderungen und Aufgaben sowie die daraus resultierende Mehrarbeit und Mehrbelastung für Praxisanleitende:

> „Wir merken nur, dass ja, wir bekommen immer mehr Aufgaben, natürlich manchmal, ich nehme alles nach Hause." (Interview 2: 417-418)

Dies verdeutlicht, dass die Praxisanleitenden die zunehmende Menge an Aufgaben als überfordernd empfinden. Dass Arbeit mit nach Hause genommen wird, zeigt, wie stark zusätzliche Belastungen in das Privatleben hineinreichen und sich die Grenze zwischen Beruf und Freizeit zunehmend auflöst. Dies kann zu einer erhöhten psychischen und physischen Belastung führen, die langfristig die Zufriedenheit und die Motivation der Praxisanleitenden beeinträchtigen könnte. Bürokratie wird als großes Problem benannt. Angesprochen werden, die Dokumentation betreffend, Unverständnis allgemein, und speziell unpassende Beurteilungsbögen:

> „[...], weil, ich habe das auch nicht mit entwickelt. Also, ich war ja da nicht mit dabei damals. Und da sind dann halt so ein paar Sachen, wo man dann denkt: Was wollen die jetzt überhaupt von dir?" (Interview 7: 345-347)

Gehäufte Aussagen hierzu deuten auf empfundene Überforderung hin, wenn Praxisanleitende mit bürokratischen Anforderungen konfrontiert werden, die sie selbst nicht mitgestaltet haben. Dies könnte dazu führen, dass sie sich weniger mit den Prozessen identifizieren und sie als zusätzliche, unnötige Belastung wahrnehmen. Unsicherheit durch unklare Anforderungen trägt offenbar ebenfalls zur Stressbelastung und Beeinträchtigung der Qualität der Anleitung bei. Als herausfordernd werden mehrheitlich zudem die Zusammenarbeit mit anderen Akteuren, wie Lehrenden, Vorgesetzten und insbesondere den Auszubildenden, unterschiedliche Anforderungen von Pflegeschulen, fehlende Informationen und Materialien beschrieben. In diesem Zusammenhang sprachen die Interviewten über den erlebten Theorie-Praxis-Transfer, während sie von mangelnder Kenntnis über die schulischen Lerninhalte ihrer Auszubildenden berichteten:

> „Wir wissen nicht, was sie in der Schule gemacht haben, nur das, was mir Schüler sagen." (Interview 2: 10-11)

Derartige Aussagen scheinen den Wunsch nach einer verbesserten Kommunikation und Zusammenarbeit mit den Pflegeschulen zu verdeutlichen. Fehlende Informationen über den schulischen Lernstand der Auszubildenden erschweren den Praxisanleitenden eine gezielte Anleitung. Zudem bedarf eine solche Zeit, um sie kompetenzorientiert in den Ausbildungsverlauf zu integrieren und sie an individuelle Lernstände anzupassen. Wiederholt wurden Kommunikationsprobleme und Zeitmangel genannt, was auf unzureichende organisatorische Rahmenbedingungen in der Praxis hinweist. Diese könnten bei Praxisanleitenden zu dem Gefühl führen, den Anforderungen nicht gerecht zu werden oder nicht ausreichend auf die Bedürfnisse der Auszubildenden eingehen zu können. Hohe Anforderungen kombiniert mit mangelnder Unterstützung und Kommunikationsproblemen könnten zudem das Gefühl von Geringschätzung auslösen, da Bemühungen und Herausforderungen auf Seiten der Praxisanleitenden möglicherweise nicht ausreichend anerkannt oder wertgeschätzt werden.

Insgesamt zeigt sich, dass die Kombination aus erhöhten Arbeitsanforderungen, fehlender Unterstützung und unzureichender Kommunikation zu einer erheblichen Mehrbelastung führt.

Kategorie 2: Kompetenzorientierung in Anleitungssituationen

Bei der Kompetenzorientierung in Anleitungssituationen und speziell bei der persönlichen Einstellung zu Vorgaben der PflAPrV gaben viele der Befragten an, unbewusst zu handeln, d.h. sich möglicherweise unzureichend Gedanken über einzelne Kompetenzbereiche zu machen. Praktische Anleitungssituationen werden in diesem Kontext oft intuitiv durchgeführt; die Rückmeldung erfolgt auf Basis von Beobachtungen, ohne einzelne Kompetenzen explizit zu berücksichtigen. Dies lässt vermuten, dass Praxisanleitende in ihrer täglichen Arbeit vorwiegend ihrer Erfahrung und Intuition vertrauen. Folglich könnte die systematische Anwendung der Kompetenzorientierung in der Praxis möglicherweise nicht ausreichend in den Ausbildungsalltag integriert sein:

> „Also ich muss sagen, in der praktischen Anleitungssituation selber achte ich bewusst, also für mich bewusst, eher weniger, ob ich alle Kompetenzen mit drinnen habe. Ich glaube, das läuft viel im Unterbewusstsein." (Interview 3: 109-111)

Häufig wurden Herausforderungen bei der Beurteilung von Kompetenzen und bei der Durchführung von Praxisaufgaben genannt. Dass Praxisanleitende dabei die Kompetenzbereiche gedanklich nicht aktiv durchgehen, könnte auf das Fehlen praxisnaher Hilfsmittel und darauf hindeuten, dass Kompetenzorientierung als Konzept nicht greifbar genug ist:

> „Es ist jetzt nicht so, dass ich direkt den Bogen öffne und denke Okay, Kompetenzbereich eins, Kompetenzbereich zwei, drei. Das ist keine Checkliste, die in meinem Kopf abläuft." (Interview 4: 245-247)

Alle Interviewten gaben an, dass der Anteil an Fachsprache zur Beschreibung der Kompetenzen hoch sei, was zu Verständnisschwierigkeiten führt und einen hohen kognitiven Aufwand erfordert. Sie versuchen, die Kompetenzen mit Schlagwörtern zu vereinfachen, da sie die Bedeutung der einzelnen Kompetenzen nur schwer verstehen. Wenn Praxisanleitende sich auf Vereinfachungen verlassen, könnte es dazu führen, dass nicht alle Aspekte der Kompetenzen erfasst oder angebahnt werden können:

> „Es ist sehr viel mit Fachsprache, was natürlich auch gewünscht ist, um unserem Ausbildungsberuf natürlich auch irgendwie eine Qualität mitzugeben. Aber nichts desto trotz ist das nicht praktikabel, finde ich. Also ich habe Schwierigkeiten, wenn ich mir alleine nur diese Überschrift anschaue, wirklich nachzuvollziehen, was ist denn jetzt eigentlich gemeint damit und was wollen die jetzt von mir." (Interview 3: 198-202)

Die Befragten beschreiben Kompetenz als die Fähigkeit, bestimmte Aufgaben auszuführen und über das erforderliche Fachwissen zu verfügen. Oft wurden Tätigkeiten beschrieben, die Praxisanleitende als wichtig erachten, anhand derer sie einen Zusammenhang zu den Kompetenzen herstellen. Die Gestaltung des Pflegeprozesses und die Kommunikationskompetenz werden durchgehend als wichtig angesehen, da sie den Großteil der täglichen Arbeit mit den zu pflegenden Menschen ausmachen. Die anderen Kompetenzschwerpunkte wurden ebenfalls genannt, hinsichtlich der Zuordnung von konkreten Situationen wurden aber Schwierigkeiten geäußert:

> „Also im fünften Bereich geht es ja auch viel um wissenschaftliche Erkenntnisse und im Hintergrund läuft es natürlich mit, aber das ist nicht spürbar. Also dass wir gerade die Maßnahme durchführen, weil die vor ein paar Jahren untersucht worden ist, das ist nicht so präsent." (Interview 4: 108-111)

Die Interviewten haben Schwierigkeiten, konkrete Situationen den jeweiligen Kompetenzbereichen zuzuordnen, was darauf hindeutet, dass die theoretische Grundlage der Kompetenzorientierung in der Praxis noch nicht ausreichend verankert ist. Es scheint, dass die Praxisanleitenden den Mehrwert der Kompetenzorientierung zwar erkennen, aber Schwierigkeiten haben, diese systematisch in die Praxis zu integrieren. Zu erkennen, wie kompetenzorientiert selbst wenig komplexe Pflegesituationen sind, oder beispielsweise Pflegeethik nicht erst am Sterbebett zum Tragen kommt, sondern schon Teil einer jeden Dienstübergabe ist, fällt den Befragten schwer. Dies könnte auf ein mangelndes Bewusstsein der Verzahnung von Theorie und Praxis bei ihnen selbst zurückzuführen sein, was ursächlich in ihrer eigenen Aus- und Weiterbildung liegt. Die Interviewten merken an, dass Fort- und Weiterbildungen benötigt werden, um die Bedeutung von Kompetenzen zu erfassen und die Beurteilung ihrer Ausprägung besser vornehmen zu können:

> „Ich denke, wir müssen auch Weiterbildung bekommen oder Fortbildung bekommen [...]. Weil ich denke, alle haben Probleme." (Interview 2: 170-172)

Die Aufforderung nach mehr Weiterbildung unterstreicht die Notwendigkeit einer kontinuierlichen Professionalisierung der Praxisanleitenden, um den Anforderungen der Kompetenzorientierung gerecht zu werden.

Auch der Wunsch nach mehr Unterstützung seitens der Lehrenden und der Ausbildungsträger wird geäußert.

Insgesamt wird deutlich, dass die Befragten eine Kompetenzorientierung als sinnvoll erachten, aber Schwierigkeiten bei der praktischen Umsetzung der kompetenzorientierten Anleitung und der Bewertung der Einzelkompetenzen haben.

Kategorie 3: Praktischer Umgang mit Anleitungssituationen

Bezüglich der Durchführung von Anleitungssituationen wurde in den Interviews vorrangig deren praktische Umsetzung erörtert. Die Interviewten betonten dabei häufig, dass die Auszubildenden situativ in den laufenden Geschäftsbetrieb einbezogen werden, um die Tätigkeiten veranschaulichen und praktisch einüben zu können. Situative Anleitungssituationen stellen die Berufswirklichkeit von Praxisanleitenden dar. Gleichwohl geplante Anleitungssituationen vorzuziehen wären, werden eine spontane Einbindung von Auszubildenden in den Stationsalltag als pragmatischer und meist notwendiger Ansatz angesehen, wobei nicht selten Gruppen gebildet werden, in denen die Auszubildenden anfallende Aufgaben bewältigen:

> „Und in diesen Gruppen nehme ich dann die Auszubildenden mit und zeige eigentlich im laufenden Geschäft, wie die Vorbereitung, die Durchführung und die Nachbereitung ist. Und das eigentlich im eins zu eins Zeitmanagement sozusagen." (Interview 3: 30-32)

Im Hinblick auf die inhaltliche Durchführung wurden verschiedene Aspekte behandelt. Nur einmal wurde gesagt, dass ein Ablaufplan existiere, der von grundlegenden theoretischen Inhalten bis hin zu komplexen Tätigkeiten reicht. Jedoch wird meist versucht, das Vorgehen an Ausbildungsjahr, Vorkenntnisse und individuelle Bedürfnisse der Auszubildenden anzupassen. Praxisanleitende sind generell bemüht, den Lernprozess auf spezifische Entwicklungsstände von Auszubildenden abzustimmen:

> „Also, der erste Anleitungstag ist so ein bisschen Kennenlernen. [...] Kommt darauf an, welcher Ausbildungsjahrgang das ist und welcher Kurs das ist. Sei es Orientierung, Vertiefung oder Pflichteinsatz." (Interview 5: 116-118)

> „Und danach ich frage, was sie noch von mir möchten." (Interview 2: 6)

Wenn Anleitung zu stark von situativen Anforderungen geprägt ist, könnte eine solch flexible Herangehensweise eine ausreichende Behandlung wichtiger theoretischer Inhalte oder der systematischen Kompetenzentwicklung gefährden. Bezüglich der Organisation wurde berichtet, wie Anleitungssituationen vorbereitet, durchgeführt und nachbereitet werden. Nahezu immer wurde betont, dass Termine für Erst-, Zwischen- und Abschlussgespräche festgelegt werden:

> „Also beim Erstgespräch setze ich schon die Termine fest, markiere das auch auf dem Dienstplan, also einmal die ganzen Erstgespräche, Zwischengespräche, Abschlussgespräche schon, und dazwischen direkt Termine zur Anleitung." (Interview 4: 4-6)

Die Planung erfolgt mehrheitlich anhand des Dienstplans. Teilweise werden feste Tage für die Anleitung festgelegt, wozu Praxisanleitende aus dem regulären Stationsbetrieb freigestellt werden, um sich vollständig auf die Auszubildenden konzentrieren zu können, wobei sie häufig zugleich mit Krankmeldungen im Kollegium oder bei Auszubildenden umgehen müssen:

> „[...] aber oft passiert Krankmeldung nach Krankmeldung. Dann ist Situation ganz andere." (Interview 1: 383)

Die im Dienstplan festgehaltene Planung zeigt das Bemühen der Praxisanleitenden, trotz der täglichen Herausforderungen eine gewisse Kontinuität und Verbindlichkeit sicherzustellen. Allerdings könnte das notwendige Reagieren auf unvorhergesehene Ereignisse – wie bspw. Krankmeldungen – dazu führen, dass diese Planung oft durchbrochen oder angepasst werden muss. Dies verdeutlicht ein Spannungsfeld, in dem sich Praxisanleitende bewegen, zwischen verpflichtender strukturierter Ausbildung und unvorhersehbaren Anforderungen des Pflegealltags. Demzufolge lasse sich Praxisanleitung ausschließlich in den routinemäßigen Betrieb inkludieren.

Kategorie 4: Rollenbild Praxisanleitender

Zu dem aus der Literatur geforderten Rollenverständnis als Lehrende der Praxis wurden in den Interviews verschiedene Themen angesprochen. Die Einzelmeinungen zur eigenen Persönlichkeit, der Umgang mit Rollenerwartungen, der empfundene Mehrwert in Bezug auf die eigene Professionalität und die Identifikation mit der Rolle der Praxisanleitung wurden jedoch inkonsistent genannt. Angesichts der Vielfalt an Erfahrungen und Perspektiven scheint kein einheitliches Rollenverständnis unter Praxisanleitenden zu existieren. Variierende Ansichten zur eigenen Rolle und damit verbundene Erwartungen lassen darauf schließen, dass Erwartungen an Praxisanleitende stark vom jeweiligen Kontext und persönlichen Erfahrungen abhängen. Das inkonsistente Meinungsbild könnte zudem auf eine unzureichende Unterstützung oder das Fehlen klarer, auf Bildung eines gemeinsamen Rollenverständnisses gerichteter, Leitlinien hinweisen. So zeigen unterschiedliche Erfahrungen und Wahrnehmungen, dass individuelle Faktoren wie persönliche Ansichten und berufliche Hintergründe einen erheblichen Einfluss darauf haben, wie die Rolle der Praxisanleitenden interpretiert und ausgeführt wird.

Zusammenfassend könnten verbesserte Standardisierung, eine klare Rollendefinition in Leitlinien und gezielte Schulungen dazu beitragen, ein einheitlicheres Verständnis zu entwickeln und die unterschiedlichen Bedürfnisse Praxisanleitender besser zu adressieren. Was jedoch alle Interviewten gemeinsam zum Ausdruck brachten, lässt sich anhand folgender Aussage auf den Punkt bringen:

> „Und ich freue mich auf diese Anleitungstage wahnsinnig, […].“ (Interview 5: 618)

Diese und ähnliche Aussagen spiegeln eine starke positive Einstellung gegenüber den Anleitungssituationen wider, was auf intrinsische Motivation und ein hohes Maß an Engagement der Praxisanleitenden hinweist. Trotz der Herausforderungen, die in der generalistischen Pflegeausbildung bestehen, scheinen die Praxisanleitenden ihre Rolle als Ausbilder:innen zu schätzen und ihre Tätigkeit als lohnend und erfüllend zu empfinden.

4.3 Diskussion der Ergebnisse

Die Forschungsergebnisse zeigen, dass die Novellierung der Ausbildung Veränderungen in der Praxisanleitung mit sich gebracht hat, die auch Jahre nach Einführung der generalistischen Pflegeausbildung als herausfordernd wahrgenommen werden. Es wird deutlich, dass sich die Neuerungen bisher nicht vollständig in den Denk- und Arbeitsweisen sowie in den Haltungen der verantwortlichen Akteure widerspiegeln.

4.3.1 Herausforderungen bei der Kompetenzorientierung

In der Auswertung der Ergebnisse wurden bestehende Defizite im Hinblick auf die Definition des Kompetenzbegriffs und die Erfassung der angestrebten Kompetenzen nach PflAPrV (Anlagen 1-4) beleuchtet. Die Ergebnisse der Befragung verdeutlichen, dass Praxisanleitende das Fördern und Entwickeln der erforderlichen Kompetenzen als bedeutsam ansehen. Sie haben aber nicht verinnerlicht, wie sie beitragen können, diese anzubahnen. Praxisanleitende beschreiben Herausforderungen bei der konkreten Umsetzung kompetenzorientierter Anleitungsprozesse, bei einer inhaltlichen Zuordnung pflegerischer Tätigkeiten in Kompetenzbereiche, und bei der dazugehörigen Bewertung. Sie äußerten den Wunsch, die in den Rahmenausbildungsplänen enthaltenen konzeptionellen Aspekte zu vereinfachen, insbesondere die zu verwendenden Begrifflichkeiten. Eine aktuelle Entwicklung auf dem Gebiet besteht in einer in den Jahren 2022 und 2023 erfolgten Evaluierung der Rahmenausbildungspläne, woraufhin eine aktualisierte Vorabfassung von der Fachkommission nach § 53 PflBG bereits im November 2023 veröffentlicht wurde. Ziel der Überarbeitung ist, den Praxisanleitenden Ausbildungspläne in verständlicher Sprache sowie mit konkreten Beispielen und Empfehlungen anzubieten (Fachkommission 2023, S. 5 f.). Die Autorinnen vertreten jedoch die Auffassung, dass die sprachliche Vereinfachung nicht als einziger Lösungsansatz betrachtet werden sollte, da sich diese negativ auf die Professionalisierung der Praxisanleitenden auswirken und deren Bedeutung mindern könnte. Um den Herausforderungen zu begegnen, sollten zusätzlich die pädagogischen Kompetenzen der Praxisanleitenden gezielt gestärkt werden. Fortbildungsangebote, die bestehende Defizite adressieren, sind dafür unerlässlich. Darüber hinaus könnten Hospitationen in Pflegeschulen und gemeinsames Unterrichten mit Lehrenden wertvolle Erfahrungen bieten. Ein verbindlicher Praxisleitfaden, der kompetenzorientierte Anleitungsprozesse unterstützt und ein Glossar mit klaren Definitionen enthält, wäre ebenfalls hilfreich, um eine einheitliche Verständigung zu gewährleisten.

4.3.2 Informationslücken und Austauschbedarf

In den Interviews sprachen die Praxisanleitenden eine unzureichende Versorgung mit Informationen seitens der Pflegeschulen an. Diese Informationslücke scheint zur bestehenden Kluft zwischen Theorie und Praxis beizutragen. Deutlich wird, dass ein engerer Austausch zwischen den Pflegeschulen und den Praxisanleitenden notwendig ist, für eine bessere Integration des theoretischen Wissens in die praktische Anleitung. Diesbezüglich übernehmen hauptsächlich *freigestellte* Praxisanleitende eine aktive Rolle als Verbindungsglied zwischen Pflegeschule und -praxis und haben dabei konkrete Aufgaben zu erfüllen, wie beispielsweise das Abnehmen von Praxisaufgaben. Im Gegensatz dazu stehen die *stationsgebundenen*, praxisanleitenden Pflegefachpersonen vor der Herausforderung, ihre Aufgaben innerhalb einer „Rollendiffusität" (Schlosser 2022, S. 118) zu bewältigen, die sich aus der gleichzeitigen Ausübung der Rollen als Pflegefachperson und Praxisanleitende:r ergibt. Zentrale Anliegen der stationsgebundenen Anleitenden sind Einblicke in Unterrichtsinhalte, Erklärungen zu praxisrelevanten Dokumenten, beispielsweise Lern- und Praxisaufgaben und Bewertungsbögen.

Diesbezüglich sind lernortübergreifende Treffen aller Ausbildungsverantwortlichen zu empfehlen. In diesen sollten gemeinsame Standards und Vorgehensweisen entwickelt und diskutiert werden, um die Zusammenarbeit zu stärken. Solche Treffen können auch dazu dienen, aktuelle Herausforderungen zu identifizieren und gemeinsam Lösungen zu erarbeiten, um die Ausbildung kontinuierlich an die sich verändernden Anforderungen des Pflegeberufs anzupassen.

4.3.3 Praxisanleitung im Spannungsfeld

Wichtig ist, dass sich Praxisanleitende als *Lehrende in der Praxis* verstehen. Ihre Aufgabe besteht darin, Auszubildende im Arbeits- und Lernprozess kompetenzorientiert zu begleiten. Um ein berufspädagogisches Verständnis zu fördern, sollte die Weiterbildung zur Praxisanleitung bereits die gezielte Förderung einer derartigen berufspädagogischen Haltung beinhalten. Zur Entwicklung einer klaren Rollenidentifikation umfasst dies die Betonung des Professionalisierungsgedankens und die Mitgestaltung eines pädagogischen Berufshabitus.

Erste Bestrebungen, wie sie sich in einer Veröffentlichung des Bildungsausschusses der Pflegekammer in Nordrhein-Westfalen finden, sind zu begrüßen. Demnach soll die Weiterbildung zur Praxisanleitung zukünftig bundeseinheitlich geregelt werden (Schlosser et al. 2023, o. S.). Als lediglich empfehlende Richtlinie wird diese jedoch nicht ausreichend sein, da sie eine einheitliche Verbindlichkeit auf Bundesebene vermissen lässt.

Im Spannungsfeld zwischen dem pflegefachlichen Anspruch an Patientenorientierung und den wirtschaftlichen Zwängen im Pflegealltag entsteht ein „Prozess moralischer Desensibilisierung" (Kersting 2016a, S. 71 f.). Hierbei entwickeln Pflegende Strategien zum Selbstschutz, um die bestehenden strukturellen Rahmenbedingungen hinnehmen zu können. Die Tendenz zur Normalisierung regelverletzender Abläufe ist dabei nicht nur ein fester Bestandteil des Pflegealltags, sondern auch prägend für die berufliche Sozialisation (vgl. Kersting 2017, S. 27). Das von Kersting (2016a) beschriebene Cool-Out Phänomen betrifft auch den Bereich der Praxisanleitung, indem Auszubildende die Strategien der Praxisanleitenden übernehmen, und die Diskrepanz zwischen idealen Ansprüchen und realen Bedingungen von Beginn an verinnerlichen.

Vermutlich wegen einer inkonsistenten Rollenidentifikation, einem mangelnden Bewusstsein für ihre eigene Position und Funktion sowie dem Einsetzen selbstschützender Prozesse passen sich Praxisanleitende häufig den für die

Ausbildungstätigkeit eigentlich ungünstigen Gegebenheiten an. Zudem vermissen Praxisanleitende Ausbildungspläne, insbesondere dort, wo praktische Einsätze in kooperierenden Einrichtungen stattfinden. Dies erschwert es ihnen, eine strukturierte und zielgerichtete Anleitung zu ermöglichen, da vorgegebene Strukturen für die Umsetzung der Anleitung in den jeweiligen Institutionen fehlen. Knoch (2020, S. 72) betont, dass die praktische Ausbildung nicht ausschließlich in den Händen der Praxisanleitungen liegt. Sie hebt hervor, dass diese Aufgabe nur in Zusammenarbeit mit der Leitungsebene erfolgreich umzusetzen ist. Es ist dringend zu empfehlen, bei allen Ausbildungsträgern verbindliche Ausbildungspläne nach den Vorgaben der Rahmenausbildungspläne zu erstellen und diese zum Zweck der Nachvollziehbarkeit den kooperierenden Schulen zur Verfügung zu stellen.

In den Interviews beschrieben Praxisanleitende, überwiegend situative Anleitung zu praktizieren, da personelle Engpässe auszugleichen seien. Zum einen werde die geforderte 10 % geplante Praxisanleitungszeit nur schwer bis gar nicht erreicht und zum anderen befinden sich die Praxisanleitenden automatisch in einem Spannungsfeld zwischen ihrer praxisanleitenden und kollegialen Rolle. Schlosser (2022, S. 125) stellt hierzu fest, dass Rollenklarheit nur in Anleitungsformen, die einen hohen Grad an Planung aufweisen, erreicht werden kann. Dies liegt unter anderem daran, dass die Anleitungssituation vom Pflegealltag getrennt abläuft. Die Interviewten merkten hierzu an, dass es ihnen häufig an Freistellung fehle, oder diese nur auf dem Papier existiere. An dieser Stelle wird angemerkt, dass es in der Verantwortung und auch im Interesse der Ausbildungsträger liegt, ausreichende personelle Ressourcen zu schaffen, um die gesetzlich vorgesehenen 10 % Praxisanleitung, je Praxiszeit pro Einsatzbereich, durchführen zu können.

4.3.4 Wahrnehmung von Fortbildungsangeboten und Netzwerkarbeit

Es bedarf einer stärkeren externen Unterstützung, insbesondere von Seiten der Ausbildungsverantwortlichen wie den Ausbildungsträgern, den Pflegeschulen, aber auch den Berufsverbänden und Fachorganisationen (vgl. Klein et al. 2021, S. 39). Sie sind in der Lage, notwendiges Wissen und Werkzeuge durch spezielle Programme niedrigschwellig und einheitlich zu gestalten. Letztere umfassen beispielsweise Onlinefortbildungen, Fachtagungen und -seminare sowie Netzwerkarbeit (vgl. ebd., S. 42). Die Praxisanleitenden selbst sind wiederum in der Pflicht, sich aufgrund ihrer Funktion als Mitverantwortliche der Ausbildung zu begreifen und ihre Haltung im Sinne eines gemeinsamen Praxisanleitenden-Selbstverständnisses auszubauen. Dies können sie erreichen, indem sie Fortbildungen einfordern, bestehende Angebote wahrnehmen und innerhalb ihrer speziellen Berufsgruppe Austausch und Netzwerkarbeit leisten (vgl. ebd., S. 39). Um derartigen Herausforderungen entgegenzuwirken, wie sie von den interviewten Praxisanleitenden erlebt wurden, sollte das Konzept der obligatorischen, jährlichen

Pflichtfortbildungsstunden weiter vertieft werden. Spezifische Themen und Anliegen aus der erlebten Berufswirklichkeit Praxisanleitender könnten bei gezielter Ausgestaltung und Erweiterung von Fortbildungen aufgegriffen werden, wenn die Möglichkeit geboten wird, relevante Themen zu diskutieren, Lösungsansätze zu erarbeiten und diese anschließend in die tatsächlich stattfindende Praxisanleitung zu integrieren (vgl. ebd., S. 44 f.). Innerhalb solcher Fortbildungen sollten Themen gemeinsam erarbeitet, verinnerlicht und gefestigt werden, wie insbesondere das Verständnis von Kompetenz und Performanz, das Definieren einfach verständlicher, praxisnaher Inhalte zur Durchführung und Reflexion konkreter Anleitungssituationen sowie Rechte und Pflichten Praxisanleitender im Kontext der Pflegeausbildung.

4.4 Limitationen der Forschungsarbeit

Im Rahmen der qualitativen Sozialforschung, die auf ein tieferes Verständnis sozialer Phänomene und individueller Perspektiven abzielt, wurde eine Forschungsstrategie verfolgt, die auf halbstrukturierten, problemzentrierten Interviews nach Witzel und einer inhaltsanalytischen Auswertung nach Kuckartz basiert. Die Ergebnisse wurden im Hinblick auf die interne und externe Forschungsgüte reflektiert. Dabei wurde die Glaubwürdigkeit der Ergebnisse durch bewährte methodische Schritte, wie die sorgfältige Datenerhebung und systematische Analyse, sichergestellt. Die Übertragbarkeit der Ergebnisse wurde durch eine dichte Beschreibung des Forschungsprozesses und des Kontextes kritisch betrachtet, um die Anwendbarkeit der Erkenntnisse auf einen breiteren Kontext zu diskutieren.

Zur Datenerhebung wählten die Forscherinnen halbstrukturierte Interviews, um detaillierte und zielgerichtete subjektive Informationen zu erhalten. Die Audiodateien wurden sorgfältig festgehalten, und ein Postskriptum ergänzte besondere Aspekte des Gesprochenen. Aufgrund begrenzter Ressourcen konnten nicht alle Kriterien qualitativer Forschung umgesetzt werden. Dies betrifft insbesondere die theoretische Sättigung. Daher wurden keine Fallgruppen gebildet, sondern eine holistische Betrachtung gewählt, um trotz der kleinen Stichprobe Gemeinsamkeiten zu identifizieren.

Positiv hervorzuheben ist die vollständige Transkription der Interviews durch die Forscherinnen, unter Anwendung festgelegter Transkriptionsregeln. Die strukturierte inhaltsanalytische Methode nach Kuckartz erwies sich als geeignet, um systematisch thematische Kategorien zu identifizieren, die relevante Erkenntnisse über Herausforderungen lieferten. Die computergestützte Analyse mit MAXQDA unterstützte die Dokumentation und Abbildung des Forschungsprozesses. Ein unabhängiges Codieren im ersten Prozess und ein gemeinsames im zweiten erhöhten die Validität. Das Kategoriensystem war konsistent, jedoch waren die Hauptkategorien zur Kompetenz nicht klar genug abgegrenzt. Die

Nähe zwischen Kategorien und Forschungszielen weist auf eine systematische Analyse hin. Der gesamte Forschungsprozess wurde transparent abgebildet, indem alle Schritte präzise und nachvollziehbar offengelegt sind, was die intersubjektive Nachvollziehbarkeit der Arbeit stärkt.

Die Forscherinnen reflektierten kritisch, ob die Empfehlungen aus der Literatur angemessen interpretiert und angewendet wurden. Die begrenzte Forschungserfahrung stellte eine Herausforderung dar und führte zu Unsicherheiten bei der Durchführung der Studie. Es ist jedoch positiv zu betonen, dass alle Schritte des Forschungsprozesses durchlaufen und während der Methodenanwendung ein enger diskursiver Austausch stattfand, bei dem stets auf Einigkeit unter den Forscherinnen hingearbeitet wurde. Resümierend lässt sich sagen, dass das Vorgehen während des gesamten Forschungsprozesses kontinuierlich reflektiert und regelmäßig angepasst wurde, um die Forschungsqualität zu verbessern. Auf diese Weise konnten Schwachstellen identifiziert und teilweise im Prozess selbst behoben werden, was ebenso den Lernprozess der Forscherinnen unterstützte.

Die Schlussfolgerungen zur Beantwortung der Forschungsfragen lassen wenig Zweifel an der internen und externen Forschungsgüte aufkommen. Die Arbeit stellt trotz ihrer begrenzten Reichweite einen kleinen, aber sorgfältig ausgearbeiteten Ausschnitt dar, der einen ersten qualitativen Einblick in das untersuchte Thema bietet. Die Ergebnisse zeigen Tendenzen auf, jedoch ist es notwendig, weiterführende Forschung zu betreiben, um die Erkenntnisse zu validieren und in einem breiteren Kontext zu verifizieren.

5 Zusammenfassung und Ausblick

Die Forschungsarbeit spiegelt die Berufswirklichkeit von Praxisanleitenden seit der Einführung der generalistischen Ausbildung wider, besonders im Hinblick auf das Kompetenzverständnis. Dabei sehen sich die Autorinnen in ihren der Untersuchung vorangegangenen, beruflichen Beobachtungen wie auch in den eingangs getätigten Annahmen, bezüglich der Herausforderungen und Unsicherheiten, bestätigt. Das Ausmaß der Problematik wurde jedoch erst im Laufe des Forschungsprozesses deutlich.

Die Studie zeigt, dass die Einführung der situations- und kompetenzorientierten Ausbildung signifikante Auswirkungen auf die Rolle der Praxisanleitenden hat. Praxisanleitende sind aufgefordert, sich nunmehr als Lehrende der Praxis zu verstehen, um kompetenzorientierte Lern- und Transferprozesse bei Auszubildenden zu initiieren. Die gewonnenen Erkenntnisse verdeutlichen, dass die erforderlichen pädagogischen Kompetenzen für eine erfolgreiche generalistische Anleitung oft noch nicht ausreichend verinnerlicht sind, da sich die veränderten Anforderungen noch nicht vollständig in den Denk- und Arbeitsweisen der Praxisanleitenden widerspiegeln. Praxisanleitende haben Schwierigkeiten, die neuen Anforderungen und Verantwortungsbereiche vollständig zu erfassen, weshalb die Untersuchung nahelegt, dass der Bildungsbedarf in der pädagogischen Weiterbildung nach wie vor hoch ist und dass die Einführung der reformbedingten Änderungen nicht immer optimal begleitet wurde. Dies weist darauf hin, dass bisher verfügbare Veröffentlichungen wie empfehlende Handreichungen nicht ausreichen, um Praxisanleitende spürbar zu entlasten oder ihre Probleme zu lösen.

Zusammenfassend zeigt sich, dass es dringend notwendig ist, die Fort- und Weiterbildung der Praxisanleitenden zu intensivieren, um ein einheitliches, pädagogisches Rollenverständnis zu stärken. Dies kann durch gezielte, praxisnahe Fortbildungsangebote erreicht werden, die sich auf die Entwicklung pädagogischer Kompetenzen und die Anwendung kompetenzorientierter Lehr-/Lernmethoden konzentrieren. Zudem sollten regelmäßige Schulungen und Fortbildungen angeboten werden, die nicht nur theoretisches Wissen in den Blick nehmen, sondern auch praxisrelevante Probleme adressieren und Lösungsansätze bieten. Eine enge Zusammenarbeit zwischen Pflegeschulen und Praxisanleitenden – inklusive des Austauschs über bewährte Praktiken und aktuelle Herausforderungen – kann das pädagogische Rollenverständnis der Praxisanleitenden stärken.

Auch wenn die Untersuchung einen Einblick in das Forschungsfeld liefert, scheint es erforderlich, die Thematik in weiterem Umfang mit einer größeren Stichprobe zu untersuchen, um die Repräsentativität der Ergebnisse zu stärken. Entscheidend dabei scheint aber zu sein, dass Ausbildungsträger, Pflegeschulen und Praxisanleitende gleichsam in Forschungsprojekte einbezogen werden, um weitere Erkenntnisse darüber zu gewinnen, wie Zusammenarbeit gefördert werden kann, welche Herausforderungen von allen Beteiligten erlebt werden und wie diese gemeinsam verständigungs- und lösungsorientiert behoben werden können.

Es liegt in der Verantwortung aller Beteiligten, Praxisanleitung in der generalistischen Pflegeausbildung als eine zentrale und wertvolle Aufgabe anzuerkennen, zu würdigen und zu nutzen. Nur so kann die veränderte Rolle von Praxisanleitenden allen angehenden Pflegefachpersonen zugutekommen.

Literatur

Bohrer, Annerose/Walter, Anja (2020): Die neue Pflegeausbildung gestalten – eine Handreichung für Praxisanleiterinnen und Praxisanleiter. https://www.eh-berlin.de/fileadmin/Redaktion/2_PDF/FORSCHUNG/Projekt_CurAP/Handreichung_fuer_Praxisanleitende__barriefreies_PDF_.pdf (Abruf: 21.05.2024).

Bundesministerium für Justiz (2018): Ausbildungs- und Prüfungsverordnung für die Pflegeberufe* (Pflegeberufe-Ausbildungs- und -Prüfungsverordnung – PflAPrV). www.gesetze-im-internet.de/pflaprv/BJNR157200018.html (Abruf: 20.05.2024) Bundesministerium für Justiz (2020): Gesetz

über die Pflegeberufe (Pflegeberufegesetz – PflBG). www.gesetze-im-internet.de/pflbg (Abruf: 20.05.2024).
Fachkommission nach § 53 Pflegeberufegesetz (2020): Rahmenpläne der Fachkommission nach § 53 PflBG – Rahmenlehrpläne für den theoretischen und praktischen Unterricht. 2., überarbeitete Auflage. Online: www.bibb.de/dienst/publikationen/de/16560 (Abruf: 20.05.2024).
Fachkommission nach § 53 Pflegeberufegesetz (2023): Rahmenpläne der Fachkommission nach § 53 PflBG – Rahmenausbildungspläne für die praktische Ausbildung 1. Aktualisierung. Online: www.bibb.de/dokumente/pdf/AB26_Rahmenausbildungsplaene_aktualisiert_11-2023.pdf (Abruf: 20.05.2024).
Jürgensen, Anke/Dauer, Bettina (2021): Handreichung für die Pflegeausbildung am Lernort Praxis. www.bibb.de/dienst/publikationen/de/17175 (Abruf: 20.05.2024).
Kersting, Karin (2016a): Die Theorie des Coolout und ihre Bedeutung für die Pflegeausbildung. Frankfurt am Main: Mabuse.
Kersting, Karin (2017): Fachlicher Anspruch vs. Praxis Realität. Wie Pflegende die unwürdigen Bedingungen im Arbeitsalltag aushalten. In: Dr. med. Mabuse. Zeitschrift für alle Gesundheitsberufe. Jg. 42, S. 26-28. https://www.mabuse-verlag.de/mabuse/mabuse-buchversand/dr-med-mabuse-nr-227-3-2017-aus-und-fortbildung_pid_136_22247.html (Abruf: 26.10.2024).
Klein, Zoé et al. (2021): Empfehlungen für Praxisanleitende im Rahmen der Pflegeausbildung nach dem Pflegeberufegesetz (PflBG) – Fachworkshop-Empfehlungen zur Umsetzung in der Praxis. www.bibb.de/dienst/publikationen/de/17241 (Abruf: 20.05.2024).
Knoch, Tina (2020): So gelingt die Umsetzung. In: Altenheim. Lösungen fürs Management. 03/2020. Hannover: Vincentz Network.
Kuckartz, Udo/Rädiker, Stefan (2022): Qualitative Inhaltsanalyse – Methoden, Praxis, Computerunterstützung, Grundlagentexte, Methoden. 5. Auflage. Weinheim und Basel: Beltz Juventa.
Lamnek, Siegfried/Krell, Claudia (2016): Qualitative Sozialforschung. 6. Auflage. Weinheim: Beltz.
Löwenstein, Mechthild (2022): Wege in die generalistische Pflegeausbildung Gestalten, entwickeln, vorangehen. 1. Auflage. Berlin: Springer.
Mamerow, Ruth (2021): Praxisanleitung in der Pflege. 7. Auflage. Deutschland: Springer.
Martin, Jochen/Mensdorf, Birte (2022): Praxisanleitung in der generalistischen Pflegeausbildung. Hintergründe, Konzepte, Probleme, Lösungen. 6. Auflage. Stuttgart: Kohlhammer.
Olbrich, Christa (2023): Pflegekompetenz. 4. Auflage. Bern: Hogrefe.
Pflegekammer Nordrhein-Westfalen (2023): Empfehlende Richtlinien: Weiterbildung Praxisanleitung. www.pflegekammer-nrw.de/wp-content/uploads/2023/11/2023-11-07_PK_Empfehlende_Richtlinie_PA_final.pdf (Abruf: 20.05.2024).
Quernheim, German (2017): Spielend anleiten und beraten. Hilfen zur praktischen Pflegeausbildung. 5. Auflage. München: Elsevier.
Quernheim, German (2022): Spielend anleiten und beraten. Praktische Pflegeausbildung kompetent gestalten. 6. Auflage. München: Elsevier.
Sahmel, Karl-Heinz (2020): Die praktische Pflegeausbildung auf dem Prüfstand. Herausforderungen und Perspektiven. 1. Auflage. Stuttgart: Kohlhammer.
Schlosser, Daniela (2022): Die Praxisanleitung in der Pflegeausbildung gestalten. Eine qualitativempirische Studie zur Rollenklarheit und Rollendiffusität. Münster: Waxmann.
Schlosser, Daniela et al. (2023): Empfehlende Richtlinie: Weiterbildung Praxisanleitung. https://www.pflegekammer-nrw.de/wp-content/uploads/2023/11/2023-11-07_PK_Empfehlende_Richtlinie_PA_final.pdf (Abruf: 25.09.2024)
Witzel, Andreas/Reiter, Herwig (2022): Das problemzentrierte Interview – eine praxisorientierte Einführung. 1. Auflage. Weinheim: Beltz Juventa.

Empathie (v-)erlernen? – Auszubildende am Lernort Praxis auf dem Weg zu einer reflektierten, beruflich nutzbaren empathischen Kompetenz begleiten

Gerlinde Klimasch

Einleitung

Empathische Kompetenz stellt für Gesundheitsfachkräfte eine Kernkompetenz dar, um die in ihrem Berufsfeld anerkannten Normen u. a. der Personenorientierung, der Autonomie, der Verständigung, der Anerkennung, der Diversitätssensibilität sowie der Partizipation in der Kommunikation mit Menschen mit gesundheitlichen Problemlagen und deren Bezugspersonen realisieren zu können. Erst mittels eines reflektierten, vorurteils- und stigmatisierungsfreien empathischen Erkundens der Perspektive der Anderen wird es für Gesundheitsfachkräfte möglich, die Erkenntnisse zu gewinnen, die sie benötigen, um diese wirklich in deren Sinne unterstützen zu können.

Seit über 35 Jahren arbeiten in Deutschland die Pflegewissenschaft, -didaktik bzw. -bildung daran, dass die o. a. Normen Eingang in die berufliche Praxis finden. Trotz dieser Bemühungen ist die Pflegepraxis, darauf weisen etliche Studien hin, bis heute in weiten Zügen von expertokratischem bzw. patient:innenignorierendem Handeln geprägt (Klimasch 2021, S. 1–4). Die Hintergründe hierfür sind sicher vielschichtig (ebd.). Die Ökonomisierung des Gesundheitswesens und damit einhergehende veränderte gesetzliche, organisatorische sowie personelle Rahmenbedingungen für pflegerisches Handeln sind hier u. a. als maßgebliche verursachende Faktoren zu nennen.

Als eine weitere, bisher wenig diskutierte, mögliche Ursache ist die Qualität der auf empathisches Verstehen abzielenden Bildungsangebote in der Pflegeausbildung anzuführen. Meine Annahme ist, dass Lernende bislang unzureichend unterstützt werden, ihre alltägliche empathische Kompetenz in eine reflektierte, beruflich nutzbare Kompetenz der pflegerischen Empathie weiterzuentwickeln. Diese stellt meines Erachtens eine wesentliche Verbindung zwischen Theorie und Praxis einer subjektorientierten Pflege dar. Sie ermöglicht (angehenden) Pflegenden, pflegebedürftigen Menschen auf einer Partizipation ermöglichenden Ebene zu begegnen und stellt eine bedeutsame Voraussetzung dar, um in Pflegebeziehungen sowohl zielgruppensensibel als auch zugleich offen für die Einzigartigkeit der jeweiligen Person und ihrer Situation interagieren zu können.

Bislang ist wenig über diese für subjektorientiertes Pflegehandeln zentrale Kompetenz bekannt. D. h., es ist noch ungeklärt, ob bzw. inwiefern und v. a. wie empathische Kompetenzen in der deutschen Pflegeausbildung erworben werden (können). Ausgangspunkt der in diesem Beitrag vorzustellenden Dissertation war die Frage, wie sich empathische Kompetenz in der deutschen Pflegeausbildung (weiter-)entwickelt. Die Dissertation verfolgte drei Ziele: (1) Generierung empirischer Erkenntnisse zum Erlernen von Empathie in der Pflegeausbildung, (2) theoretische Auseinandersetzung mit dem Phänomen der Empathie und (3) Erarbeitung von Empfehlungen zur Verbesserung der Förderung empathischer Kompetenz in der Pflegebildung.

Nach einem Überblick über die theoretischen und empirischen Bezüge der Dissertation sowie über deren methodisches Vorgehen wird in dem vorliegenden Beitrag der Schwerpunkt auf die Darlegung der für die praktische Pflegeausbildung und die Qualifizierung von Praxisanleiter:innen relevanten Forschungsbefunde gelegt. Zudem werden Empfehlungen für den Lernort Praxis umrissen und ein Ausblick gegeben.

1 Theoretische Bezüge

Ziel der theoretischen Auseinandersetzung mit der im Zentrum der Arbeit stehenden Kompetenz, in konkreten Pflegesituationen[1] die subjektive Perspektive pflegebedürftiger Menschen (annähernd) erfassen zu können, war, diese eingehender zu beleuchten, um die im Interviewmaterial aufscheinenden belastenden Erfahrungen der Lernenden, nämlich ihr Erleben und Erleiden empathischer Kontakte mit zu pflegenden Menschen, vor einem theoretischen Hintergrund differenzierter verstehen zu können (ebd., S. 10–85).

Für die Kompetenz wurde in der Dissertation anfänglich der Begriff Fallverstehen und später der Begriff Empathie verwendet (ebd., S. 10–17). Hervorzuheben ist, dass die in dem vorliegenden Beitrag skizzierte theoretische Auseinandersetzung mit dem Phänomen der Empathie im Rahmen einer empirischen, pflegedidaktischen Forschungsarbeit erfolgte und somit keine begriffsanalytische Untersuchung darstellt. Eine pflegewissenschaftliche, interdisziplinär angelegte theoretische Untersuchung zur weiteren Klärung der Begriffe Empathie und Fallverstehen steht in der deutschen Pflegewissenschaft noch aus (ebd., S. 85, 490).

Darmann-Fincks theoretische Überlegungen zu den Besonderheiten pflegerischen Verstehens, die auf einem sozialwissenschaftlichen und ideologiekritischen Ansatz basieren, bildeten den Ausgangspunkt der theoretischen Auseinandersetzung und zugleich den zentralen theoretischen bzw. normativen Rahmen, in dem pflegerische Empathie in der Dissertation verortet wurde

1 Gemeint ist unter dem Handlungsdruck der Pflegeberufswirklichkeit.

(u. a. Darmann-Finck 2009a,b; 2010a,b; 2011; Klimasch 2021, S. 12 f., 17–23). Wesentlich hierbei sind u. a. der Verstehensbegriff der Hermeneutik, ein interaktionistisches Verständnis von Verstehensprozessen respektive Annahmen zur Fehleranfälligkeit und zum Überprüfungsbedarf von Verstehensleistungen, eine anerkennungstheoretische Fundierung sowie Annahmen zu den Grenzen des Verstehens Anderer in ihrer Andersheit und zu unterschiedlichen Aufmerksamkeitsfoki beim pflegerischen Verstehen (vgl. ausführlicher ebd.). Ferner beschreibt Darmann-Finck (2009a, S. 21–24) pflegerisches Verstehen als einen überwiegend intuitiv und implizit erfolgenden Wahrnehmungs-, Denk- bzw. Erkenntnisprozess, der neben verbalsprachlichen insbesondere durch körperlich-leibliche bzw. nonverbale Ausdrucks- und Interaktionsformen geprägt ist. Sie untermauert ihr Verständnis pflegerischen Verstehens theoretisch u. a. unter Rückgriff auf Polanyi (1958), Habermas (1976), Neuweg (1999), Remmers (2000), Stemmer (2001), Böhle/Weishaupt (2003), Friesacher (2008) sowie Hülsken-Giesler (2008).

Die Überlegung, der o. a. Kompetenz zusätzlich unter dem Begriff der (pflegerischen) Empathie vertieft nachzugehen, resultierte sowohl aus einer kritischen Auseinandersetzung mit der Arbeit Bischoff-Wanners (2002), die sich Mitte/Ende der 1990er-Jahre als erste deutsche Pflegewissenschaftlerin auf einer theoretischen Ebene mit Empathie in der Pflege auseinandersetzte (Klimasch 2021, S. 23–27) als auch auf der Anregung Remmers (2011, S. 7)[2], das Potenzial der Perspektiven anderer relevanter Disziplinen, beispielsweise der Psychologie, für die pflegewissenschaftliche Theoriebildung und Forschung genauer zu erkennen, stärker zu würdigen und ausgiebiger als bisher zu nutzen.[3] Hierdurch weitete sich der Blick für von der deutschen Pflegewissenschaft und -didaktik bislang nicht oder kaum rezipierte (inter-)nationale, theoretische sowie empirische Untersuchungen anderer Disziplinen zu der im Zentrum der Dissertation stehenden Kompetenz.

---

2 An dieser Stelle sei auf Remmers Beitrag „Pflegewissenschaft als transdisziplinäres Konstrukt. Wissenschaftssystematische Überlegungen – Eine Einleitung“ (2011, S. 7–47) verwiesen.

3 Remmers (2011, S. 29) führt u. a. aus, dass es nur ein erster Schritt pflegewissenschaftlicher Forschungsbemühungen sei, das mimetische Vermögen des Menschen, „im strengen Sinne: vorrationale(n) Wissensformen sowohl zu rehabilitieren als auch zum Gegenstand einer zunächst einmal phänomenologischen Analyse zu machen“. Das folgende Zitat gibt seine Gedanken zu einem weiteren, aus seiner Sicht erforderlichen Schritt wieder: „Betrachtet man die inzwischen in anderen Disziplinen auf einem theoretisch wie auch empirisch-methodisch anspruchsvollen Niveau traktierten Fragen zu den Eigentümlichkeiten intuitiver Bewusstseinsleistungen – ein beispielsweise in neueren Strömungen einer empirisch hoch informierten Philosophie des Geistes ebenso wie in fachlichen Spezialisierungen beispielsweise der experimentellen Neuro- und Kognitionspsychologie thematisierter Fragenkomplex, der näher besehen mitten ins Zentrum pflegewissenschaftlicher Expertisenforschung führt – , so wird in ersten Umrissen deutlich, mit welchen interdisziplinären Herausforderungen eine allein auf diesen Kernbereich konzentrierte Pflegeforschung konfrontiert sein wird.“ (ebd., S. 29 f.)

Die zusätzlich hinzugezogenen psychologischen, entwicklungs- und sozialpsychologischen sowie neurowissenschaftlichen Empathietheorien basieren auf einem eher naturwissenschaftlichen, empirisch-analytischen Ansatz (Klimasch 2021, S. 37–81). Sie ermöglichen, Teilaspekte empathischen Erlebens, Erkennens und Handelns differenzierter zu verstehen. Unter anderem bieten sie weiterführende Erklärungsansätze hinsichtlich der dem empathischen Geschehen zugrundeliegenden Wirkmechanismen (ebd., S. 38–44, 55–65, 77–80).

Hoffman (2000) modelliert beispielsweise empathische Prozesse als enges Zusammenspiel von fünf Wirkmechanismen, nämlich drei unfreiwillig und automatisch ablaufenden, schnell einsetzenden und nur minimaler kognitiver Verarbeitungsprozesse bedürfenden Mechanismen (Mimikry, klassische Konditionierung und direkte Assoziation) sowie zwei höher entwickelten kognitiven Mechanismen (vermittelte Assoziation und Rollenübernahme), die gewisse willkürliche Steuerungsmöglichkeiten beinhalten (Klimasch 2021, S. 38–44). Doch auch diese zwei höher entwickelten kognitiven Mechanismen können, so Hoffman (2000, S. 5, 61), in Situationen, in denen eine Person ihre Aufmerksamkeit auf einen anwesenden leidenden Menschen richtet, unfreiwillig und umgehend getriggert werden. Sie verleihen damit auch den empathischen Reaktionen von Erwachsenen – ebenso wie die drei erstgenannten – eine wichtige, unfreiwillige Dimension (Klimasch 2021, S. 38–44). Hoffmans theoretische Annahmen zu Empathie vermitteln ein Verständnis von Empathie, in dem affektive, körperliche sowie kognitive Komponenten aufs Engste miteinander verbunden sind und in dem die automatische, unwillkürliche Dimension von Empathie eine besondere Berücksichtigung erfährt.

Bischof-Köhlers (2011) Verständnis dieser Kompetenz weist, auch wenn sie analytisch die sozialen Erkenntnisformen Gefühlsansteckung, Empathie und Theory of Mind (inklusive Perspektivenübernahme) differenziert, in dieselbe Richtung (Klimasch 2021, S. 53–65). Meines Erachtens ist auch das von Decety und Kolleg:innen (u. a. 2012, 2015, 2016) postulierte neurowissenschaftliche Mehrkomponentenmodell von Empathie anschlussfähig an diese entwicklungs- und sozialpsychologische Sichtweise auf Empathie (Klimasch 2021, S. 72–81).

Darüber hinaus erhellen die o. a. Perspektiven auf Empathie insbesondere die affektive Komponente des empathischen Geschehens. D. h., sie nehmen die Gefühle und Körperempfindungen, die in Empath:innen in sozialen Erkenntnisprozessen i. d. R. automatisch und unfreiwillig entstehen, gezielter in den Blick und suchen sowohl mögliche Hintergründe als auch prosoziale sowie sozial-negative Folgegefühle bzw. Handlungsimpulse des empathischen Erlebens zu erklären (ebd., S. 50–53, 57–62). Zudem erläutern sie die Beeinflussung des empathischen Erlebens durch verschiedenste Faktoren wie beispielsweise Kausalattribuierungen, Selbstregulationsfähigkeiten oder Kompetenzüberzeugungen der Empath:innen (ebd., S. 49–53, 65 f.). Wichtige theoretische Begriffe sind in diesem Zusammenhang zudem bei Hoffman (2000) „*empathic over-arousal*“, „*egoistic drift*“ und die beiden systematischen Fehler bzw. Verzerrungen beim empathischen Erkennen *„familiarity bias"* und *„here-and-now bias"*, bei Bischof-Köhler (2011) *„psychische Ich-Andere-Unterscheidung"*, *„Empathieabwehr"* und *„Exekutive Funktionen"* bei Altmann und Roth (2013) *„Empathischer Kurzschluss"* und bei Decety und Kolleg:innen (u. a. 2012, 2015, 2016) *„emotion regulation"* sowie *„self-other awareness"* (Klimasch 2021, S. 42–81). Damit werfen die o. a. Perspektiven Licht auf m. E. in der Pflegewissenschaft und -didaktik bislang nicht ausreichend thematisierte Teilaspekte von Empathie.

Die folgende Abbildung 1 gibt einen Überblick über die o. a. theoretischen Bezüge. Sie veranschaulicht zudem die grundlegende Bedeutung, die den Überlegungen Darmann-Fincks zu pflegerischem Verstehen in der Dissertation zukommt.

Abb. 1: Theoretische Bezüge (Eigene Darstellung)

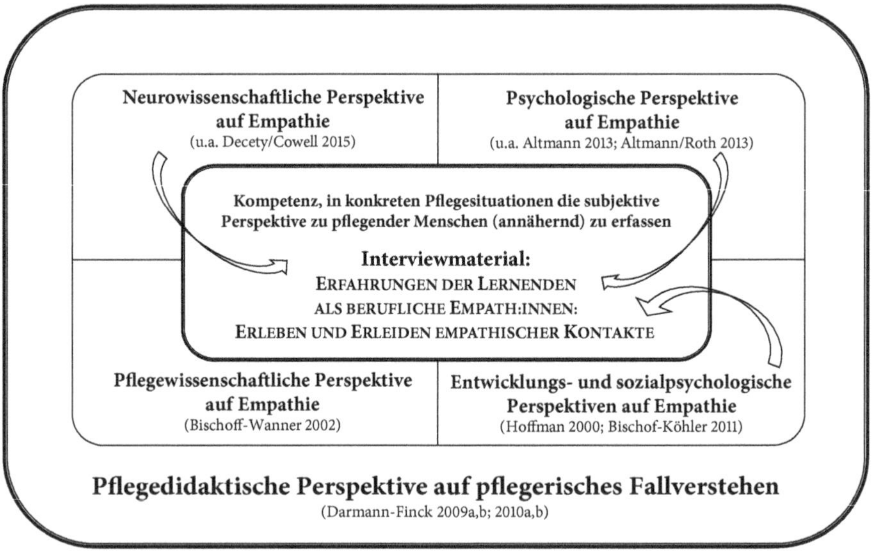

2 Empirische Bezüge der Arbeit

Die Literaturrecherche zur Erarbeitung des für die Arbeit relevanten Forschungsstands erfolgte kontinuierlich während des gesamten Promotionsprozesses, jedoch vertieft und systematisch insbesondere zu zwei Zeitpunkten, nämlich im Winter 2009/2010 in der Vorbereitungsphase der Studie und im Herbst 2016 nach Abschluss der Datenauswertung. Die internationale Recherche zum Thema des Erlernens von Empathie in der Pflegeausbildung ergab 73 relevante Studien (ebd., S. 85–159). Diese konnten fünf Forschungssträngen zugeordnet werden, nämlich (1) Entwicklungsverläufe empathischer Kompetenz in der Pflegeausbildung,

(2) Wirksamkeit von Empathie-Förderinterventionen in der Pflegeausbildung, (3) Sichtweisen von Medizinstudierenden auf ihr Erlernen von Empathie sowie Befunde qualitativer Forschung im Feld der Pflegeausbildung mit Bezügen zum Erlernen von Empathie im internationalen (4) bzw. im deutschen Forschungsraum (5). Für differenziertere Informationen zum Recherchevorgehen und zu den analysierten Studien sei an dieser Stelle auf Klimasch 2021 (Teil II Empirische Bezüge) verwiesen.

Nachfolgend werden ausgewählte zentrale Ergebnisse der Analyse der 73 Studien skizziert: (1) Es ließen sich Hinweise auf eine tendenziell stagnierende bis negative Entwicklung empathischer Kompetenz von Pflegelernenden im Studienverlauf identifizieren. (2) Zudem fehlen bisher empirische Befunde zu möglichen Ursachen bzw. Hintergründen dieser Verläufe. (3) Die Wirksamkeit von Empathie-Förderinterventionen in der Pflegeausbildung ist bislang nicht ausreichend wissenschaftlich geklärt. (4) In diversen qualitativen Studien ließen sich Hinweise auf Desensibilisierungsprozesse gegenüber pflegerischen Idealen und eine damit einhergehende Distanzierung von zu pflegenden Menschen finden. Insbesondere drei Einflussfaktoren wurden für diese negativen Verläufe identifiziert: erstens das starke Bedürfnis der Lernenden, ins Pflegeteam integriert zu werden, zweitens die fehlende Wahrnehmung der Lernenden als Individuen auf den Stationen sowie drittens das Alleingelassensein mit belastenden Gefühlen, die durch Pflegeinteraktionen in ihnen ausgelöst werden. (5) Es konnte keine Studie gefunden werden, die explizit die Sichtweisen von Lernenden auf ihr Erlernen von Empathie in der Pflegeausbildung untersuchte.

3 Methodisches Vorgehen

Der skizzierte Forschungsstand verdeutlicht, wie wenig bislang über die Perspektiven von Pflegelernenden auf ihr Erlernen von Empathie bekannt ist. Diesbezügliche Studien sind von Bedeutung, da sie neue Erkenntnisse aus der Perspektive der Lernenden zu ihren tatsächlichen Relevanzen und Deutungen bezogen auf ihr Erlernen von Empathie in der Ausbildung liefern. Hierdurch könnten neue Erklärungsansätze für die Hintergründe der stagnierenden bis negativen Entwicklungsverläufe empathischer Kompetenz in der Pflegeausbildung gewonnen werden. Diese Erkenntnisse wären eine wichtige Grundlage, um künftig empirisch fundierte Konzepte zur Förderung empathischer Kompetenz entwickeln zu können.

Die folgenden Fragen, eine übergeordnete und vier untergeordnete, leiteten die Studie.

Wie sehen Aneignungsprozesse empathischer Kompetenz aus der Perspektive der Lernenden aus?

- Was sind die diesbezüglichen Lernanlässe?
- Wie werden die diesbezüglichen formellen Lernangebote von den Lernenden rezipiert?

- Welche Vorstellungen über Empathie bzw. welche diesbezüglichen Kompetenzen bringen die Lernenden vor dem Hintergrund ihrer Biographie bereits mit in die Ausbildung?
- Werden anfangs vorhandene Vorstellungen bzw. Kompetenzen in der dreijährigen Ausbildung erweitert bzw. eventuell verlernt? Wenn ja, warum?

Die Studie wurde als longitudinale qualitative Interviewstudie mit zwei Erhebungszeitpunkten angelegt. Mittels einer qualitativen Samplingmethode wurden 19 Personen gewonnen, nämlich vier Lernende der Altenpflege, zehn der Gesundheits- und Krankenpflege sowie fünf eines dualen Bachelorstudiengangs Pflege. Sie besuchten fünf unterschiedliche Bildungseinrichtungen in vier Bundesländern. Insgesamt wurden von der Autorin 36 teilnarrative Leitfaden-Interviews geführt bzw. rund 53 Stunden Interviewmaterial gewonnen. Für die Analyse der Interviews wurde das texthermeneutische Verfahren (Kruse 2015) und für die empirisch begründete Typenbildung das Vorgehen von Kelle/Kluge (2010) genutzt. Für detailliertere Informationen zum Feldzugang, zum Samplingverfahren, zur Konstruktion und Validierung der Interviewleitfäden, zur Durchführung der Datenerhebung, zum Auswertungsverfahren sowie zu forschungsethischen Reflexionen wird auf Klimasch (2021, S. 160–220) verwiesen. Auf eine anhand der von Steinke (2015) vorgeschlagenen Gütekriterien qualitativer Forschung strukturierte Reflexion des gesamten Forschungsprozesses inklusive der Limitationen der Studie sowie der qualitativen Verallgemeinerbarkeit der Forschungsergebnisse kann ebenfalls nur verwiesen werden (Klimasch 2021, S. 427–440).

4 Empirische Befunde

Die Befunde der Studie lassen sich vier Bereichen zuordnen. Der erste umfasst Ergebnisse zu den subjektiven Verständnissen pflegerischer Empathie der Befragten (ebd., S. 221–302). Anders als erwartet, hatten diese sehr unterschiedliche Sichtweisen darauf, was pflegerische Empathie ausmacht. Der zweite Bereich umfasst Ergebnisse zu intervenierenden Faktoren (ebd., S. 303–337). Diese beeinflussen, ob Lernende in Pflegesituationen ihrem Empathieverständnis gemäß auch tatsächlich handeln. Der dritte und der vierte Bereich beinhalten Befunde zum Erlernen von Empathie an den Lernorten Betrieb (ebd., S. 337–380) bzw. Schule (ebd., S. 380–427). In dem vorliegenden Beitrag werden ausgewählte Ergebnisse aus den ersten drei Bereichen exemplarisch dargelegt.[4]

4 Für eine Diskussion der empirischen Befunde vgl. Klimasch (2021, S. 440–473).

4.1 Befunde zum Verständnis pflegerischer Empathie

In der Studie konnten vier unterschiedliche Sichtweisen auf Empathie herausgearbeitet werden. Die nachfolgend zu beschreibenden vier Vergleichsdimensionen bilden die wesentlichen Unterschiede und Gemeinsamkeiten der vier idealtypischen Empathieverständnisse ab.

Die erste Dimension „*Zuständigkeitsauffassung im Hinblick auf pflegerische Empathie*“ stellt zwei grundlegend unterschiedliche Auffassungen von Lernenden gegenüber, wozu Empathie im Berufsfeld Pflege genutzt werden sollte. Nämlich die Auffassung, dass sie ihre empathische Kompetenz einsetzen sollten, um Erkenntnisse im Hinblick auf den individuellen Pflegebedarf des Anderen zu gewinnen und die zweite, um Prozesse der Persönlichkeitsentwicklung bei zu pflegenden Menschen zu fördern (ebd., S. 223–225). Ferner lassen sich die Empathieverständnisse dahin gehend voneinander unterscheiden, ob ihnen eher ein „*expertokratisches*“ oder eher ein „*interaktionistisches Pflegeverständnis*“ zugrunde liegt (ebd., S. 225–229). Als dritte kristallisierte sich die Dimension „*Empathische Grundhaltungen*“ heraus (ebd., S. 229–233). Sie umfasst die folgenden drei Haltungen: (1) „*Bewusstsein für die Notwendigkeit, sich in Pflegesituationen als Pflegende:r dem Anderen achtsam zuzuwenden bzw. Fähigkeit und Bereitschaft, als ganze Person nahbar i. S. v. ansprechbar, berührbar, empfänglich zu sein für den Anderen*“, (2) „*Haltung der Urteilsvorsicht gegenüber eigenen Wahrnehmungen und Deutungen in dem Prozess der Perspektivenübernahme bzw. im Nachhinein*“ und (3) „*Bewusstsein für, Offenheit gegenüber und Anerkennung fremder Perspektiven bzw. anderer Lebenswelten, Sicht- und Erlebensweisen*“. Die Typen pflegerischer Empathie unterscheiden sich im Hinblick auf die Ausprägungsgrade dieser drei Haltungen. Die vierte Dimension „*Erkenntnisgehalt/-essenz des Prozesses der Perspektivenübernahme*“ beschreibt die Unterschiede der verschiedenen Typen im Hinblick auf den jeweiligen Inhalt ihres Erkenntnisgewinns (ebd., S. 233–237). Die Aufmerksamkeit beim empathischen Erkunden des Umgangs des Anderen mit Selbst- bzw. mit Fremdpflege kann hierbei zum Einen auf eher „leicht(er)“ zu erkennende Gefühle bzw. auf schnell und direkt zu erfragende Wünsche und Abneigungen im Zusammenhang mit Pflegehandlungen gelegt werden. Dem gegenüber steht ein umfassenderes, tieferes Erfassen der fremden Perspektive. Dieses beinhaltet weitergehende Erkenntnisse über den Anderen hinsichtlich seines biografisch geprägten Umgangs mit Selbst- bzw. mit Fremdpflege, d. h. mit Pflegesituationen, -interventionen, -beziehungen oder auch mit dem Leben in einer Pflegeeinrichtung. Hiervon unterschieden werden kann der Erkenntnisgewinn der Befragten, die Empathie v. a. mit dem Ziel einsetzen, Prozesse der Persönlichkeitsentwicklung anzustoßen. Dieser umfasste v. a. Erkenntnisse über psychosoziale Problemlagen und Krisen pflegebedürftiger Menschen (ebd.).

Die Typen pflegerischer Empathie sind durch charakteristische Merkmalsausprägungen hinsichtlich der vier erläuterten Vergleichsdimensionen gekennzeichnet. D. h., jedes der Verständnisse ist durch spezifische Positionierungen auf den diese Dimensionen abbildenden Kontinua definiert. Die jeweilige Konstellation dieser Merkmalsausprägungen verleiht den unterschiedlichen Empathieverständnissen eine jeweils charakteristische Gesamtgestalt, der durch die folgenden Typenbezeichnungen Ausdruck verliehen wird: (1) *„Pflegerische Empathie als regelorientierte, expertokratische Fürsorge“* (ebd., S. 243–251), (2) *„Pflegerische Empathie als eine auf das einzelne Individuum Bezug nehmende expertokratische Fürsorge“* (ebd., S. 251–265), (3) *„Pflegerische Empathie als eine beide Persönlichkeiten einbeziehende verbale sowie nonverbale Interaktion“* (ebd., S. 265–289) und (4) *„Pflegerische Empathie als eine beide Persönlichkeiten einbeziehende verbale sowie nonverbale Interaktion mit Tendenz zum (überschießenden) Psychologisieren“* (ebd., S. 289–300).

Das Modell *„Verständnistypen pflegerischer Empathie von Pflegelernenden“* (siehe Abb. 2) stellt die Dimensionen sowie die Typen pflegerischer Empathie in einem Gesamtgefüge dar (ebd., S. 300–302). Es ist angelehnt an ein Koordinatensystem.

Abb. 2: Modell: Verständnistypen pflegerischer Empathie von Pflegelernenden (Eigene Darstellung)

Modell: Verständnistypen pflegerischer Empathie von Pflegelernenden

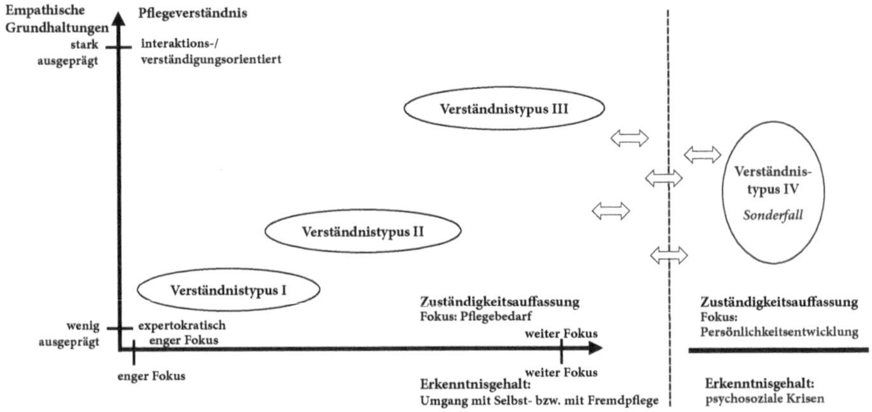

Jedem Empathieverständnis wurde in der Dissertation ein eigenes Kapitel gewidmet, in dem u. a. anhand von Interviewauszügen erläutert wird, wie empathisches Handeln im Sinne des jeweiligen Typus aussehen kann. Zudem wurde zu jedem Typus eine Übersicht erstellt (ebd., S. 239–242). Die Abbildung 3 gibt exemplarisch die Übersicht des Typus III pflegerischer Empathie wieder. Dass sie sehr Unterschiedliches unter Empathie verstehen, ist vielen Befragten der Studie nicht bewusst gewesen. Lernenden, die gegen Ausbildungsende beispielsweise Empathieverständnisse im Sinne der Typen I oder II verinnerlicht hatten, ist verborgen geblieben, dass es ihnen in Pflegesituationen wiederkehrend nicht gelungen ist, die subjektiven Perspektiven pflegebedürftiger Menschen (annähernd) zu erfassen.

Abb. 3: Übersicht: Verständnistypus III pflegerischer Empathie (Eigene Darstellung)

Pflegerische Empathie als eine beiden Persönlichkeiten einbeziehende verbale und nonverbale Interaktion

Pflegeverständnis

expertokratisch 🡐========XXX=🡒 *interaktions-/verständigungsorientiert*

Zuständigkeitsauffassung im Hinblick auf pflegerische Empathie
Fokus: Pflegebedarf

enger Fokus 🡐========XXX=🡒 weiter Fokus

Empathische Grundhaltungen
(notwendige, aber nicht hinreichende Voraussetzungen für pflegerische Empathie)

1. Bewusstsein für die Notwendigkeit, sich in Pflegesituationen als Pflegende:r dem Anderen achtsam zuzuwenden bzw. Fähigkeit und Bereitschaft, als ganze Person nahbar i.S.v. ansprechbar, berührbar, empfänglich zu sein für den Anderen

wenig ausgeprägt 🡐========XXX=🡒 ausgeprägt

2. Haltung der Urteilsvorsicht gegenüber eigenen Wahrnehmungen und Deutungen in dem Prozess der Perspektivenübernahme bzw. im Nachhinein

wenig ausgeprägt 🡐========XXX=🡒 ausgeprägt

3. Bewusstsein für, Offenheit gegenüber und Anerkennung fremder Perspektiven bzw. anderer Lebenswelten, Sicht- und Erlebensweisen

wenig ausgeprägt 🡐========XXX=🡒 ausgeprägt

Fokus: der/die hilfe-, fürsorge- bzw. förderungsbedürftige Patient:in als Krankheitsträger:in	Fokus: der pflegebedürftige Mensch als Experte seiner subjektiven Betroffenheit und seines Lebens (Autonomie)

Strategien in empathischen Prozessen
(Reihenfolge in der Auflistung zufällig)

- Versuchen, in Kontakt zu treten mit dem Anderen
- Kennenlernen des Anderen
- Bewusstes Achten auf die verbalen, paraverbalen und nonverbalen Äußerungen des Anderen sowie auf eventuelle Diskrepanzen zwischen diesen
- Spüren, *„jetzt ist irgendwas"*, wie es dem Anderen geht und/oder was er brauchen/wollen könnte
- Gezieltes Fragen stellen (unabhängig von *„Signalen"*), um die Perspektive des Anderen zu erkunden
- Sich vorstellen, wie es dem Anderen in seiner Situation gehen könnte, wie er in einer bestimmten Situation reagieren könnte bzw. was er wollen könnte
- Sich im Vorwege über den Anderen mittels Pflegedokumentation bzw. Übergaben informieren

Intrapersonelle Ergebnisse des Prozesses der Perspektivenübernahme

Gefühle und Körperempfindungen der empathischen Person

Erkenntnisgehalt/- essenz des Prozesses der Perspektivenübernahme
Erkenntnisgehalt: Umgang mit Selbst- bzw. mit Fremdpflege

selektive Subjektivität bruchstückhaftes Verstehen eng begrenzter Fokus	←=========XXX=→	Subjektkomplexität umfassenderes, tieferes Verstehen weiter Fokus
z.B. Erkenntnisse zu einem aktuellen Gefühl des Anderen (z.B. Traurigkeit) oder zu einzelnen Vorlieben/Wünschen im Zusammenhang mit Pflegeinterventionen		Erkenntnisse zum biografisch geprägten Umgang des Anderen mit Selbst- sowie mit Fremdpflege, d.h. mit Pflegesituationen, -interventionen, -beziehungen oder auch mit dem Leben in einer Pflegeeinrichtung

Interpersonelle Ergebnisse des Prozesses der Perspektivenübernahme
Interaktionistisches Pflegehandeln (*„in Interaktion arbeiten"*), z.B.

- Pflegeintervention(en)
- Gestaltung der Umgebung
- verbale Kommunikation (z.B. tröstende, ermutigende Worte, Gespräch)
- nonverbale Interaktion (z.B. körperorientierte Zuwendung, *„einfach nur da sein"*)
- anwaltschaftliches Eintreten für Patient:innen bei beobachteten patient:innenignorierenden bzw. -schädigenden Handlungen durch Professionelle
- schriftliche und/oder mündliche Weitergabe relevanter Erkenntnisse aus empathischen Prozessen ans Pflegeteam

4.2 Befunde zu intervenierenden Faktoren

Es konnten zahlreiche Faktoren identifiziert werden, die beeinflussen, ob Lernende in Pflegesituationen ihrem Empathieverständnis gemäß auch tatsächlich handeln (ebd., S. 303–335). Exemplarisch werden nachfolgend zwei bedeutende dieser Faktoren skizziert.

(1) „*Berufliches Aufgabenverständnis des Pflegeteams*"

Teams, die pflegerische Empathie als integralen Bestandteil ihrer beruflichen Arbeit ansehen, vorleben und von Lernenden erwarten, haben – aus Sicht der Lernenden – einen förderlichen Einfluss darauf, dass diese ihre empathische Kompetenz einsetzen und weiterentwickeln. Von diesen Situationen erzählten die Befragten eher selten. Häufiger erzählten sie hingegen von Pflegepersonen, die Empathie nicht als integralen Bestandteil ihrer Arbeit ansahen bzw. nicht praktizierten und bei Lernenden unterbanden – ob nun bewusst oder unbewusst. Diese Pflegepersonen hemmten und belasteten die Befragten sehr, v. a. beim gemeinsamen Arbeiten. Die Erzählungen handelten beispielsweise von Pflegesituationen, in denen beim Anreichen von Nahrung bzw. Medikamenten Gewalt ausgeübt wurde, „schnell und ruppig" gelagert wurde, Wünsche zur Ausgestaltung von Pflegehandlungen kategorisch abgelehnt wurden oder auch von Privatgesprächen über den Kopf des zu pflegenden Menschen hinweg, die von Pflegepersonen während des gemeinsamen Arbeitens immer wieder initiiert wurden. Die Lernenden gerieten beim gemeinsamen Arbeiten mit diesen Pflegenden in den Konflikt zwischen Eingreifen und Geschehenlassen. Häufig entschieden sie sich gegen das Eingreifen. Hieraus resultierten oftmals Schuldgefühle, Angst sowie z. T. der Versuch, das Miterlebte im Nachhinein wieder „gut zu machen" gegenüber den zu pflegenden Menschen (ebd., S. 306–310).

(2) „*Unsicherheiten sowie Überforderungserleben gegenüber bestimmten Patient:innen- und Altersgruppen*"

Es ergaben sich fünf Gruppen, die mehrere der Befragten als so herausfordernd und z. T. auch überfordernd erlebten, dass sie sich ihnen kaum bzw. nicht mehr empathisch zuwenden konnten – und dieses teilweise auch noch am Ende ihrer Ausbildung (ebd., S. 316–326). (1) Menschen, die beispielsweise infolge von Krankheiten oder Unfällen in ihren Ausdrucksmöglichkeiten eingeschränkt waren, waren für die Befragten schwieriger zu verstehen, was empathisches Handeln erschwert. In diesem Zusammenhang führten sie u. a. Menschen an, die einen Schlaganfall erlitten oder ein Tracheostoma hatten. Die den Gruppen zwei bis vier zugeordneten Menschen waren ebenfalls in unterschiedlichem Maße in ihren interaktiven Fähigkeiten eingeschränkt. Sie werden einzeln benannt, da die empathische Interaktion mit ihnen von vielen als besonders verunsichernd und belastend erlebt wurde. Es handelt sich um psychisch erkrankte Menschen (2), Menschen mit Demenz[5] (3) und um schwerstkranke, onkologisch erkrankte sowie sterbende zu pflegende Menschen (4). Die letzte Gruppe bezieht sich auf die Altersgruppe der pflegebedürftigen Menschen (5). Einige Lernende der Gesundheits- und Krankenpflege erlebten die empathische Interaktion mit Kindern und Jugendlichen als besonders herausfordernd, während es bei einigen Lernenden der Altenpflege die Interaktion mit pflegebedürftigen Erwachsenen im frühen und mittleren Alter war (ebd., S. 324–326).

4.3 Befunde zum Erlernen pflegerischer Empathie am Lernort Betrieb

Aus dem Interviewmaterial, das sich auf die Perspektive der Befragten auf ihr Erlernen pflegerischer Empathie am Lernort Betrieb bezieht, konnten in einem ersten Analyseschritt drei Kategorien identifiziert werden, nämlich (1) „*Bedingungen der Einsatzorte*“, (2) „*Strategien der Anleitenden und Pflegenden*“ und (3) „*Strategien der Lernenden*“. Die Kategorien mit ihren jeweiligen Subkategorien beschreiben – aus der Perspektive der Befragten – auf einer konkreten Handlungsebene, wie sich empathische Lernprozesse an den Praxisorten vollziehen sowie ihre Ideen zur Verbesserung selbiger (siehe Abb. 4).

Abb. 4: Oberflächenstruktur des Erlernens pflegerischer Empathie am Lernort Betrieb (Eigene Darstellung)

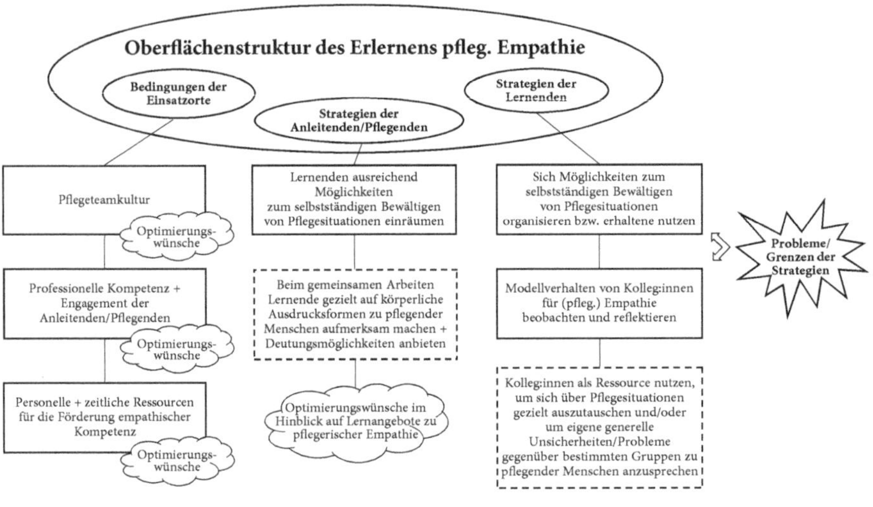

5 Die dritte Gruppe wurde v. a. von Lernenden der GKrPfl benannt.

Diese zahlreichen (Sub-)Kategorien, die für praxisanleitende Personen ein großes Reflexions- und Anregungspotenzial darstellen (können), detailliert darzulegen, würde den Rahmen dieses Beitrags sprengen, weshalb erneut auf die Dissertation verwiesen wird (ebd., S. 337–380). Hervorzuheben ist, dass alle 19 Befragten den Lernort Betrieb als für sich wichtig einschätzten, wenn sie über die Anwendung und die Weiterentwicklung ihrer empathischen Kompetenz sprachen – wenn nicht sogar als den wichtigeren der beiden Lernorte.[6]

Zugleich zeigte sich im Interviewmaterial jedoch eine problematische Ausbildungssituation: Neben eher vereinzelt in den Interviews aufscheinenden positiven Lernerfahrungen der Befragten sowohl mit den Bedingungen an den Praxisorten als auch mit einzelnen (anleitenden) Pflegenden, die zur Weiterentwicklung ihrer empathischen Kompetenz beitrugen, wurde deutlich, dass die Lernenden oft bzw. weitgehend sich selbst überlassen waren, ihre alltägliche empathische Kompetenz in eine beruflich nutzbare weiterzuentwickeln. Überwiegend waren sie am Lernort Betrieb auf sich selbst verwiesen, herauszufinden, (1) wie sie pflegebedürftigen Menschen empathisch begegnen, (2) wie sie in diesem Zusammenhang pflegerische Beziehungen aufbauen, unterhalten und beenden bzw. Nähe und Distanz in pflegerischen Interaktionen ausbalancieren oder auch (3) wie sie einen konstruktiven Umgang mit dem Mehr an belastenden Gefühlen, Körperempfindungen und Gedanken, die empathisches Pflegehandeln unweigerlich mit sich bringen, entwickeln können. Die Erzählungen verdeutlichen, dass sie letzteren in empathischen Kontakten oft unreflektiert ausgeliefert waren, während sie zugleich den jeweiligen zu pflegenden Menschen unterstützend begleiten sollten bzw. wollten. Oftmals führte dieses dazu, dass sie sich aus Selbstschutz besonders vulnerablen zu pflegenden Menschen nicht (mehr) empathisch zuwenden konnten bzw. auf Vermeidungsstrategien zurückgreifen mussten.

Im fortgeschrittenen Analyseverlauf konnte eine zentrale, dem Erlernen pflegerischer Empathie am Lernort Betrieb zugrundeliegende Tiefenstruktur identifiziert werden (ebd., S. 375–379). Sie ist durch das Zusammenspiel zweier Komponenten gekennzeichnet, nämlich (1) den *„Verwertungsinteressen der Betriebe“* und (2) der *„Unsichtbarkeit pflegerischer Empathie“*. Die zweite Komponente umfasst sowohl die Unsichtbarkeit pflegerisch empathischen Erkennens und Handelns als auch die der hierzu erforderlichen Teilkompetenzen. Während

6 Die Interviewdaten wurden in den Jahren 2010 und 2011 erhoben. Zu diesen Zeitpunkten befand sich die Entwicklung eines dritten Lernortes in der deutschen Pflegeausbildung vielerorts noch in den Anfängen. Aus dem Interviewmaterial ergab sich u. a. die Subkategorie *„Einsatz von Konzepten zur Verbindung schulischen und betrieblichen Lernens pflegerischer Empathie“*. Sie bündelt Lernangebote, die Pflegelehrende Lernenden machen (können) und die von letzteren als lernförderlich im Hinblick auf die Weiterentwicklung ihrer empathischen Kompetenz erlebt wurden. Diese Subkategorie wurde in der Dissertation dem Lernort Schule zugeordnet, da die betreffenden Lernangebote federführend von Pflegelehrenden initiiert und begleitet wurden (ebd., S. 405–419).

der Förderung pflegetechnischer Fähigkeiten und Fertigkeiten im Bewusstsein der Pflegenden, Anleitenden und Lernenden eine grundsätzliche Bedeutung zukommt, verdeutlicht das Interviewmaterial, dass vielerorts ein Bewusstsein fehlte, dass die Förderung empathischer Kompetenz ein ebenso bedeutsames Ziel der praktischen Ausbildung sein könnte. Die Tiefenstruktur entfaltete vielerorts eine systematisch beschränkende bzw. hemmende Wirkung auf das sich in den Betrieben vollziehende Lehren und Erlernen pflegerischer Empathie. Sie bietet einen Erklärungsansatz, warum bei den Befragten der Studie das Lernpotenzial der Betriebe im Hinblick auf pflegerische Empathie bei weitem nicht ausgeschöpft worden ist.

5 Empfehlungen für den Lernort Betrieb

Ausgehend von der theoretischen Auseinandersetzung, der Analyse des Forschungsstands und den empirischen Befunden der Studie wurden 15 Empfehlungen erarbeitet. Diese zielen darauf, die Förderung empathischer Kompetenz in der Pflegebildung zu verbessern. Es handelt sich um vier Empfehlungen für den Lernort Betrieb, acht für den Lernort Schule und drei für die Lehrer:innenausbildung in der Pflege (ebd., S. 474–489). Im Rahmen des vorliegenden Beitrags werden die Empfehlungen für den Lernort Betrieb dargelegt.

Dem Lernort Betrieb kommt vom Grundsatz her ein großes Potenzial zu, die Qualität der Förderung empathischer Kompetenz in der Pflegeausbildung zu verbessern. Abgesehen von einer Person konnte bei den 18 anderen ein ausgeprägter Wunsch nach einer gezielteren Förderung ihrer empathischen Kompetenz am Lernort Betrieb sowie generell nach diesbezüglich lernförderlicheren Rahmenbedingungen identifiziert werden (ebd., S. 355–357). Die Befragten räumten den Praxisorten ein großes Lernpotenzial im Hinblick auf empathische Kompetenz ein (ebd.). Die folgenden Empfehlungen sind vor dem Hintergrund der im Vorausgegangenen skizzierten Tiefenstruktur formuliert, die das gegenwärtige (V-)Erlernen pflegerischer Empathie in der Pflegepraxis maßgeblich beeinflusst (ebd., S. 375–379).

Empfehlung 1: *Sensibilisierung der Betriebe* für das Ausbildungsziel „pflegerische Empathie" und ihren diesbezüglichen Ausbildungsauftrag:
u. a. Sensibilisierung für ihre Modellfunktion als empathische Akteur:innen und Information über den aktuellen Forschungsstand…

- zu den Effekten pflegerischer Empathie auf Pflegeoutcomes,
- zu den positiven Effekten, Nebenwirkungen und Risiken pflegerischer Empathie für Pflegende bzw. zu Problemen Pflegender beim empathischen Handeln (Enttabuisierung) und zu Entlastungsstrategien,
- zu den idealtypischen Verständnissen pflegerischer Empathie von Pflegelernenden sowie zu den Faktoren, die beeinflussen, ob diese in Pflegesituationen ihrem Verständnis pflegerischer Empathie gemäß handeln (können) (Klimasch 2021, Kapitel 17).

Empfehlung 2: *Schulung von Praxisanleitenden* für ihre „neue" Aufgabe, pflegerische Empathie systematisch zu fördern: u. a.
Überblick über den aktuellen Forschungsstand…

- zur Wirksamkeit verschiedenster Interventionen zur Förderung empathischer Kompetenz in der Pflegeausbildung (u. a. ebd., Kapitel 11),
- zur Entwicklung empathischer Kompetenz im Laufe der Pflegeausbildung (u. a. ebd., Kapitel 10),
- zu den Sichtweisen Pflegelernender auf ihr Erlernen pflegerischer Empathie (ebd., Kapitel 18 und 19).

Systematische Reflexion (1) ihrer eigenen Verständnisse pflegerischer Empathie (u. a. Ziele, Aufgaben, Grenzbereiche pflegerischer Empathie bzw. Kommunikation sowie der Grenzen des Machbaren im Hinblick auf pflegerisch empathisches Verstehen und Handeln, (2) ihres eigenen empathischen Erlebens und Handelns (u. a. Enttabuisierung, reflexiver Umgang mit den pflegerischem Handeln inhärenten Widersprüchen) und (3) ihrer Erfahrungen, die empathische Kompetenz von Lernenden zu fördern.
Stärkung pädagogisch-empathischer sowie emotionaler Kompetenzen inklusive einer bewussten, flexiblen Emotionsregulation bei Praxisanleitenden (Positives Verhaltensmodell).

Empfehlung 3: Erarbeitung von *stations- bzw. bereichsspezifischen pädagogischen „Empathie-Förderkonzepten"* in den jeweiligen Ausbildungsbetrieben (u. a. Lernziele, pädagogische Interventionen bzw. Lernangebote).[7]

Empfehlung 4: Bereitstellung von *personellen und zeitlichen Ressourcen* am Lernort Betrieb für die Förderung empathischer und auch sonstiger pflegerisch relevanter Kompetenzen bei Lernenden (insbesondere am Ausbildungsbeginn).

7 Siehe auch Klimasch (2021, S. 355–357) zu den konkreten Optimierungswünschen der befragten Lernenden im Hinblick auf Lernangebote zu pflegerischer Empathie am Lernort Betrieb.

Interessierte können durch eine Auseinandersetzung mit den in den Kapiteln 17 bis 19 der Dissertation dargelegten empirischen Befunden weitere Ansatzpunkte und Anregungen zur Verbesserung der Empathieförderung in der Pflege(aus)bildung gewinnen.

6 Ausblick

In den letzten Jahren – gemeint ist nach Abschluss der Recherche im Herbst 2016 – hat sich international die Forschung zu Empathie in der Gesundheitsversorgung sehr weiterentwickelt[8]: U. a. liegen mittlerweile Primär- und Sekundärstudien vor, die positive Effekte klinischer Empathie auf diverse Patient:innenoutcomes (u. a. Stress, Angst, Schmerz, Adhärenz, Hospitalisierungsrate, Risiko für Herzerkrankungen) sowie auf die Berufszufriedenheit und das Wohlbefinden der Gesundheitsprofessionellen belegen. Zunehmend werden systematische Reviews publiziert, die die Ergebnisse von Studien zu den Effekten verschiedenster Empathie-Förderinterventionen in der beruflichen (Aus-)Bildung von Gesundheitsprofessionellen synthetisieren. Die Entwicklung, Evaluation und Implementierung evidenzbasierter Empathie-Förderinterventionen und -trainings sowie evidenzbasierter, longitudinaler Curricula empathischer Kompetenz für diverse gesundheitsbezogene Studiengänge schreitet international voran. Zudem weisen aktuelle internationale Entwicklungen wie beispielsweise die Gründung des ersten Spitzenforschungszentrums für empathische Gesundheitsversorgung („*Stoneygate Centre für Empathic Healthcare*“ an der Universität Leicester, UK) im Jahr 2022 oder die internationale Forschungsinitiative „*The Empathy Initiative: Transforming healthcare education and practice*“ (im Jahr 2018 gegründet an der University of Technology Sydney, Australien) auf eine künftige Ausweitung der Forschung zur empathischen Kompetenz Gesundheitsprofessioneller und damit einhergehend auf eine Zunahme empirischen Wissens für eine systematische, theoretisch und empirisch begründete Förderung dieser bedeutsamen Kompetenz in Bildung und beruflicher Praxis. In Deutschland sind wissenschaftlich fundierte und evaluierte Bildungsangebote zu empathischer Kompetenz in den Curricula der pflege- und gesundheitsbezogenen sowie der pflege- und gesundheitspädagogischen Studienprogramme meines Wissens derzeit (noch) eine Seltenheit.

8 Ein Scoping Review von Klimasch zum aktuellen Stand der Studienlage in diesem Forschungsfeld befindet sich derzeit in der Entstehung.

Literatur

Altmann, Tobias (2013): Funktionale Empathie: Entwicklung und Evaluation eines Empathietrainings auf Basis eines integrativen Prozessmodells zur Vermeidung empathisch kurzschlüssigen Handelns. Dissertation. Universität Duisburg-Essen.

Altmann, Tobias/Roth, Marcus (2013): The evolution of empathy: From single components to process models. In: Mohiyeddini, C./Eysenck, M./Bauer; S. (Hrsg.): Handbook of psychology of emotions. New York, NY: Nova Science Publishers, S. 171–188.

Bischoff-Wanner, Claudia (2002): Empathie in der Pflege. Begriffserklärung und Entwicklung eines Rahmenmodells. Bern u. a.: Hans Huber.

Bischof-Köhler, Doris (2011): Soziale Entwicklung in Kindheit und Jugend: Bindung, Empathie, Theory of Mind. Stuttgart: Kohlhammer.

Böhle, Fritz/Weishaupt, Sabine (2003): Unwägbarkeiten als Normalität – die Bewältigung nichtstandardisierter Anforderungen in der Pflege durch subjektivierendes Handeln. In: Büssing, Andre/ Glaser, Jürgen (Hrsg.): Dienstleistungsqualität und Qualität des Arbeitslebens im Krankenhaus. Göttingen u. a.: Hogrefe, S. 149–162.

Darmann-Finck, Ingrid (2010a): Interaktion im Pflegeunterricht. Frankfurt am Main: Peter Lang.

Darmann-Finck, Ingrid (2010b): Eckpunkte einer Interaktionistischen Pflegedidaktik. In: Ertl-Schmuck, Roswitha/Fichtmüller, Franziska (Hrsg.): Theorien und Modelle der Pflegedidaktik. Eine Einführung. Weinheim und München: Juventa, S. 13–54.

Darmann-Finck, Ingrid (2009a): Professionalisierung durch fallrekonstruktives Lernen?. In: Darmann-Finck, Ingrid/Böhnke, Ulrike/Straß, Katharina (Hrsg.): Fallrekonstruktives Lernen. Ein Beitrag zur Professionalisierung in den Berufsfeldern Pflege und Gesundheit. Frankfurt am Main: Mabuse, S. 11–36.

Darmann-Finck, Ingrid (2009b): Interaktionistische Pflegedidaktik. In: Olbrich, Christa (Hrsg.): Modelle der Pflegedidaktik. München: Elsevier, S. 1–21.

Decety, Jean/Cowell, Jason M. (2015): Empathy, justice, and moral behavior. In: AJOB Neuroscience, 6 (3), S. 3–14.

Decety, Jean et al. (2016): Empathy as a driver of prosocial behaviour: Highly conserved neurobehavioural mechanisms across species. In: Philos. Trans. R. Soc. Lond. B. Biol. Sci. 371 (1686). https://www.ncbi.nlm.nih.gov/pmc/articles/PMC4685523/ (Abruf: 22.05.2024).

Decety, Jean et al. (2012): A neurobehavioral evolutionary perspective on the mechanisms underlying empathy. In: Progress in Neurobiology 98, H. 1, S. 38–48.

Friesacher, Heiner (2008): Theorie und Praxis pflegerischen Handelns. Begründung und Entwurf einer kritischen Theorie der Pflegewissenschaft. Göttingen: V&R unipress.

Hoffman, Martin L. (2000): Empathy and Moral Development. Implications for Caring and Justice. New York: Cambridge University Press.

Hülsken-Giesler, Manfred (2008): Der Zugang zum Anderen. Zur theoretischen Rekonstruktion von Professionalisierungsstrategien pflegerischen Handelns im Spannungsfeld von Mimesis und Maschinenlogik. Göttingen: V&R unipress.

Kelle, Udo/Kluge, Susann (2010): Vom Einzellfall zum Typus. Fallvergleich und Fallkontrastierung in der qualitativen Sozialforschung. 2., überarbeitete Auflage. Wiesbaden: VS Verlag für Sozialwissenschaften.

Klimasch, Gerlinde (2021). Pflegerische Empathie (lernen) – Sichtweisen von Pflegelernenden. Eine longitudinale qualitative Interviewstudie (Dissertation). Universität Bremen. https://doi.org/10.26092/elib/1537

Kruse, Jan (2015): Qualitative Interviewforschung. Ein integrativer Ansatz. 2., überarbeitete und ergänzte Auflage. Weinheim und Basel: Beltz Juventa.

Neuweg, Georg Hans (1999): Könnerschaft und implizites Wissen. Zur lehr-lerntheoretischen Bedeutung der Erkenntnis- und Wissenstheorie Michael Polanyis. Münster: Waxmann.

Polanyi, Michael (1958): Personal knowledge. London: Routledge & Kegan Paul.

Remmers, Hartmut (2011): Pflegewissenschaft als transdisziplinäres Konstrukt. Wissenschaftssystematische Überlegungen – Eine Einleitung. In: Remmers, Hartmut (Hrsg.): Pflegewissenschaft im interdisziplinären Dialog. Eine Forschungsbilanz. Göttingen: V&R unipress, S. 7–47.

Remmers, Hartmut (2000): Pflegerisches Handeln. Wissenschafts- und Ethikdiskurse zur Konturierung der Pflegewissenschaft. Bern u. a.: Huber.

Steinke, Ines (2015): Gütekriterien qualitativer Forschung. In: Flick, U./von Kardorff, E./Steinke, I. (Hrsg): Qualitative Sozialforschung. Ein Handbuch. 11. Auflage. Reinbek bei Hamburg: Rowohlt, S. 319–331.
Stemmer, Renate (2001): Grenzkonflikte in der Pflege. Patientenorientierung zwischen Umsetzungs- und Legitimationsschwierigkeiten. Frankfurt am Main: Mabuse.

Die Praxisanleitung in der Pflegeausbildung aus Sicht der Auszubildenden – Ergebnisse einer qualitativen Studie

Jonas Hänel & Kristin Klinner

Einführung

Mit der Pflegeberufereform wurde insbesondere dem praktischen Anteil der Ausbildung quantitativ wie qualitativ mehr Bedeutung zugesprochen. Doch wie erfahren die Auszubildenden im Pflegeberuf die Veränderungen im Bereich der Praxisanleitung? Wie unter anderem der zweite Bericht der Ausbildungsoffensive Pflege (2019-2023) aufzeigt, ist der Bedarf der Auszubildenden nach mehr und besserer Praxisanleitung groß (vgl. BMBF 2023, S. 31). Neben einer wahrgenommenen Bedeutsamkeitssteigerung der Praxisanleitung kritisieren die Auszubildenden zugleich, dass dieses praktische Lernen etwa zum Teil nicht pflegeschulischen Standards entspricht oder sich Praxisanleitende zu wenig Zeit für die Besprechung der erledigten Arbeitsaufgaben nehmen (ebd.). Auch die Studie von Olden et al. (2023, S. 253) belegt zum einen die wahrgenommene Bedeutsamkeit der Praxisanleitung, zum anderen eine Diskrepanz zu den Erfahrungen der Auszubildenden in der praktischen Pflegeausbildung.

Der vorliegende Beitrag möchte diesem Problemzusammenhang nachgehen und, mit Blick auf exemplarische Ergebnisse der Studie *„Erfahrungsraum praktische Pflegeausbildung – ERPP-Studie Sachsen 2023"*, weiterführende Einsichten und Deutungen aus Sicht der Auszubildenden anbieten (vgl. Hänel/Küttner/Strauß 2024). Es geht dabei um die Frage, wie Auszubildende die Praxisanleitung im Pflegeberuf aktuell erleben und welche Herausforderungen sowie Gelingensbedingungen aus ihrer Sicht bestehen. Folglich werden einerseits Problemfelder aus der Perspektive der Auszubildenden, etwa bezogen auf das Selbstverständnis Praxisanleitender, den Beziehungsaufbau zwischen Auszubildenden und Praxisanleitenden, die Lernortkooperation oder die methodisch-didaktische Gestaltung der Praxisanleitung beschrieben. Andererseits werden Gelingensbedingungen für das Lernen in der praktischen Pflegeausbildung kenntlich gemacht.

Ebenso soll mit Blick auf die Ergebnisse diskutiert werden, inwieweit die Ansichten und Erwartungen der Auszubildenden in Bezug auf pflegepraktisches Lernen und die Praxisanleitung selbst einer weiteren Reflexion bedürfen. Dabei bleibt zu diskutieren, ob die oftmals defizitären Einschätzungen der Auszubildenden gegenüber der Praxisanleitung ursächlich auf Mängel in der tatsächlichen Umsetzung oder ggf. auf unreflektierte bzw. unrealistische Erwartungen der

Lernenden zurückzuführen sein könnten. Weiterhin wird diskutiert, inwiefern die Reflexion des praktischen Lernens im Pflegeberuf am Lernort Schule wie auch am Lernort Praxis zukünftig weiterer Betrachtung bedarf.

Im ersten Kapitel des Beitrags werden zunächst Studien, die das Erleben der Praxisanleitung aus Sicht der Auszubildenden thematisieren, überblicksartig zusammengeführt. Speziell wird das Diskrepanzerleben der Auszubildenden in Bezug auf Praxisanleitung und praktisches Lernen im Pflegeberuf thematisiert. Im zweiten Kapitel wird zunächst das methodische Vorgehen der Studie transparent gemacht, bevor im dritten und vierten Kapitel exemplarische Ergebnisse aus dem qualitativen Teil der ERPP-Studie Sachsen 2023 beschrieben und diskutiert werden, die dabei helfen können, die Ansichten und Erwartungen der Auszubildenden in Bezug auf die Praxisanleitung vertiefend zu verstehen. Im fünften und abschließenden Kapitel werden Desiderate formuliert. Im Besonderen wird dabei die Sicht der Auszubildenden in Bezug auf deren (implizite) Pflege- sowie Lehr-Lern-Verständnisse diskutiert. Es wird dargestellt, warum die Reflexion des praktischen Lernens und der Praxisanleitung am Lernort Schule wie auch am Lernort Praxis zukünftig erweiterter Themen und Zugänge bedarf.

1 Die Praxisanleitung aus Sicht der Auszubildenden – Zum Forschungsstand

Mit dem Lernen in der Pflegepraxis haben sich in den letzten Jahren verschiedene empirische Arbeiten befasst (vgl. Lauber 2017; Bohrer 2013; Fichtmüller/Walter 2007) – wobei viele dabei vor Inkrafttreten der generalistischen Pflegeausbildung entstanden sind.

Das eigenständige pflegedidaktische Handlungsfeld der Praxisanleitung hingegen ist – wie auch dieser Herausgeberinnenband betont – bisher eher randständig empirisch beforscht worden. In dieser Ausgangslage tut sich der weiter zeitlich zurückliegende Ausbildungsreport Pflege (2012-2015) der Gewerkschaft *Verdi* hervor, der – noch vor der Einführung der Generalistik erhoben – einen eher defizitären Blick auf die Praxisanleitung wirft. Speziell die Auszubildenden beklagen darin sowohl mangelnde Quantität sowie Qualität der Praxisanleitung als auch das Fehlen strukturierter Anleitung (Verdi Ausbildungsreport 2015, in Schlosser 2022, S. 37ff.). Speziell die mit der Pflegeberufereform in §4 Abs. 1 PflAPrV (2018) gesetzlich verbriefte Anleitungszeit von 10% der jeweiligen Einsatzzeit wie auch die gesetzliche Fort- und Weiterbildungspflicht für Praxisanleitende setzen an den beschriebenen Problemstellungen an. Wie verändern sich nun die Perspektiven der Auszubildenden auf die Praxisanleitung unter den strukturellen Veränderungen in der generalistischen Pflegeausbildung?

Die aktuelle Reform der Pflegeausbildung wird durch die umfassende Begleitforschung des *Bundesinstitutes für Berufliche Bildung (BIBB)* untersucht, wobei bis dato nicht alle Ergebnisse veröffentlicht worden sind. Vereinzelte Ergebnisse, die Perspektiven der Auszubildenden auf die Praxisanleitung offerieren, finden sich in aktuellen Studien dennoch. Speziell die Studie von Olden et al. (2023) sammelt Ergebnisse einer bundesweiten Onlinebefragung in einem Paneldesign, welche die generalistische Pflegeausbildung in Deutschland aus Sicht Auszubildender untersucht. Neben einer grundsätzlichen Bewertung der generalistischen Pflegeausbildung werden dezidiert „häufige und gute Praxisanleitungen" sowie ein „Informationstransfer zwischen Pflegeschule und Praxis" von den befragten Auszubildenden als wichtig für das Gelingen der Ausbildung herausgestellt (vgl. ebd., S. 249). Zugleich wird ersichtlich, dass diese Maßnahmen aus Sicht der Auszubildenden bisher nur in geringem Maße umgesetzt werden. Die Studie arbeitet somit auf verschiedenen Ebenen eine Diskrepanzerfahrung der Auszubildenden in Bezug auf die Praxisanleitung bzw. das Lernen in der Berufspraxis heraus. Als bedeutsam wahrgenommene Facetten der Praxisanleitung, wie bspw. „Regelmäßige Praxisanleitungen", „Praxisanleitung entspricht schulischen Inhalten" oder „ausreichend Zeit für Nachbesprechungen", traten in Widerspruch zu den tatsächlich erfahrenden Gegebenheiten in den Praxiseinsätzen (vgl. ebd., S. 253).[1]

Alles in allem wird in Bezug auf die Praxisanleitung eine *„Erwartungs-Umsetzungs-Divergenz"* (Olden et al. 2023, S. 254; Hervorhebung: JH/KK) beschrieben. Diese ist insofern problematisch, als dass Vertragslösungen, geringere Motivation oder eine mangelnde Qualität der pflegerischen Ausbildung die Folge sein können (vgl. ebd., S. 253). Zugleich lassen die quantitativen Daten von Olden et al. einige Fragen zu den Hintergründen der dargestellten Diskrepanzerfahrung offen. Diese könnten lauten: Sind die Erwartungen der Auszubildenden an die Praxisanleitung überzogen bzw. überhöht oder spiegeln sie bekannte strukturelle Problemlagen wider? Inwieweit haben die Auszubildenden Einblick in den konfliktreichen Handlungsbereich der Praxisanleitenden? Und auch wenn Auszubildende um die strukturell-organisatorischen Herausforderungen und Ambivalenzen wissen, mit denen die Praxisanleitenden täglich umzugehen haben (vgl. Tsarouha et al. 2023): Inwiefern können Auszubildende die Sichtweisen der Praxisanleitenden nachvollziehen und Verständnis für deren Handlungszwänge haben? Oder vor dem Hintergrund des Bildungsanspruchs der Generalistik gefragt: Sind Auszubildende nicht aufgefordert, sich trotz des Verständnisses für die Zwänge ihrer Praxisanleitenden für ihren (gesetzlich festgelegten) Anspruch auf Praxisanleitung stark zu machen? Und wenn ein eher defizitäres Bild der Praxisanleitung gezeichnet wird:

1 Auch die reflexive Ausarbeitung der gleichen Daten bei Großmann et al. (2023) zeigt, dass die befragten Auszubildenden jedem der drei Praxisanleitungsmerkmale (Regelmäßigkeit der Praxisanleitung, Passung der Praxisanleitung mit Pflegeschule, Zeit für Nachbesprechung) eine hohe Bedeutung zuschrieben. Gleichzeitig bewerteten die Auszubildenden die Umsetzung dieser Merkmale als nicht ihren Erwartungen entsprechend (ebd., 145).

Wie erfahren und beschreiben Auszubildende denn eine gelingende Praxisanleitung? Weiterführende Erkenntnisse zu diesen Fragen bieten exemplarische Ergebnisse aus dem qualitativen Teil der ERPP-Studie Sachsen 2023. Auszüge daraus werden in den Kapiteln drei und vier gezeigt. Nun wird zunächst das methodische Vorgehen erläutert.

2 Zur Sicht der Auszubildenden auf die PAL – Vorgehen der qualitativen Studie

Nach einer kurzen Einführung zum Hintergrund der qualitativen Studie (Kap. 2.1) möchten wir darstellen, wie die Erhebung und Auswertung der Daten erfolgten (Kap. 2.2 und 2.3).

2.1 Hintergrund und methodisches Vorgehen der ERPP-Studie Sachsen 2023

Durchgeführt wurde die Studie „*Erfahrungsraum praktische Pflegeausbildung – ERPP-Studie Sachsen 2023*" (vgl. Hänel/Küttner/Strauß 2024) im Kontext des Modellprojektes Beratungsstelle *Pflegeausbildung Sachsen* von September 2022 bis März 2023.[2] Dieses Projekt hatte die Konzeption, Durchführung und Evaluation von Unterstützungs- und Beratungsangeboten für die Akteur: innen der praktischen Pflegeausbildung in Sachsen zum Gegenstand. Das zentrale Ziel der Studie war es, die Sichtweisen der Akteur: innen in der praktischen Pflegeausbildung in Sachsen in Bezug auf verschiedene Problemfelder im Zusammenhang mit der berufspraktischen Ausbildung zu untersuchen. Es wurde ein multiperspektivischer Ansatz verfolgt, um die Herausforderungen in der praktischen Pflegeausbildung aus den Blickwinkeln Auszubildender, Praxisanleitender, Pflegelehrender und Pflegedienstleitender zu beleuchten.

Neben Fragenkomplexen in Bezug auf Ausbildungsabbrüche (1), Lernortkooperationen (2), Unterstützungs- und Beratungsangebote (3) wurden dazu vor allem die Herausforderungen in Bezug auf die Praxisanleitung (4) untersucht. Hierzu wurden Auszubildende, Praxisanleitende und Lehrende in der Pflegeausbildung sowie Pflegedienstleitende befragt. Die ERPP-Studie Sachsen 2023 nahm eine Triangulation eines qualitativen und quantitativen Forschungsteils vor. Nachfolgend werden Ergebnisse aus dem qualitativen Teil vorgestellt. Von

2 Das Projekt war an der Technischen Universität Dresden an der Professur für Gesundheit und Pflege/Berufliche Didaktik angesiedelt und wurde vom Sächsischen Ministerium für Soziales und Gesellschaftlichen Zusammenhalt gefördert. Die vollumfängliche Ergebnisdiskussion der ERPP-Studie Sachsen 2023 mit In-Vivo Zitaten findet sich in einer frei zugänglichen Onlineveröffentlichung (vgl. Hänel/Küttner/Strauß 2024).

Interesse ist die Perspektive der Auszubildenden in Bezug auf die Herausforderungen und Gelingensfaktoren der Praxisanleitung. Beginnend werden dazu die Erhebungs- und Auswertungsschritte kurz dargestellt.

2.2 Erhebungsform: Gruppeninterviews mit Auszubildenden

Als Erhebungsform für die Gruppe der Auszubildenden wurde das Gruppeninterview gewählt (vgl. Misoch 2019).[3] Die Entscheidung für dieses Vorgehen erfolgte sowohl aus zeitökonomischen Gründen als auch aus der Schwierigkeit heraus, die Auszubildenden zu erreichen und für die Studie zu rekrutieren. Insofern wurden Realgruppen in Form von Schulklassen in der Pflegeschule zu ihrer praktischen Pflegeausbildung befragt. Es wurden dabei drei Gruppeninterviews mit Auszubildenden im ersten und zweiten Lehrjahr geführt. Als Besonderheit kam hinzu, dass die Pflegeschulen und Auszubildenden eher ländlichen Regionen in Sachsen zuzuordnen waren, was mögliche Folgen für die Themen der Diskussionen gehabt haben könnte (vgl. Tab. 1). Für die Erhebung wurde zudem ein teilstandardisierter Leitfaden in Anlehnung an Kruse (2015, S. 209–236) erstellt, welcher das Gruppeninterview mit konkreteren Fragen thematisch strukturierte.

Tab. 1: Überblick über die in die qualitative Studie einbezogenen Interviews mit Auszubildenden (vgl. Hänel/Küttner/Strauß 2024, S. 25)

Code	Tätigkeitsbereich	Arbeitsbereich	Geschlecht	Tätig seit	Berufliche Ausbildung
Einzelinterview Auszubildende					
A_41019	Berufsfachschule	Städtisch	Weiblich	–	Generalistische Pflegeausbildung (abgebrochen)
Gruppeninterviews Auszubildende					
A_81014G	Berufsfachschule	Ländlich	männlich (2) weiblich (10)	2020	Generalistische Pflegeausbildung
A_31103G	Berufsfachschule	Ländlich	männlich (3) weiblich (19)	2020	Generalistische Pflegeausbildung
A_91212G	Berufsfachschule	Ländlich	männlich (7) weiblich (11)	2021	Generalistische Pflegeausbildung

3 Das Einzelinterview (A-41019) wurde im Rahmen des Pretests geführt und anschließend in die Datenauswertung einbezogen.

2.3 Datenauswertung der Gruppeninterviews

Die Datenauswertung erfolgte mithilfe der qualitativen Inhaltsanalyse nach Mayring (2002). Nach der Materialauswahl wurden die transkribierten Textdokumente der Auszubildenden mittels induktiver und deduktiver Kategorienbildung ausgewertet. Anhand der festgelegten Forschungsfragen wurden beispielsweise die Kategorien „Herausforderungen von Auszubildenden" oder auch „Herausforderungen von Praxisanleitenden" deduktiv abgeleitet und definiert. Nach der deduktiven Kategorienbildung fand eine umfängliche line-by-line Analyse des gesamten Materials statt, bei welcher neu gebildete, den bestehenden Kategorien nicht zuzuordnende Codes als induktiv gebildete Kategorien das bisher bestandene Kategoriensystem ergänzten. Die Richtung der Analyse erfolgte anhand der zuvor gesetzten Forschungsleitfragen. In Bezug auf die Sicht der Auszubildenden waren es u. a.: *Wie erleben die Auszubildenden die praktische Pflegeausbildung? Welche Herausforderungen begegnen den einzelnen Auszubildenden in Bezug auf die Praxisanleitung?* Die Auswertung des Materials orientierte sich aufgrund der großen Fülle des Materials an der von Mayring (2002) beschriebenen Technik der inhaltsanalytischen Zusammenfassung (vgl. ebd., S. 115). Nach erstmaliger Kategorisierung des Materials erfolgte ein Austausch des gesamten Forschungsteams zu den einzelnen Positionen, um eine logische Konsistenz des Kategoriensystems sicherzustellen.

Nachfolgend werden die Ergebnisse dargestellt, die sich auf die von Auszubildenden wahrgenommenen Herausforderungen und Gelingensbedingungen der Praxisanleitung beziehen. Die nachfolgend dargestellten Ergebnisse (Kap. 3 und 4) erheben dabei keinen Anspruch auf Repräsentativität. Sie verstehen sich als erste Annäherungen, die die mit der praktischen Pflegeausbildung in Sachsen verbundenen Eindrücke und Herausforderungen beschreiben.

3 Ergebnisse: Herausforderungen der Praxisanleitung aus Sicht des Auszubildenden

Herausforderungen in der Praxisanleitung sind nicht von der Organisation der praktischen Pflegeausbildung in den Pflegeteams zu trennen, da diese den Hintergrund für die Praxisanleitung bilden (vgl. Mohr et al. 2022; vgl. Hänel/Küttner/Strauß 2023). Die von den Auszubildenden beschriebenen Herausforderungen konnten zwei Sphären der Ergebniskategorien zugeordnet werden: Zum einen der Sphäre der Berufs- und Pflegepraxis, welche Herausforderungen im pflegeberuflichen Setting in den Fokus der Betrachtungen stellt (Kap. 3.2). Zum anderen der Sphäre der Praxisanleitung im engeren Sinne, welche konkret das Anleitungsgeschehen und das Lernen im Rahmen von Praxisanleitung fokussiert (Kap. 3.2)

Abb. 1: Kategoriendarstellung der Herausforderungen in der praktischen Pflegeausbildung aus Sicht von Auszubildenden (vgl. Hänel/Küttner/Strauß 2024, S. 93)

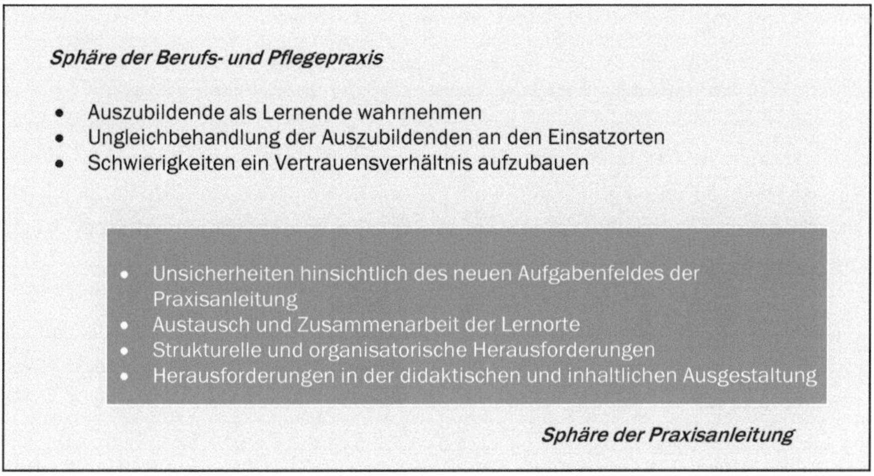

Nachfolgend werden die in der Inhaltsanalyse gewonnenen Oberkategorien und die dazu gehörenden Unterkategorien nummeriert dargelegt.[4]

3.1 Herausforderung in der Praxisanleitung: Sphäre der Berufs- und Pflegepraxis

K1 Auszubildende als Lernende wahrnehmen

Die Auszubildenden beschrieben das bereits bekannte Problem, als „volle Fachkraft“ im Stationsalltag eingeplant zu werden:

> „Dass wir Azubis als volle Kraft immer miteingeplant werden und dadurch dann halt nicht mehr auf unsere Praxisanleiterstunden kommen.“ (A_91212G, Z. 45-47, in Hänel/Küttner/Strauß 2024, S. 94)

Dies führt dazu, dass sie für die Versorgung der Patient: innen zuständig sind und so aus ihrer Sicht wenig Zeit für eine effektive Praxisanleitung bleibt. Weiterhin wurde seitens der Auszubildenden der Wunsch geäußert, nicht gänzlich in

4 Durch den begrenzten Umfang dieses Beitrags werden die vielen In-vivo-Zitate wie auch die feingliederige Ergebnisdarstellung der Unterkategorien an dieser Stelle ausgespart bzw. verkürzt. Vollumfänglich sind diese im Forschungsbericht der ERPP-Studie Sachsen 2023 nachzulesen (vgl. Hänel/Küttner/Strauß 2024).

den Dienstablauf bzw. die Versorgung der zu pflegenden Menschen eingeplant zu sein, wenn eine Anleitung stattfindet, da es sonst zur Diffusion der Bereiche kommt, die Auszubildenden nur „mitlaufen“ und als strukturiert wahrgenommene Anleitungen nicht stattfinden können.

K2 Ungleichbehandlung der Auszubildenden an den praktischen Einsatzorten

Die befragten Auszubildenden erklärten weiterhin, dass sie in ihrem Außeneinsatz als „externe“ Auszubildende wahrgenommen werden und im Vergleich zu den am externen Einsatzort angestellten Auszubildenden eine in Umfang, Inhalt und Qualität verminderte Praxisanleitung erfahren würden.

> „Und die internen Krankenhausazubis, du merkst das einfach schon, dass die einfach bevorzugt behandelt werden. Die haben auch direkt mehr Praxisanleitungen, die werden besser vorbereitet.“ (A_81014G, Z. 216-218, in Hänel/Küttner/Strauß 2024, S. 95)

Dieses Empfinden beschrieben die Befragten unabhängig von ihrem Ausbildungsträger bzw. Fachbereich. So wird sich, laut den Befragten, für die Auszubildenden, die „im eigenen Haus“ angestellt sind, ggf. mehr Zeit genommen, gemeinsam an Praxisaufträgen gearbeitet oder auf die individuellen Interessen eingegangen. Grundsätzlich problematisch erscheint der Umstand, dass Auszubildende z. T. ein Desinteresse und eine mangelnde Motivation auf Seiten der Praxisanleitenden benennen, externe Auszubildende zu betreuen.

K3 Schwierigkeiten, ein Vertrauensverhältnis zu den Praxisanleitenden aufzubauen

Zudem wurde die Problematik benannt, dass es in der kurzen Dauer der praktischen Anleitung für die Auszubildenden schwierig ist, eine Vertrauensbeziehung zu ihren Praxisanleitenden aufzubauen. Dementsprechend wenden sie sich unter Umständen nicht mit Problemen an sie. Stattdessen konsultieren sie verstärkt die Pflegeschule oder die Praxiskoordinierenden bei Problemen. Bedeutsam ist daher das Bedürfnis der Auszubildenden, mehr gemeinsame Dienste mit den Praxisanleitenden zu haben. Dabei ist es ihnen weniger wichtig, konkrete Anleitungssituationen durchzuführen, sondern die Möglichkeit zu haben, niedrigschwellig allgemeine Probleme oder Sorgen bei den Praxisanleitenden ansprechen zu können.

Die Schwierigkeiten im Aufbau einer pädagogischen Beziehung wurden auch damit begründet, dass Auszubildende vereinzelt eine unfreundliche Gesprächsführung der Praxisanleitenden mit den zu pflegenden Menschen erlebten. Die Kommunikation in der Pflegearbeit wirkt so indirekt auf die pädagogische Anleitungsbeziehung. Des Weiteren beklagten die Auszubildenden vereinzelt, dass der

Tonfall der Praxisanleitenden ihnen gegenüber wenig wertschätzend und persönlich angreifend sei. Aus Sicht der Auszubildenden fehlt es in der Zusammenarbeit mit den Praxisanleitenden zudem an sachbezogener Kritik und einer adäquaten Feedbackkultur. Zudem verstärken die bestehenden Ressentiments der Praxisanleitenden gegenüber der reformierten Pflegeausbildung die Spannungen: Die Auszubildenden beschrieben hierzu Aussagen Praxisanleitender, dass die neue, generalistisch ausgerichtete „Ausbildung eh nichts wert" (A_91212G, Z. 59-64, in Hänel/Küttner/Strauß 2024, S. 96) sei.

Die beschriebenen Herausforderungen umreißen Probleme in Bezug auf die inner- und betriebsübergreifende Organisation sowie das Management der Praxisanleitung, die sich direkt auf die Beziehung und die Qualität der Praxisanleitung auswirken. Die vorgestellten Kategorien bieten mögliche Reflexionsanlässe für Praxisanleitung wie auch Pflegemanagement.

Nachfolgend werden Herausforderungen aus Sicht der Auszubildenden umrissen, die die Tätigkeit der Praxisanleitung im engeren Sinne betreffen.

3.2 Herausforderungen in der Praxisanleitung: Sphäre der Praxisanleitung

K4 Unsicherheiten hinsichtlich des neuen Aufgabenfeldes der Praxisanleitung

Die Auszubildenden gaben an, dass sie Unsicherheiten der Praxisanleitenden in Bezug auf die neu strukturierte Pflegeausbildung auf verschiedenen Ebenen gespürt haben. Diese zeigte sich aus ihrer Sicht in erster Linie darin, dass in verschiedenen praktischen Einsatzorten und Fachbereichen widersprüchliche Aussagen durch die Praxisanleitenden getätigt werden:

> „Ich meine, dadurch, dass es jetzt so eine neue Ausbildung ist, sind sich viele Praxisanleiter noch in vielen Sachen unsicher. Und wenn ich das dann so vergleiche, zum Beispiel im Heim kriege ich das und das gesagt, und dann im Krankenhaus widerspricht das. Und da weiß man immer nicht so: Ok, wem – wer hat jetzt da wie recht?" (A_81014G, Z. 294-298, in Hänel/Küttner/Strauß 2024, S. 96)

So widersprachen sich die Inhalte, die Wissensbezüge und das praktisch Gezeigte der Praxisanleitungen mitunter in den Fachbereichen der stationären und akuten Langzeitpflege aus Sicht der Auszubildenden. Sicher ist die Diskrepanz der Wissens- und Praxisbezüge der praktischen Einsatzorte ein allgemeines und überdauerndes Problem.

Die Unsicherheiten zeigten sich darüber hinaus laut den Auszubildenden besonders in Bezug auf die Informiertheit über die Neuerungen in der

Praxisanleitung (K4.1), insofern die Praxisanleitenden mitunter direkt und offen gegenüber den Auszubildenden äußerten, dass ihnen Aufklärung über die neue Ausbildung fehle und sie nicht einschätzen können, wie sie die Praxisanleitung im Rahmen der generalistischen Pflegeausbildung gestalten sollen. Weiterhin erleben die Auszubildenden (K4.2), dass es den Praxisanleitenden schwer fällt, sich am betrieblichen Ausbildungsplan zu orientieren. Dies zeigt sich insbesondere im ersten Ausbildungsdrittel, da Praxisanleitende nicht zuordnen können, welche Aufgaben sie an die Auszubildenden komplett übertragen dürfen und wieviel Begleitung bei den einzelnen Tätigkeiten notwendig ist. Daraus folgt laut der Aussagen der Auszubildenden, dass ihnen für den Fachbereich spezifische pflegerische Aufgaben nicht zugeteilt werden. Diesen Umstand erleben die Auszubildenden als eine mögliche Enttäuschung bzw. möglichen Mangel in ihrer Kompetenzentwicklung:

> „Wir müssen ja auch, wenn wir im ersten Lehrjahr sind, trotzdem in den Bereichen genauso viel sehen, wie wenn wir im dritten sind. So. Und das wird halt nicht verstanden. Weil, man ist im ersten Lehrjahr und dann kriegt man halt bestimmte Sachen nicht zu sehen." (A_91212G: Z. 56–59, in Hänel/Küttner/Strauß 2024, S. 97)

Zugleich bleibt an dieser Stelle zu hinterfragen (dies wird in Kapitel 5. 2 diskutiert), ob die Haltung, alles und „vollumfänglich sehen" zu wollen, nicht eine überhöhte Vorstellung des Lernens in der Pflegepraxis darstellen könnte.

Auszubildende erleben weiterhin Unsicherheiten bei den Praxisanleitenden in der Frage, wie sie Anleitungszeit sichern und gestalten (K4.3) sollen. Speziell der erhöhte Umfang an Anleitungsstunden bedarf dazu einer ggf. veränderten Gestaltung. Den Auszubildenden zufolge fehlt es den Praxisanleitenden mitunter an Ideen und Konzepten, wie die Anleitungszeit vielfältig und abwechslungsreich gestaltet werden kann. Die Folge ist mitunter die Wiederholung gleicher oder ähnlicher Anleitungssituationen bzw. Einzelhandlungen, um auf die geforderte Zeit zu kommen:

> „Ja, naja. Ich weiß auch nicht, was ich mit euch machen soll, jetzt. Und wir haben eben eine Sache zehnmal wiederholt damit wir überhaupt auf die Anleitungsstunden kommen." (A_31103G, Z. 111-113, in Hänel/Küttner/Strauß 2024, S. 98)

Dieser Umstand wird von den Auszubildenden als frustrierend erlebt.

K5 Austausch und Zusammenarbeit der Lernorte

Die Auszubildenden empfanden weiterhin den Austausch zwischen Praxisanleitenden und der Pflegeschule bisher als unzureichend und benennen Abstimmungsprobleme zwischen den beiden Lernorten (K5.1).

> „Manchmal hat man den Eindruck, die Kommunikation funktioniert nicht so zwischen Schule, Praxisanleiter und diese Schnittstelle irgendwo.“ (A_31103G, Z. 95-96, in Hänel/Küttner/Strauß 2024, S. 99)

So fehlt den Praxisanleitenden nach Eindruck der Auszubildenden mitunter der Überblick über das jeweilige Schulcurriculum und die schon behandelten theoretischen Inhalte. Infolgedessen beschrieben sie Abstimmungsprobleme, insofern Praxisanleitende auch Auszubildende zu verschiedenen Themen abfragten, die im schulischen Kontext noch nicht betrachtet wurden. Daran anschließend wurde die Herausforderung beschrieben, dass Auszubildende ggf. eine vermittelnde Rolle einnehmen (K5.2) und den Praxisanleitenden schulische, d. h. im Theorieunterricht behandelte, Inhalte und Anforderungen erklären mussten.

> „Und dann haben wir jetzt auch neue Reflexionskarten und so, und da sitzen die halt auch immer vor uns und sagen so: Ich weiß gar nicht was ich jetzt hier erklären soll. Ich verstehe es selber nicht und so.“ (A_31103G, Z. 79-81, in Hänel/Küttner/Strauß 2024, S. 99)

Den Wechsel der Rolle von der Lernenden zur Erklärenden empfanden die Auszubildenden als herausfordernd und mit Rollenkonflikten verbunden.

K6 Strukturelle und organisatorische Herausforderungen

Laut § 4 PflAPrV hat die Praxisanleitung in den praktischen Einsätzen einen Umfang von mindestens 10 % der praktischen Einsatzzeit. Aufgrund des bestehenden Personalmangels und der Corona-Pandemie waren jedoch sowohl Auszubildende als auch Praxisanleitende gefordert, zunächst die Versorgung der zu pflegenden Menschen sicherzustellen. Infolge dessen kam es häufiger zum Ausfall bzw. zum Verschieben der Praxisanleitung. Dieser Umstand verunsicherte und belastete die Auszubildenden, was durch die Unterkategorie Ausbleibende Praxisanleitungsstunden durch Personalmangel (K6.1) beschrieben wird.

Zudem merken die Auszubildenden an, dass neben Personalmangel auch organisatorische Herausforderungen die Praxisanleitung erschweren, insofern die Dienstplangestaltung das Durchführen einer Anleitung erschwert oder die verantwortliche Person unbekannt ist (K6.2). Die Auszubildenden beschrieben etwa, dass keine Praxisanleitung stattfand, weil sie nicht mit den Praxisanleitenden in einen Dienst eingeplant wurden:

> „Das fing schon dadurch an, dass man einfach nicht mit dem Praxisanleiter in einem Dienst häufig eingeplant wurde.“ (A_81014G, Z. 50-52, in Hänel/Küttner/Strauß 2024, S. 100)

Weiterhin übernahmen die Praxisanleitenden aufgrund ihres andauernden Versorgungsauftrages etliche Aufgaben im Stationsalltag, wodurch die Anleitungszeit geschmälert wurde. Es wurde von den Auszubildenden wiederholt beschrieben, dass die Personen zwar „anwesend“ waren, aber „einfach keine Zeit“ für Anleitung bestand. Weiterhin verschärfte eine unzureichende Dokumentationskultur in der Praxisanleitung (K6.3) die benannten Problemlagen, da die Auszubildenden die Dokumentation ihrer praktischen Anleitungsstunden einfordern mussten.

K7 Herausforderungen in der didaktischen und inhaltlichen Ausgestaltung

Zudem wurden Herausforderungen auf der Ebene der konzeptionellen und didaktischen Ausgestaltung der Praxisanleitung benannt. So kam es aus Sicht der Auszubildenden etwa zum Ausschluss bestimmter pflegerischer Themen (K7.1), da in der Anleitung selbst vorrangig Standards und das Üben pflegerischer Einzelhandlungen thematisiert würden.

> „Also ich habe Anleitung bisher, bis auf ganz wenige Ausnahmen, nur so erlebt, dass es hieß, wir machen heute das und das. Lies dir vorher mal den Standard durch und dann machst du das und hinterher kriegst du ein Feedback, ob es richtig war oder nicht. […]. Es ist immer so: Ja, hier hast du einen Standard und mach mal.“ (A_31103G, Z. 271-277, in Hänel/Küttner/Strauß 2024, S. 101)

Infolge dessen werden wichtige inhaltliche Bereiche, wie die pflegerische Beziehungsgestaltung, eventuell systematisch ausgeschlossen. Insbesondere die Schulung und Reflexion empathischer und personenbezogener Kommunikation gerät nach Meinung der Auszubildenden in Anleitungssituationen eher ins Hintertreffen.

> „Kommunikation, gerade das, was man in der Schule am meisten hat: Empathie, Kommunikation, all die Sachen, werden in der Praxis überhaupt nicht umgesetzt.“ (A_31103G, Z. 299-301, in Hänel/Küttner/Strauß 2024, S. 102)

Diese Diskrepanz zwischen schulischen und praktischen Lernschwerpunkten ist für die Auszubildenden nicht nachvollziehbar. Zudem beklagten die Auszubildenden – wie es des Öfteren schon benannt wurde – einen fehlenden Bezug zwischen schulisch Gelerntem und praktischem Pflegehandeln, wobei es auch zur Vermengung der Anliegen der Lernorte Schule und Pflegepraxis kommt (K7.2). Beschrieben werden ungünstige Doppelungen und Redundanzen der Inhalte von Schule und Praxis, was auch die Motivation der Auszubildenden verringert und aus Sicht der Auszubildenden die möglichen Lernpotenziale der Pflegepraxis nicht ausschöpft. Auch wurde thematisiert, dass sehr unterschiedliche

Wertsetzungen und Pflegeverständnisse (K.7.3) in der Anleitung vorzufinden sind. Anleitungssituationen und -abläufe werden je nach Wertsetzung und Pflegeverständnis der Praxisanleitenden unterschiedlich durchgeführt.

> „Und, es ist halt immer unterschiedlich. Es wäre halt schön, wenn es gleich wäre." (A_91212G, Z. 215-222, in Hänel/Küttner/Strauß 2024, S. 102)

Dies verunsichert mitunter die Auszubildenden in Bezug auf ihre Kompetenzentwicklung. In Vorbereitung auf ihre Prüfungen äußern sie den Wunsch nach einer klaren und für alle verbindlichen und einheitlichen Struktur der Praxisanleitung.

4 Ergebnisse: Gelingensbedingungen der Praxisanleitung aus Sicht der Auszubildenden

Die Auszubildenden wurden weiterhin dazu befragt, wie Anleitungssituationen gestaltet sein sollten und welche Eigenschaften sie an Praxisanleitenden positiv schätzen. Die nachfolgende Tabelle 2 gibt einen Überblick über die Kategorien und Unterkategorien, die in Bezug auf die Gelingensbedingungen der praktischen Pflegeausbildung aus Sicht der Auszubildenden gebildet wurden.

Tab. 2: Ergebniskategorien: Gelingensbedingungen der praktischen Pflegeausbildung aus Sicht von Auszubildenden (vgl. Hänel/Küttner/Strauß 2024, S. 124)

Gelingensbedingungen der praktischen Pflegeausbildung aus Sicht von Auszubildenden	
K1: Ansprechpartner: in-Sein: Allgemeine Unterstützung während der Praxiseinsätze	
K2: Unterstützung bei der Integration ins Stationsteam	
K3: Übergänge der Einsatzwechsel gestalten	
K4: Planung und Organisation der Praxisanleitung	• Auf Wünsche bezüglich der Einsatz- und Dienstplangestaltung eingehen • Planungssicherheit der Praxisanleitung • Aufmerksamkeit und ungestörte Anleitungszeit
K5: Inhaltliche Gestaltung der Praxisanleitung	• Anleitungsinhalte auf individuelle Bedarfe abstimmen • Anleitungsinhalte auf theoretische Inhalte der Schule beziehen • Fachwissen der Praxisanleitenden • Situationsbezogene Reflexionsformate
K6: Methodische Gestaltung der Praxisanleitung	• Gruppenanleitungen/Austausch mit anderen Auszubildenden • Bereitstellen von Informationen am Lernort Praxis • Interdisziplinäre Zusammenarbeit • Nutzung des dritten Lernortes
K7: Charakteristiken einer gelingenden Rolle als Praxisanleiter:in	• Proaktive Gesprächsbereitschaft • Empathie und responsives Verhalten • Angemessenes Nähe-Distanz-Verhältnis

K1 Ansprechpartner/in-Sein: Unterstützung während der Praxiseinsätze

Die Auszubildenden empfinden die Praxisanleitung als unterstützend, wenn sie eine allgemeine Betreuung durch die Praxisanleitenden in ihren stationären Einsätzen erfahren. Sie wünschen sich eine allgemeine Führung in den Einsätzen bzw. an die „Hand genommen zu werden".

> „Dass du dich halt als Azubi besser an die Hand genommen fühlst." (A_41019, Z. 101-106, in Hänel/Küttner/Strauß 2024, S. 125)

Eine gelungene Begleitung in der Pflegepraxis sehen sie gegeben, wenn die praxisanleitenden Personen mit ihnen in einem Dienst eingeteilt sind und sie sich auch außerhalb von Anleitungssituationen mit ihren Belangen an diese wenden können. Daher wünschen sie sich quantitativ mehr Praxisanleitung. Insbesondere die engmaschige Begleitung des ersten Praxiseinsatzes sehen sie als relevant für den Ausbildungserfolg an. Praxisanleitende sollen bestenfalls in die kulturellen Gepflogenheiten des ersten Einsatzortes einführen, da dort alles „total neu ist" (A_41019, Z. 314-316, in Hänel/Küttner/Strauß 2024, S. 125).

> „Und dass man da auch so ein bisschen mehr eingeführt wird überhaupt in dieses ganze Krankenhausleben, sage ich mal. Weil das ist schon wie so eine kleine Welt für sich." (A_41019, Z. 316-318, in Hänel/Küttner/Strauß 2024, S. 125)

K2 Unterstützung bei der Integration ins Stationsteam

Die Auszubildenden wünschen sich Unterstützung bei der Integration ins Stationsteam. Möglichkeiten dazu sehen sie in der Aufklärung des Pflegeteams über die neu reformierte Ausbildung durch die Praxisanleitenden, um etwa Akzeptanzprobleme seitens des Pflegepersonals zu vermindern. Weiterhin könnten die anleitenden Personen aus Sicht der Auszubildenden die Kommunikation zwischen Auszubildenden und Pflegekräften moderieren. Insbesondere bei bereits vorhandenen Konflikten könnten Praxisanleitende unter Umständen als Vermittler: innen fungieren und zur Klärung etwaiger Konflikte beitragen:

> „Das habe ich dann meiner Praxisanleiterin erzählt und die hat dann angefangen, mit denen [gemeint ist: das Stationsteam] Gespräche zu führen. (…) Und also zumindest bei meiner Praxisanleiterin, das war richtig gut. Die hat sich dann auch teilweise wirklich für mich eingesetzt und hat versucht, das zu klären." (A_81014 G, Z. 445-450, in Hänel/Küttner/Strauß 2024, S. 126)

K3 Übergänge der Einsatzwechsel gestalten

Die Auszubildenden wünschen sich weiterhin, dass die Übergänge zwischen den einzelnen praktischen Einsatzorten durch die Praxisanleitenden begleitet werden. Insbesondere nach den langen Einsatzzeiten in der Langzeitpflege bzw. ambulanten Pflege empfinden die Auszubildenden, welche in einer Klinik angestellt sind, eine große Unsicherheit, wieder in ihrer Einrichtung zu arbeiten:

> „Ich habe Angst, ich war jetzt nur im Altenheim, ich habe fachlich nicht viel gemacht. Dann ist es eben diese Aufgabe der Anleiter, jemanden aufzufangen und mal zu fragen: Hier, wo müsst ihr denn hier jetzt nochmal etwas üben, bevor du in diesen Alltag reinkommst?" (A_31103: Z. 550-553, in Hänel/Küttner/Strauß 2024, S. 126)

Eine weitere Unterstützungsmöglichkeit sehen die Auszubildenden darin, dass sie nach ihren externen Praxiseinsätzen die Möglichkeit haben, diese mit den Praxisanleitenden zu reflektieren und für das jeweilige Setting spezifische Tätigkeiten, wie beispielsweise die Blutentnahme, zu Beginn eines neuen Einsatzes zu üben:

> „Gut, du warst jetzt ein Jahr nicht in der Klinik. Ich fang dich erstmal auf. Wir machen mal das Umlegen, wir machen mal eine Blutentnahme. Und ich finde, das hat auch einen ganz großen Stellenwert." (A_31103, Z. 547ff., in Hänel/Küttner/Strauß 2024, S. 126)

Auch hier werden im Diskussionsteil die Ansichten und teils verengten klinischen Pflegeverständnisse der Auszubildenden zu reflektieren sein.

K4 Planung und Organisation der Praxisanleitung

Die Auszubildenden kommunizierten den deutlichen Wunsch nach einer planbaren und gut strukturierten Anleitungspraxis. Dazu gehören in dieser Kategorie für sie, dass auf ihre Wünsche bezüglich der Einsatz- und Dienstplangestaltung (K4.1) eingegangen wird, also dass ihre Dienstpläne bei der Planung der Anleitungszeit einbezogen werden. Dabei geht es auch um die Organisation von Freizeit, insofern kein freier Tag bei den Terminen der Praxisanleitung möglich ist. Daran schließt sich die Planungssicherheit der Praxisanleitung an (K4.2). Durch eine fest vereinbarte und langfristig planbare Anleitung sehen die Auszubildenden die Möglichkeit, sich adäquat auf diese vorzubereiten und nachvollziehen zu können, ob sie auf die ausreichende Zahl an Anleitungsstunden kommen. Damit der Fokus der anleitenden Person ungestört auf ihnen liegt, wünschen sie sich zudem, dass die Praxisanleitenden zeitweise nicht mit in den Stationsalltag einbezogen werden (K4.3). Die Auszubildenden wünschen sich eine ruhige und vom Stationsalltag ungestörte Anleitungszeit, in der die Aufmerksamkeit des Praxisanleitenden voll bei ihnen liegt. Insbesondere, dass anleitende Personen sich „Zeit nehmen", wird häufig von den Auszubildenden gewünscht. Letztendlich tritt der Versorgungsauftrag zugunsten des pädagogischen Auftrags bestenfalls in den Hintergrund bzw. verhalten sich diese Pole gleichwertig.

Dies erscheint aus der Sicht der Auszubildenden nur möglich, wenn die Praxisanleitenden zusätzlich geplant sind sowie das Team über die stattfindende Anleitung informiert wurde und die Anleitungssituation dementsprechend nicht stört:

> „Also auch, also ich fand es immer ganz gut, wenn wirklich die Praxisanleiter zusätzlich geplant wurden, zum restlichen Stationspersonal, dass eben auch so kommuniziert wurde mit der Station." (A_31103G, Z. 166-168, in Hänel/Küttner/Strauß 2024, S. 128)

K5 Inhaltliche Gestaltung der Praxisanleitung

In Bezug auf die inhaltliche Gestaltung der Praxisanleitung ist den Auszubildenden die Abstimmung auf ihren individuellen Lernbedarf (K5.1) wichtig. Sie wünschen sich Mitbestimmung bei den Anleitungsinhalten, um ihren individuellen Übungsbedarf zu decken und eine adäquate Vorbereitung auf ihre Praxisbegleitungen zu ermöglichen. Zudem wünschen sie sich die Festigung der schulischen Inhalte in der praktischen Anleitung (K5.2). Den Auszubildenden zufolge sollen die Anleitungsinhalte stärker auf die vermittelten Themen am Lernort Schule angepasst werden. Auszubildende wünschen sich diesbezüglich einen stärkeren Austausch der Lernorte. Auffällig ist dabei wiederum die Fokussierung auf Themen der Behandlungspflege und die implizite Abwertung der Grundpflege, wie aus dem folgenden Zitat gedeutet werden könnte:

> „Wenn wir jetzt das Thema Infusion durchnehmen, dass man darauf achtet, so und so viele Anleitungsstunden müssen zur Infusion stattfinden oder Blutentnahme und so. Und nicht immer nur lagern, oder…" (A_31103G, Z. 257-260, in Hänel/Küttner/Strauß 2024, S. 129)[5]

5 Auch im nachfolgenden Zitat wird ersichtlich, dass seitens der Auszubildenden der Behandlungspflege in der Praxisanleitung ein besonderer Stellenwert zugeschrieben wird: „Da haben wir auch mal gegenseitig Blut abgenommen oder ja, einen Katheter mal gelegt. So Sachen, die man sonst ja auch nicht macht, weil man nur wäscht." (A_31103G: Z. 308 f., in Hänel/Küttner/Strauß 2024, S. 129) Die Auszubildenden bemängeln zudem, dass Anleitungsinhalte häufig auf Tätigkeiten der Grundkrankenpflege, wie Körperpflege und Lagerungstechniken, beschränkt sind. Gewinnbringend empfinden sie hingegen die Übung spezieller Fertigkeiten der Behandlungspflege, wie die Blutentnahme oder das Legen eines

Weiterhin ist es den Auszubildenden wichtig, dass die Praxisanleitenden über ein umfangreiches und korrektes Fachwissen verfügen und die Anleitung somit fachlich fundiert ist (K5.3). Dies wird durch das nachfolgende Zitat verdeutlicht:

> „Wenn die Praxisanleiterin ordentliches Wissen vermittelt und richtiges Wissen übermittelt. Und ich da auch wirklich zu 100 Prozent sicher sein kann, dass sie mir das Richtige übermittelt." (A_81014G, Z. 283 ff., in Hänel/Küttner/Strauß 2024, S. 129)

Praxisanleitende sollen als Fachexpert: innen auftreten, Wissen vermitteln und auf diese Weise (neu) motivieren. Zugleich ergeben sich im Blick auf diese Aussagen auch Fragen zum Wissens- und Transferverständnis der Auszubildenden, die im Diskussionsteil in Kapitel 5.2 eruiert werden. Zur Evaluation der Anleitung wünschen sich die Auszubildenden eine konkrete und nachvollziehbare Reflexion (K 5.4). Dabei ist ihnen eine weitschätzende und ruhige Gesprächsatmosphäre wichtig, ebenso eine sachbezogene und konstruktive Kritik der erlebten Anleitungssituation.

K6 Methodische Gestaltung der Praxisanleitung

Die Auszubildenden beschreiben zudem verschiedene Methoden, die sie neben der typischen Anleitungspraxis des Demonstrierens als gelungen empfinden (K6.1). Dabei sticht die Gruppenanleitung bzw. der Austausch mit anderen Auszubildenden als gewinnbringende Methode heraus. Das gegenseitige Beobachten, gemeinsame Erfahrungen-Machen und generell der Erfahrungsaustausch wird als wichtig herausgestellt. Weiterhin erachten die Auszubildenden das Bereitstellen von Wissen und Informationen durch die Praxisanleitenden am Lernort Praxis als bedeutsam (K6.2). Dabei geht es darum, dass Handlungsabläufe in einem Ordner zusammenfasst werden oder dass Aufgaben vorliegen, um das schulische Wissen zu wiederholen. Zudem wird eine interdisziplinäre Zusammenarbeit (K6.3) als gewinnbringend empfunden, also das Kennenlernen der Tätigkeitsbereiche anderer Professionen sowie die Nutzung des dritten Lernortes (Skills-Lab) (K6.4) im Rahmen der Praxisanleitung. Aus Sicht der Auszubildenden werden dort praktische „Trockenübungen" gemacht, also erste Routinen ausgebildet, bevor pflegerische Tätigkeiten im Kontakt zu den zu Pflegenden durchgeführt werden:

> „Es wäre mit Sicherheit beruhigend, wenn man vorher (...) wenn man vorher Trockenübungen machen kann. Bevor man auf die Patienten losgelassen wird. Es würde auch

---

Blasenverweilkatheters. In Kapitel 5 wird gesondert auf mögliche Facetten des Pflegeverständnisses der befragten Auszubildenden sowie den Zusammenhang mit einem möglichen Ausschnitt ihres Verständnisses vom Lernen in der Berufspraxis eingegangen.

einigen Fachkräften gut tun, das nochmal durchzubetreiben.“ (A_91212G, Z. 358-360, in Hänel/Küttner/Strauß 2024, S. 131)

Speziell auch tabuisierte und schambehaftete Tätigkeiten im Intimbereich können vorab handlungsentlasteter am dritten Lernort erprobt werden, damit so eine Sicherheit im Handling erreicht wird:

> „Vor allem so, bei intimeren Sachen. Wie zum Beispiel Katheter legen oder was selbst Grundpflege oder so. Wenn man jetzt am Anfang der Ausbildung ist, weil es wäre schon besser.“ (A_91212G, Z. 361-366, in Hänel/Küttner/Strauß 2024, S. 131)

K7 Merkmale einer gelingenden Praxisanleiter:innenrolle

Für die Auszubildenden sind die Praxisanleitenden wichtige Ansprechpartner:innen. Neben der Anleitung im engeren Sinne geben sie den Wunsch nach einer vertrauensvollen Beziehung an, um sich mit ihren Problemen und Bedarfen an die Praxisanleitenden wenden zu können. Um dieses Vertrauensverhältnis aufzubauen, beschreiben sie aus ihrer Sicht verschiedene Charakteristika einer gelingenden Praxisanleiter:innenrolle, wie etwa proaktive Gesprächsbereitschaft (K7.1). Die Auszubildenden wünschen sich gesprächsbereite und einfühlsame Praxisanleitende, die Situationen schaffen, in welchen offen über Probleme und belastende Situationen gesprochen werden kann. Speziell das proaktive Ansprechen von Belastungen und die engere Begleitung in der Praxis wurde von den Auszubildenden als bedeutsam herausgestellt. Dazu ist ein empathisches Einfühlungsvermögen seitens der Praxisanleitenden notwendig, damit Auszubildende ihre „Last mal halt von der Seele reden“ und Praxisanleitende „die Schüler in dem Sinne psychisch in so einer Situation eben auch auffangen.“ (A_31103G, Z. 576-582, in Hänel/Küttner/Strauß 2024, S. 131)

Weiterhin ist für sie in diesem Zusammenhang Empathie und Responsivität (K7.2) wesentlich. Die Auszubildenden empfinden es als wichtig, sich ernst genommen und wertgeschätzt zu fühlen. Gegenseitigkeit in der interessengeleitenden Bezugnahme markiert für die Auszubildenden dabei ein wichtiges Merkmal gelungener Beziehung:

> „Ja, also ich finde auch so gegenseitiges Interesse spielt, glaube ich, auch eine große Rolle. Also nicht immer nur, dass von einer Seite. Beispielsweise, wenn ich jetzt ständig auf den Praxisanleiter zugehe. Es sollte halt auch mal etwas zurückkommen.“ (A_91212G, Z. 232-237, in Hänel/Küttner/Strauß 2024, S. 133)

Daneben wünschen sich die Auszubildenden ein angemessen ausgestaltetes Nähe-Distanz-Verhältnis (K7.3), insofern sie ein gleichwertiges Zusammenarbeiten präferieren – im Kontrast zu tradierten Hierarchien.

5 Desiderate und Ausblick – Lerngegenstand praktisches Lernen im Pflegeberuf

Die exemplarischen Ergebnisse der ERPP-Studie Sachsen 2023 gaben viele Anhaltspunkte zur weiterführenden Diskussion. Davon ausgehend werden nun etwaige Desiderate formuliert. Denn die Aussagen der Auszubildenden regen dazu an – auch wenn es nicht das vorrangige Forschungsinteresse der Studie war – über die den Aussagen der Auszubildenden zugrundeliegenden Pflege- sowie Lehr-Lern-Verständnisse nachzudenken. Ebenso deuten sich mögliche Beziehungen zwischen den beiden Verständnisebenen des Pflegens und des Pflegelernens an (vgl. Dütthorn 2014). Wie Fichtmüller und Walter (2007) zeigen, werden Vorstellungen über pflegerisches Tun auch durch die Art und Weise beeinflusst, wie etwas gelehrt bzw. gelernt wird. Umgekehrt deutet sich auch in dem untersuchten Material vice versa an, dass das vorliegende Pflegeverständnis der Auszubildenden vermutlich ihre Lehr-Lernpräferenzen in der praktischen Pflegeausbildung beeinflusst. Den möglichen Verflechtungen bestimmter Vorstellungen in Bezug auf das Pflegen und Pflegen-Lernen geht der abschließende Teil nach.

Dabei möchten wir betonen, dass es uns nicht darum geht, vermeintlich „verengte“ bzw. defizitäre Sichtweisen der Auszubildenden aufzuzeigen. Vielmehr möchten wir dazu einladen, die durch die Auszubildenden beschriebenen Sichtweisen als Ausgangspunkte für das (gemeinsame) Nachdenken über das Lernen in der (Pflege-)Praxis, d. h. als mögliche Lernanlässe für die praktische Pflegeausbildung, zu nutzen.

5.1 Umrisse der Pflegeverständnisse der Auszubildenden in Anleitungskontexten

Aus Auszubildendensicht wurde eine gelungene Anleitungssituation vor allem mit dem Durchführen medizinnaher Einzeltätigkeiten, wie dem Richten von Infusionen oder Blutentnahmen, in Verbindung gebracht. Das Üben originär pflegerischer Tätigkeiten wie Körperpflege, Umlagern und Mobilisation im Rahmen einer Anleitung beschrieben die Auszubildenden hingegen als redundant, teilweise frustrierend oder auch unnötig (vgl. Hänel/Küttner/Strauß 2024, S. 102). Das nachfolgende Zitat veranschaulicht diesen Umstand am Beispiel der sogenannten „Grundpflege“: „Immer Grundpflege eigentlich. Wenn wir etwas üben. Das ist komplett sinnlos.“ (A_91212G: Z. 330, in Hänel/Küttner/Strauß 2024, S. 102)

Die Vorrangstellung eines medizinisch-klinisch geprägten Pflegeverständnisses geht auch damit einher, dass der Fachbereich der stationären Langzeitpflege gegenüber der klinischen Akutpflege eine implizite Degradierung erfährt: So wünschten sich Auszubildende, dass in den Anleitungssituationen die

Einsatzwechsel vom Pflegeheim in den klinischen Sektor begleitet bzw. „abgepuffert“ werden sollten. Zur Illustration dient das nachfolgende Zitat:

> „Ich habe Angst, ich war jetzt nur im Altenheim, ich habe fachlich nicht viel gemacht. Dann ist es eben diese Aufgabe der Anleiter, jemanden aufzufangen und mal zu fragen: Hier, wo müsst ihr denn hier jetzt nochmal etwas üben, bevor du in diesen Alltag reinkommst?“ (A_31103: Z. 550-553, in Hänel/Küttner/Strauß 2024, S. 126)

Hierbei wünschten sich die Auszubildenden (erneut), dass Praxisanleitungen v. a. Unsicherheiten im Umgang mit der Behandlungspflege nach dem externen Einsatz in der stationären Langzeitpflege abfangen, da dort ihrer Meinung nach „fachlich nicht viel gelaufen“ sei. Es ist ersichtlich, dass Auszubildende der Behandlungspflege einen besonderen Stellenwert in der Anleitung zuschreiben. Erklärt werden könnte dieser Befund mit der Wertigkeit, die den jeweiligen Tätigkeiten zugeschrieben wird. Diese begründet sich Fichtmüller und Walter (2007, S. 244 f.) zufolge über die „Haushalts- resp. Arztnähe“ (ebd., S. 244), die einer pflegerischen Handlung zugeschrieben wird. Als „höherwertig“ werden dabei v. a. Tätigkeiten bewertet, die invasiv in den Körper einer Person eingreifen bzw. mit dem Behandeln einer Verletzung des Körpers verbunden sind (vgl. ebd., S. 245). Die einer pflegerischen Einzelhandlung zugewiesene Wertigkeit kann, Fichtmüller und Walter (2007, S. 246) folgend, weiterhin Einfluss auf das Begleiten der Auszubildenden während der Ausführung der pflegerischen Tätigkeit sowie auf die sich daran anschließenden Rückmeldungen durch die Anleitenden nehmen.

In Ansätzen zeigt sich in den Aussagen der Auszubildenden ein eher klinisch verengtes pflegerisches Handlungsverständnis, was die bestehende Trennung und Abwertung von Grund- und Behandlungspflege sowie der Settings Akutversorgung und Langzeitpflege fortschreibt (vgl. Müller 2001). Dieser Zusammenhang erscheint gerade im Kontext einer generalistischen Pflegeausbildung (immer noch) problematisch.

Hinzu kommt, dass bestimmte Formen der Praxisanleitung, wie das „Anwenden eines Standards“, ein eher instrumentelles Pflegeverständnis bei den Auszubildenden befördern als erweitern könnte. Im Folgenden gewährt die Aussage einer Auszubildenden im Rahmen eines Gruppeninterviews einen vertieften Einblick:

> „Also ich habe Anleitung bisher, bis auf ganz wenige Ausnahmen, nur so erlebt: ‚[…] Lies dir vorher mal den Standard durch und dann machst du das und hinterher kriegst du ein Feedback, ob es richtig war oder nicht.‘ “ (A_31103G, Z. 271-277, in Hänel/Küttner/Strauß 2024, S. 101)

In den von den Auszubildenden erlebten Anleitungen tritt so v. a. das Üben pflegerischer Einzelhandlungen im Vordergrund, wobei gerade die einzelfallbezogene

Transformation des Standards (vgl. Barre 2015) im Rahmen eines Beziehungshandelns, also der eigentliche Lerngegenstand des praktischen Lernens, vermutlich eher in den Hintergrund tritt. Ausgehend von der bereits ausgeführten Annahme, dass die Wertigkeit, die einer pflegerischen Tätigkeit seitens der Praxisanleitenden beigemessen wird, auch das Begleiten und Anleiten der Auszubildenden beeinflusst (vgl. Fichtmüller/Walter 2007, S. 246): Das bevorzugte oder, überspitzt formuliert, das isolierte Üben einer Einzelhandlung in einer Anleitung könnte begünstigen, dass aufseiten der Auszubildenden ein eher eng geführter Fokus auf ein medizinnahes, am Akutsetting orientiertes Pflegeverständnis entsteht bzw. sich reproduziert.

Sowohl auf Ebene der Weiter- und Fortbildung für die Praxisanleitung als auch am Lernort Schule erscheint es sinnvoll, die Pflegeverständnisse der Auszubildenden selbst wie auch die Pflegeverständnisse, die in den Anleitungssituationen selbst aufscheinen, reflexiv aufzuarbeiten. Hierzu könnten bspw. auch Lern- und Arbeitsaufgaben genutzt werden.

5.2 Facetten der Lehr-Lernverständnisse von Auszubildenden in Anleitungskontexten

Anhand der Ergebnisse ließen sich verschiedene Erwartungen der Auszubildenden an die Person der Praxisanleitenden sowie hinsichtlich der Organisation und Ausgestaltung von Anleitungssituationen beschreiben. Diese Präferenzen sollen nun hinsichtlich des impliziten Lehr-Lernverständnisses befragt werden. Denn die Erwartungen der Auszubildenden eröffnen Einblicke in deren Verständnis von Praxisanleitung wie auch von berufspraktischem Lernen generell.[6] Es werden nachfolgend im Besonderen das Anleitungs- und Rollenverständnis der Praxisanleitenden aus Sicht der Auszubildenden (5.2.1) sowie ihre Vorstellungen über den Wissenstransfer (5.2.2) der Auszubildenden diskutiert.

5.2.1 Anleitungs- und Rollenverständnis der Praxisanleitenden aus Sicht der Auszubildenden

Die Erwartungen der Auszubildenden an die Ausgestaltung der Anleitung lassen sich anhand des nachfolgenden Zitats prägnant zusammenfassen:

6 Ausführlicher lassen sich die von den befragten Auszubildenden beschriebenen Erwartungen zur Gestaltung der Anleitungssituation (vgl. Hänel/Küttner/Strauß 2024, S. 94, 96 ff. sowie 126-130) und zur Rollenausgestaltung durch die Praxisanleitenden (vgl. ebd., S. 131 ff.) in der ERPP-Studie Sachsen 2023 nachlesen.

> „Dann aber, ist es wichtig, dass sich auch wirklich die Zeit genommen wird. […] Und da machen wir wirklich nur wir beide [gemeint hier: Auszubildende und Praxisanleitende, K. K.] etwas. Und nicht, dass man dann meinetwegen dort hinrennen muss und dort hinrennen. Sondern man so, so eine kleine Struktur hat, was man eben an dem Tag macht, was die Aufgaben sind. Dass man sich vorher nochmal darauf vorbereiten kann. Und, dass man eben auch wirklich Zeit hat, das in Ruhe auszuüben, nicht unter Stress. […]. Und man auch Zeit hat zum Reden. Dass man einfach auch über, sage ich mal, Schwächen oder Stärken reden kann. Damit man in Ruhe reden kann, wo ist Verbesserungspotential und sowas. Also das finde ich da wirklich wichtig. […]" (A_81014G: Z. 170-180, in Hänel/Küttner/Strauß 2024, S.128)

Zuallererst wird, dass „sich Zeit genommen wird", als ein bestimmender Faktor für die Qualität der Praxisanleitung betont. Hierbei geht es scheinbar weniger um einen konkreten (quantitativen) Zeitumfang als vielmehr um eine *Qualität* der Anleitungszeit, also die bewusste und handlungsentlastete Ausgestaltung der Anleitungssituation, die die Auszubildenden von den Praxisanleitenden erwarten. Sie möchten gern exklusiv und ungestört in einer 1:1-Anleitungssituation mit ihrem Praxisanleiter oder ihrer Praxisanleiterin lernen.

Weiterhin lässt sich der Wunsch der Auszubildenden ablesen, dass der Fokus der Praxisanleitenden in der Anleitungssituation selbst auf dem pädagogischen Auftrag der Praxisanleitenden liegt bzw. bleibt und sich nicht durch die Erfordernisse des pflegerischen Alltags in Richtung des pflegerischen Versorgungsauftrags verschiebt. Sie wünschen sich, dass etwas „in Ruhe" geübt und besprochen werden kann – im Gegensatz zum Stress, der im Zitat als der scheinbare Normalzustand eines Arbeitstags beschrieben wird. Speziell die von Brühe (2021, 102f.) und Schlosser (2022) beschriebene „Ausbildungsantinomie", dass Praxisanleitende zwischen einem pädagogischen Auftrag und einem pflegerischen Versorgungsauftrag aufgerieben werden, lässt sich hier erkennen. Dabei zeigt v.a. Schlosser (2022, S. 134) auf, dass sich die Praxisanleitungen per se im Spannungsverhältnis von Rollenklarheit (Anleitungssituation) und Rollendiffusität (Pflegealltag) befinden. Neben dem Rollenkonflikt, sowohl Pflegende wie auch Lehrende zu sein, ergeben sich aber noch andere Konfliktfelder: Dazu zählen der Konflikt zwischen der privaten und beruflichen Rolle, die auch für das pädagogische Feld der Praxisanleitung auszuarbeiten wären (Nähe-Distanz-Antinomie) – gerade da horizontale – anstatt vertikale Hierarchien zunehmend von den Auszubildenden gewünscht werden.

In der beschriebenen strukturellen Spannungslage hegen die Auszubildenden die Vorstellung einer stark individualisierten Anleitungspraxis. Diese zeigt sich auch in der Fokussierung auf reflexive Anteile. Dass im Rahmen der Anleitung Zeit für das „Reden" sein sollte, wird auch in Bezug auf die Nachbesprechung der Anleitung im Zitat angeführt. Neben der Reflexion der vorangegangenen Situation wünschen sich die Auszubildenden vor allem ein individuelles Feedback zum eigenen Lernstand, in dem die persönlichen „Schwächen oder Stärken“ und das damit verbundene „Verbesserungspotential“ besprochen werden.

Unter lehr-lerntheoretischer Perspektive könnte der Fokus der Auszubildenden auf eine ungestörte Anleitungszeit wie auch auf eine große Aufmerksamkeit der Anleitenden wie folgt eingeordnet werden: Lernen in der Praxisanleitung lässt sich als ein Beobachtungslernen und Lernen am Modell im Sinne von *Albert Bandura (1977)* vergegenwärtigen. Gerade die Aneignungsphase und die Beobachtung bedarf Aufmerksamkeitsprozesse (vgl. Mielke 1984). Lernpsychologisch betrachtet gelingt das bedeutsame Lernen am Modell in der Praxisanleitung vor allem, wenn die Aufmerksamkeit der Auszubildenden angeregt und auch gehalten wird (vgl. Mamerow 2016, S. 100). Dies kann beispielsweise auch durch das Verhalten der Modellperson begünstigt werden: Erleben Auszubildende Lehrpersonen resp. Praxisanleitende als freundlich, zugewandt, fachlich kompetent und an ihnen interessiert, dann nutzen sie diese eher als ein Modell, an welchem sie lernen möchten (vgl. Mietzel 2007, S. 183).

Die besagte antinomische Struktur des praktischen Lernens im Pflegeberuf, d.h. die Spannung zwischen dem pflegerischen und pädagogischen Auftrag der Praxisanleitenden, scheint aus Sicht der Auszubildenden das für Praxisanleitung essentielle Lernen am Modell zu erschweren.

Dass eine stark subjektbezogene und individualisierte Anleitung aus Sicht der Auszubildenden entscheidend für das Lernen in der Praxis erscheint, zeigt sich auch in der wiederkehrenden Metapher des „An-die-Hand-Nehmens“ durch die Praxisanleitenden (vgl. Hänel/Küttner/Strauß 2024, S. 128f.). Dies spielt sowohl auf die gemeinsame, kleinschrittige Durcharbeitung von Übungen also auch auf die Sozialisation im Berufsfeld Pflege an. Auszubildende werden in die fremde Welt der Pflegearbeit enkulturiert. Praxisanleitungen spielen bei diesem (ergebnisoffenen) Prozess eine wichtige Rolle. Koch-Straube (2002) beschrieb die „fremde Welt“ Pflegeheim, um darauf aufmerksam zu machen, dass im jeweiligen Setting eigene soziokulturelle Codierungen vorzufinden sind, die auch von den Auszubildenden erst erlernt werden müssen. Entsprechend erwarten die Auszubildenden von den Praxisanleitenden im hohen Maß Empathie und Sensibilität für ihre besondere Situation.

Neben der Gestaltung von Anleitungssituationen wurden von Seiten der Auszubildenden erweiterte Ansprüche an das Rollenverständnis der Praxisanleitung formuliert. Dazu zählt ein „Auffangen“ bei belastenden Erlebnissen, die bspw. in externen Einsätzen oder auch beim Erleben von Notfallsituationen gemacht wurden. Hier zeigen sich mit Sicherheit die Grenzen der Rolle der Praxisanleitung, wenn sozialpsychologische und auch psychotherapeutische Bedarfe auf Seiten der Auszubildenden sichtbar werden. Gelegentlich beschrieben Praxisanleitende in Gesprächen diese erlebte Entgrenzung der Rolle in der Metapher der „Mutti-für-Alles“ (PAL_11129A/ PAL_11129B: Pos. 31, in Hänel/Küttner/Strauß 2024, S. 90). Neben den berechtigen Einwänden gegen die Zuschreibung, „Mutti für alles“ sein zu müssen, lässt sich der Umgang mit Belastungen in der berufspraktischen Ausbildung auch als ein Lernanlass formulieren. Aus dieser Warte heraus erscheinen die Erwartungen der Auszubildenden an die Praxisanleitenden lerntheoretisch durchaus sinnhaft, wenn es um Resilienz- und Bewältigungshandeln als zentrale Bezugspunkte des Lernens in der Pflegepraxis geht. Jenseits möglicher Entgrenzungen böten diese Lerngegenstände speziell für die Fort- und Weiterbildung der Praxisanleitung Anknüpfungspunkte.[7]

5.2.2 Verständnisse der Auszubildenden zum Wissenstransfer

In den Erwartungen zu einer gelingenden Praxisanleitung zeigten sich zusätzlich weitere Befunde hinsichtlich des Verständnisses der Auszubildenden zum Wissenstransfer sowie zu ihrem impliziten Wissensbegriff. Etwa findet sich in den Aussagen der befragten Auszubildenden die Vorstellung, „alles wissen“ zu wollen bzw. zu können. Die Auszubildenden äußerten u. a., dass sie im ersten Lehrjahr „bestimmte Dinge nicht zu sehen zu bekommen“ (A_91212G: Z. 56-59, in Hänel/Küttner/Strauß 2024, S. 97). Dieses vermeintliche „Verpassen“ wird von ihnen als Enttäuschung beschrieben und könnte vermutlich auf der (illusorischen) Idee eines „vollumfänglichen Lernens“ bzw. eines Ganzheits- oder Vollständigkeitsprinzips basieren. Die Relevanz von Exemplarizität im berufspraktischen Lernen scheinen sich die Auszubildenden zum momentanen Zeitpunkt der Ausbildung noch nicht umfänglich erschließen zu können. Im Bereich der Praxisanleitung könnte daher ein stärkeres Thematisieren bzw. Bearbeiten des Prinzips der Exemplarik gewinnbringend sein.

Zudem beschrieben die Auszubildenden das Besitzen und darauf aufbauend das Vermitteln fachlicher Expertise seitens der Praxisanleitenden als ein wesentliches Merkmal gelungener Praxisanleitung:

> „Wenn die Praxisanleiterin ordentliches Wissen vermittelt und richtiges Wissen übermittelt. Und ich da auch wirklich zu 100 Prozent sicher sein kann, dass sie mir das Richtige übermittelt.“ (A_ 81014G: Z. 283 ff., in Hänel/Küttner/Strauß 2024, S. 129)

Wesentlich ist für Auszubildende, dass Praxisanleitende über ein hohes (pflege-)fachliches Wissen verfügen und dieses weitergeben können. Im Zitat finden sich in der Metapher des zu „100 % sicher[en]“ bzw. richtigen Wissens Hinweise auf eine vermutlich „überhöhte“ und eher „naive/vereinfachte“ Vorstellung vom Wissen und eine Gewissheit bzw. Passfähigkeit von Wissen. Auch könnte ein

---

7 Auch Auszubildende könnten diese Widersprüche des praktischen Lernens sowohl am Lernort Pflegeschule wie auch am Lernort Pflegepraxis mithilfe von Ausbildungs- und Lernaufgaben reflexiv bearbeiten. Das Ziel bestünde dann vor allem darin, ein situatives Verständnis für die strukturellen Herausforderungen und Probleme, mit denen Praxisanleitenden konfrontiert sind, zu erlangen.

Sicherheitsbedürfnis auf Seiten der Auszubildenden zu erkennen sein.[8] Der ungewisse Transferprozess der fallbezogenen Adaption von pflegerelevanten Wissen wird an dieser Stelle von den Auszubildenden weniger in Blick genommen, vermutlich, weil er auch als solcher nicht wahrgenommen worden sein könnte. Aus den vorgestellten Überlegungen könnten Parallelen zu einer bereits von Fichtmüller und Walter (2007, S. 506 f.) für den Lernort Pflegepraxis beschriebenen dominanten Transfervorstellung bzw. zu einem eher verkürzten „Verständnis von Wissen und Handeln" (ebd., S. 506) gezogen werden: Zum einen werden in den Aussagen der Auszubildenden v. a. explizite Wissensbestände als der Schwerpunkt des Transfers betont. Zum anderen könnten die Aussagen der Auszubildenden dahingehend gedeutet werden, dass sie davon ausgehen, dass das am Lernort Schule erworbene explizite Wissen am Lernort Pflegepraxis sei „ungebrochen anwendbar" (ebd., S. 506) Die Rede von einem „Vermitteln" oder „Übermitteln" des Wissens könnte auf ein einfaches direktives Transferverständnis seitens der Auszubildenden schließen lassen.

Weiterhin könnten die von uns vorgestellten Aussagen der Auszubildenden darauf hinweisen, dass sich das in ihnen enthaltene Transferverständnis in Richtung des Pols des *anwendungsorientierten Transformationsverständnisses* (vgl. Altmeppen 2022, S. 328 ff.) einordnen lässt.[9] Hierbei bilden die am Lernort Praxis gemachten Erfahrungen den „zentralen Orientierungsrahmen für die [durch die Auszubildenden] empfundene Relevanz von Wissensbeständen" (ebd., S. 328). Sichtbar wird dies u. a. durch die Tendenz der Auszubildenden, die in der Ausbildung verwendeten disziplinären Wissensbestände hinsichtlich ihrer „erlebten Anwendbarkeit" (ebd., S. 328) zu priorisieren: Vor allem medizinischem Wissen wird dabei eine hohe Bedeutung zugewiesen, während pflegewissenschaftliche Wissensbestände tendenziell oft abgewertet und als nicht anwendungsbezogen charakterisiert werden. Dies zeigt sich im vorgestellten Material u. a. an Aussagen wie etwa dem Wunsch, in der Anleitung mehr medizinnahe Tätigkeiten wie bspw. das Richten einer Infusion zu üben und nicht „immer nur" zu lagern (A_31103G, Z. 257-260, in Hänel/Küttner/Strauß 2024, S. 129) bzw. zu waschen (A_31103G: Z. 308 f., in Hänel/Küttner/Strauß 2024, S. 129).

8 Das wiederholte Betonen von Aspekten wie „ordentlich" und „richtig" in Bezug auf das zu erlangende Wissen kann darauf verweisen, wie wichtig den Auszubildenden Sicherheit und Gewissheit für ihr persönliches pflegerisches Handeln sind. Den Praxisanleitenden weisen die Auszubildenden eine verantwortlich aktive Rolle zu: Sie sollen den Auszubildenden mithilfe der Anleitungen beim Erlangen der gewünschten (Handlungs-) Sicherheit helfen.

9 Den anderen Pol bildet das mehrdimensionale Transferverständnis (Altmeppen 2022, S. 328 f.). Hierbei eröffnen disziplinäre Wissensbestände für die Auszubildenden einen Orientierungsrahmen, in welchem sie Pflegesituationen versuchsweise bearbeiten und reflektieren.

Zugleich ist zu fragen, ob und wie die Transferleistung, das Wissen im praktischen Tun fallbezogen anzuwenden, überhaupt als Lerngegenstand in den Blick genommen wird.

Alle zurückliegenden Desiderate verweisen darauf, dass erweiterte Reflexionsräume des *praktischen Lernens* an den Lernorten Schule und Praxis notwendig sind bspw. strukturiertere Konzepte von Praxisbegleitung. Vorstellungen über das Lernen in der Pflegepraxis und die Rolle der Praxisanleitung gilt es auch in der Pflegeschule reflexiv zu bearbeiten, genau wie die Praxisanleitung ihr Tun metareflexiv einbetten sollte. So könnte es gelingen, auch immanente strukturelle Zwänge zu thematisieren und vielleicht auch Handlungsmöglichkeiten zu erarbeiten. Dass *Lernen lernen* ein wichtiger Pfeiler pädagogischer Prozesse ist, ist unumstritten. Dass das *praktische Lernen* auch *gelernt* werden muss, ist in der Pflegedidaktik und Berufspädagogik weiter zu untersuchen und praktisch zu bekräftigen.

Literatur

Altmeppen, Sandra (2022): Identität – Beruf – Bildung: Wie Auszubildende den Pflegeberuf biografisch einbetten und berufliche Identitätsarbeit leisten. Eine qualitative Studie. Weinheim und Basel: Beltz Juventa, S. 90–106.

Barre, Kirsten (2015): Evidence-based Nursing in der pflegedidaktischen Vermittlung. Frankfurt am Main: Mabuse.

Bohrer, Annerose (2013): Selbstständigwerden in der Pflegepraxis: Eine empirische Studie zum informellen Lernen in der praktischen Pflegeausbildung. Berlin: WVB.

Brühe, Roland (2021): Zwischen Proklamation und erlebter Realität – Lernende als Subjekte in der Pflegeausbildung. In Altmeppen, Sandra/Hänel, Jonas (Hrsg.): Subjekt – Pflege – Bildung: Diskurslinien in der pflegedidaktischen Arbeit von Roswitha Ertl-Schmuck. Weinheim und Basel: Beltz Juventa, S. 90–106.

Bundesministerium für Familie, Senioren, Frauen und Jugend [BMBF] (2023): Ausbildungsoffensive Pflege (2019–2023). Zweiter Bericht. www.bmfsfj.de/resource/blob/205226/c027c13b94c48d20ad64b5a4136b5448/ausbildungsoffensive-pflege-zweiter-bericht-2019-2023-data.pdf (Abruf: 17.05.2024).

Dütthorn, Nadin (2014): Pflegespezifische Kompetenzen im europäischen Bildungsraum. Osnabrück: V&R.

Fichtmüller, Franziska/Walter, Anja (2007): Pflegen lernen: empirische Begriffs- und Theoriebildung zum Wirkgefüge von Lernen und Lehren beruflichen Pflegehandelns. Göttigen: V&R unipress.

Großmann, Daniel/Wochnik, Markus/Reiber, Katrin/Reuschenbach, Bernd/Olden, Daria (2023): Intendierte und realisierte Umsetzung der generalistischen Pflegeausbildung am Beispiel der Praxisanleitung. Eine Triangulation von Zwischenergebnissen der Begleitforschung. In Kögler, Kristina/Kremer, H.-Hugo/Herkner, Volkmar (Hrsg.): Jahrbuch der berufs- und wirtschaftspädagogischen Forschung 2023. Opladen, Berlin und Toronto: Barbara Budrich, S. 120–138.

Hänel, Jonas/Küttner, Claudia/Strauß, Lucie (2024): ERPP-Studie Sachsen 2023. Ein multiperspektivischer Blick auf die Herausforderungen und Gestaltungsmöglichkeiten der praktischen Pflegeausbildung in Sachsen. Dresden: Technische Universität Dresden, Institut für Berufspädagogik, Professur für Gesundheit und Pflege/Berufliche Didaktik. DOI: https://doi.org/10.25368/2024.14.

Koch- Straube, Ursula (2002): Fremde Welt Pflegeheim. Eine ethnologische Studie. 2. Auflage. Bern: Hans Huber.

Kruse, Jan (2015): Qualitative Interviewforschung. Ein integrativer Ansatz. 2. Auflage. Weinheim und Basel: Beltz Juventa.

Lauber, Anette (2017): Von Könnern lernen. Lehr-/Lernprozesse im Praxisfeld Pflege aus der Perspektive von Lehrenden und Lernenden. Münster und New York: Waxmann.

Mamerow, Ruth (2016): Praxisanleitung in der Pflege. 5. Auflage. Berlin und Heidelberg: Springer.

Müller, Elke (2001): Leitbilder in der Pflege: eine Untersuchung individueller Pflegeauffassungen als Beitrag zu ihrer Präzisierung. Bern: Huber.

Mayring, Phillipp (2002): Einführung in die qualitative Sozialforschung – eine Anleitung zu qualitativem Denken, 5. Auflage. Weinheim und Basel: Beltz.

Mielke, Rosemarie (1984): Lernen und Erwartung: zur Selbst-Wirksamkeits-Theorie von Albert Bandura. Bern: Huber.

Mietzel, Gerd (2007): Pädagogische Psychologie des Lehrens und Lernens, 8. Auflage. Göttingen u. a.: Hogrefe.

Misoch, Sabina (2019): Qualitative Interviews. 2. Auflage. Berlin und Boston: Walter de Gruyter.

Mohr, Jutta/Schwarzer, Gabriele/Hofmann, Nicola/Reiber, Karin (2021): Das Fundament einer gelingenden Ausbildungspraxis in der Pflegeausbildung. Online: https://denk-doch-mal.de/jutta-mohr-gabriele-schwarzer-nicola-hofmann-karin-reiber-das-fundament-einer-gelingenden-ausbildungspraxis-in-der-pflegeausbildung/(Abruf: 20.05.2024).

Olden, Daria/Großmann, Daniel/Dorin, Lena/Meng, Michael/Peters, Miriam/Reuschenbach, Bernd (2023): Die generalistische Pflegeausbildung in Deutschland aus Sicht Auszubildender. Ergebnisse einer bundesweiten Onlinebefragung. In PADUA, 36 (5), S. 249–257.

Schlosser, Daniela (2022): Praxisanleitung in der Pflegeausbildung gestalten. Eine qualitativ-empirische Studie zu Rollenklarkeit und Rollendiffusität. Münster und New York: Waxmann.

Tsarouha, Elena/Krause-Zenß, Antje/Greißl, Kristina/Reiber, Karin (2023): Ambivalenzen und Herausforderungen für die Praxisanleitung in der generalistischen Pflegeausbildung. In Kögler, Kristina/ Kremer, H.-Hugo/ Herkner, Volkmar (Hrsg.): Jahrbuch der berufs- und wirtschaftspädagogischen Forschung 2023. Opladen: Barbara Budrich, S. 104–119.

Teil 4:
Differenten Anforderungen begegnen

Was Praxisanleitungen tun könn(t)en, um Auszubildende in der Pflege bei der Bewältigung ihrer Ausbildung zu unterstützen?

Philipp Struck

1 Einführung in die Thematik und Problemstellung

Das Pflegeberufereformgesetz (PflBRefG) von 2017 hat die Inhalte und Themen sowie die Organisationsstruktur in der Pflegeausbildung weitreichend verändert. Die zuvor getrennten drei Ausbildungsberufe (Altenpfleger:in, Gesundheits- und Krankenpfleger:in, Gesundheits- und Kinderkrankenpfleger:in) wurden in ein gemeinsames neues Berufsbild („Pflegefachfrau/Pflegefachmann") mit einer generalistischen Ausbildung überführt, sodass ein neues Berufsverständnis entsteht bzw. entstehen soll.

Die Zahlen der Auszubildenden verdeutlichen ein grundsätzliches Interesse am Beruf: Ende des Jahres 2023 absolvierten (nach vorläufigen Ergebnissen des Statistischen Bundesamtes) insgesamt 147.000 Personen (verteilt auf alle drei Ausbildungsjahre) eine Ausbildung in der Pflege, davon haben 53.900 Personen ihre Ausbildung zur Pflegefachfrau oder zum Pflegefachmann im Jahr 2023 begonnen (d. h. sie waren im ersten Ausbildungsjahr) (vgl. Destatis 2024, o. S.).

Jedoch beenden ca. 30 % der Pflegeauszubildenden ihre Ausbildung vorzeitig (vgl. Garcia-González/Peters 2021, S. 5 f.). Noch deutlichere Zahlen zeigt ein Ergänzungsgutachten zur Landesberichterstattung Gesundheitsberufe Nordrhein-Westfalen 2023: Für den Ausbildungszeitraum von 2019 bis 2022 haben in der Gesundheits- und Krankenpflege 37,2 % der Auszubildenden ihre Ausbildung abgebrochen, in der Gesundheits- und Kinderkrankenpflege waren es 34,6 % und in der Altenpflege 46,1 % (vgl. MAGS 2023, S. 19).

In einer aktuellen Übersichtsarbeit von Garcia-González und Peters (2021) konnten zudem konkrete Risikofaktoren für Ausbildungsabbrüche in der Pflege ermittelt werden. Dies sind u. a. eine fehlende Unterstützung im praktischen und theoretischen Bereich sowie eine fehlende emotionale Unterstützung und eine unfreundliche Arbeitsatmosphäre. Zugleich sind als (weitere) Risikofaktoren für Ausbildungsabbrüche bzw. vorzeitige Vertragslösungen in der Pflege eine unzureichende Anleitung, das Gefühl nicht ernst genommen zu werden, Stress und eine fehlende Wertschätzung gegenüber den Auszubildenden herausgearbeitet worden (vgl. Garcia-González/Peters 2021, S. 15 ff.).

Inhaltlich passend dazu zeigt eine aktuelle Studie von Auffenberg und Heß (2021), dass examinierte Pflegekräfte in den Beruf zurückkehren bzw. ihre

Arbeitszeit erhöhen würden, wenn die Arbeitsbedingungen verbessert sowie die (Arbeits-)Belastungen reduziert würden. Diese Aspekte umfassen (ähnlich wie in Studien zuvor) u. a. verlässliche Arbeitszeiten, mehr Zeit für eine qualitativ und fachlich hochwertige Pflege, erhöhte Wertschätzung von Vorgesetzten sowie eine höhere finanzielle Entlohnung (vgl. Auffenberg/Heß 2021, S. 5 ff.).

Folglich besteht in den Gesundheits- und Pflegeberufen die Herausforderung in der Gewinnung und Sicherung von Fachpersonal. Der vorliegende Artikel will demnach u. a. untersuchen und diskutieren, welchen Einfluss die Praxisanleitung in der Pflege hat, Auszubildende zu unterstützen, u. a. mit dem Ziel, sowohl die Ausbildung erfolgreich abzuschließen als auch anschließend mit einer persönlichen, positiven Perspektive im Beruf zu verbleiben. Als zentrale Aspekte, diese Unterstützung leisten zu können, werden hier die berufliche Identität und die Resilienz der Auszubildenden betrachtet.

In den folgenden Kapiteln wird zunächst der theoretische Rahmen, u. a. entlang dem Lernen in der Pflegepraxis und der relevanten Dimensionen berufliche Identität und Resilienz diskutiert. Daran anschließend werden Ergebnisse einer Forschungsstudie präsentiert und Handlungsempfehlungen sowie Förderungsmöglichkeiten diskutiert. Der Artikel schließt mit einem Fazit und Ausblick.

2 Theoretischer Rahmen

2.1 Lernen in der Pflegepraxis

Für die Organisation und Umsetzung der Pflegeausbildung sind das PflBG und die PflAPrV von zentraler Bedeutung. Denn hier werden die rechtlichen Rahmenbedingungen geschaffen für die Entwicklung beruflicher Handlungskompetenz. Die generalistische Pflegeausbildung umfasst theoretischen und praktischen Unterricht sowie die praktische Ausbildung und damit verschiedene Lernorte und verschiedene (Lehr-)Personengruppen. Gesetzlich festgelegt ist dabei u. a., dass die praktische Ausbildung insgesamt mindestens 2.500 Stunden umfasst sowie verschiedene Versorgungsbereiche einschließt. Zur Verdeutlichung: Die Vollzeitausbildung dauert drei Jahre und sieht insgesamt mindestens 4.600 Stunden vor, diese teilen sich auf in den Teil der theoretischen Ausbildung von mindestens 2.100 Stunden (ca. 46 %) und den Part der praktischen Ausbildung von mindestens 2.500 Stunden (ca. 54 %). Ebenso sieht der Ausbildungsplan eine geplante und strukturierte Praxisanleitung von mindestens 10 % der Einsatzzeit vor (Jürgensen/Dauer 2021, S. 15 ff.).

Demnach umfasst die praktische Ausbildung prozentual mehr Lern- und Ausbildungszeit als der Unterricht an der Pflegeschule. Dies verdeutlicht nochmals die Bedeutung und den Einfluss von Praxisanleitenden gegenüber den

Auszubildenden. Entsprechend fassen Jürgensen und Dauer (2021, S. 25) die Rolle bzw. die Aufgaben der Praxisanleitenden folgendermaßen zusammen:

> „Praxisanleitende initiieren Lernprozesse, wählen Arbeitsaufgaben so aus, dass sie die Lernenden in ihrer Entwicklung unterstützen, stehen als Ansprechpartner/-innen zur Verfügung, lassen Fehler und Umwege als Lernchancen zu, regen zur Reflexion der Arbeitsergebnisse und -erfahrungen an, vermitteln Methoden des Selbstlernens, fördern Kompetenzen, die zu selbstorganisiertem Lernen befähigen, unterstützen die Auszubildenden in der Entwicklung einer selbstständigen und eigenständigen Arbeitsweise, vermitteln effektives Zusammenarbeiten."

Insbesondere das Lernen durch praktisches Handeln ermöglicht den Pflegeauszubildenden, sich (selbst-)aktiv handelnd in authentischen, realistischen beruflichen Situationen, auch im direkten Patient:innenkontakt, zu erleben und zu erproben. Hierbei soll zugleich Wissen, Handeln und Erfahrung verknüpft werden. Ebenso sollen die Entwicklung der Selbstständigkeit und Verantwortungsübernahme als auch die (eigene) berufliche Identitätsentwicklung gefördert werden (siehe Kapitel 2.2). So orientiert sich der Lernprozess an dem informellen Lernen in alltäglichen Arbeitsprozessen sowie an regelmäßigen, (z. B. durch die Praxisanleitung bewusst) initiierten und gesteuerten (geplanten) Anleitungssituationen. Erweitert wird der Lernprozess zudem durch eine intensive Reflexion des beruflichen Handelns. Folglich ist der Lernort Praxis für die Persönlichkeitsbildung und Entwicklung der beruflichen Identität für die zukünftigen Pflegefachpersonen von besonderer Bedeutung. Denn Praxisanleitende bilden durch ihre Haltung, Einstellung, Werte und Arbeitsweise (und auch Arbeitsmoral und -motivation) eine Identifikation(-sfläche) für Pflegeauszubildende ab. Diese Rolle ist zentral im Prozess der beruflichen Sozialisation und gleichfalls für die berufliche Identitätsentwicklung. Diese gelingt umso besser, wenn ausreichend Reflexion für die persönliche Kompetenzentwicklung der Auszubildenden sowie erlebte (berufliche) Erfahrungen, die eigene Haltung und ethische Fragestellungen ermöglicht wird. Hervorzuheben sind potenziell die Verinnerlichung und Entwicklung ethischer Werte und emanzipiert eigene Positionen gegenüber Kolleg:innen (auch im Sinne einer interprofessionellen Zusammenarbeit) zu vertreten (Jürgensen/Dauer 2021, S. 20 ff.).

2.2 Berufliche Identität in der Pflege

In den wissenschaftlichen Schriften der Berufs- und Wirtschaftspädagogik hat die berufliche Identität als Indiz erfolgreicher beruflicher Bildung (in gewisser Weise) eine lange Tradition und erfreut sich gegenwärtig einer gewissen

„Renaissance", wie neuere Arbeiten (u. a. von Thole 2021 oder Heinrichs/Wuttke/Kögler 2022) belegen.

Dennoch ist in der Literatur keine einheitliche (wissenschaftliche) Definition zu der beruflichen Identität auffindbar, vielmehr bestehen verschiedene theoretische Definitionen und Operationalisierungen. Der vorgelegte Artikel orientiert sich in der Forschung und Diskussion an dieser (häufig zitierten) Definition zur beruflichen Identität von Rauner (2017, S. 682):

> „Berufliche Identität ist das Ergebnis eines Entwicklungsprozesses, der auf das Engste mit der Entwicklung beruflicher Kompetenz verschränkt ist. Genau genommen ist die Entwicklung beruflicher Identität eine Dimension der beruflichen Kompetenzentwicklung."

Folglich ist die berufliche Identitätsentwicklung zentral für die berufliche Bildung, insbesondere als Voraussetzung für die Entwicklung einer beruflichen Handlungskompetenz, um berufliche Handlungen kompetent und selbstständig ausführen zu können (vgl. Thole 2021, S. 39 ff.; Heinrichs/Wuttke/Kögler 2022, S. 1 ff.).

Entsprechend bedeutsam ist die Ausprägung (und potenziell auch die frühzeitige Förderung) der beruflichen Identität in der Pflege. Dies ist bedingt durch die Bewältigung herausfordernder beruflicher Aufgaben der Pflege. Aktuelle Diskurse um die Ausbildung und Fachpersonalsicherung in der Pflege könnten entsprechend profitieren, wenn der Aspekt der beruflichen Identität in der Analyse interpretativ stärker Berücksichtigung finden würde.

Dies gilt auch da, wie Rauner (2017, S. 950 f.) ergänzt, dass Personen mit starker emotionaler Verbundenheit zum erlernten Beruf oftmals berufsbedingte Nachteile, wie bspw. niedrigere finanzielle Entlohnung oder Schichtarbeit/Wochenenddienste, (eher bzw. leichter) akzeptieren oder tolerieren. Durch eine hohe berufliche Identität kann somit potenziell eine größere Arbeitszufriedenheit sowie eine langfristige Arbeitsmotivation und ein gestärktes Verantwortungs- und Qualitätsbewusstseins der Fachkräfte erreicht werden (vgl. Rauner 2017, S. 652).

Die Ausprägung der beruflichen Identität ist jedoch zwischen den verschiedenen Ausbildungen und Berufen nicht einheitlich bzw. vielmehr sehr unterschiedlich, da Berufe über unterschiedliche Identifikationspotenziale (Indikatoren für die Attraktivität der Berufe) verfügen. Die Entwicklung verläuft nicht kontinuierlich oder gleichbleibend. Als zentrale Voraussetzung für die Identitätsentwicklung kann u. a. eine aktive Auseinandersetzung des Subjekts mit der individuellen beruflichen Umgebung hervorgehoben werden. Denn die Entwicklung einer beruflichen Identität erfolgt in Wechselwirkung mit den Umweltbedingungen in Ausbildung und Arbeit. Beschrieben wird ein subjektives Erleben von beruflicher Identität, potenziell verstärkt durch individuelle, selbstreflexive Prozesse. So ist die berufliche Identität das Ergebnis eines Entwicklungsprozesses, der eng verbunden ist mit der beruflichen Kompetenzentwicklung und damit unverzichtbar für die erfolgreiche Übernahme der (späteren) Berufsrolle. Zudem zeigt die berufliche Identität positive Einflüsse auf das persönliche Wohlbefinden, die Arbeitszufriedenheit und Arbeitsleistung sowie Motivation (vgl. Rauner 2017, S. 682 ff.; Thole 2021, S. 39 ff.; Heinrichs et al. 2022, S. 1 ff.).

Die Thematik der beruflichen Identität in der Pflege weist, wie aktuelle Arbeiten aus den Gesundheitsfachberufen (Reiber, Küpper und Mohr 2021; Altmeppen 2022; Struck, Konrad und Holbach 2024) bestätigen, eine besondere Relevanz auf. Denn Auszubildende in der Pflege haben bspw. einen besonders stark ausgeprägten Wunsch nach einer sinnstiftenden Tätigkeit, da sie ihren Patient:innen helfen wollen (vgl. Reiber, Küpper und Mohr 2021, S. 184 ff.). Die besondere Identifikation mit den Aufgaben und Tätigkeiten im eigenen Ausbildungsberuf konnte bereits in mehreren Studien (u. a. bei Fischer 2013; Rauner 2017 oder Altmeppen 2022) herausgearbeitet werden: So zeigten Auszubildende aus der Pflege gegenüber anderen Auszubildenden eine vergleichsweise stark ausgeprägte berufliche Identität. Zudem bestätigen eigene Arbeiten, dass es in der Pflege einen nennenswerten Anteil von Auszubildenden gibt, die den Beruf *vererbt* bekommen, da sie bspw. ein berufliches Vorbild aus dem engeren familiären Umfeld (z. B. Mutter, Tante) haben, welches ebenso in der Pflege oder dem Gesundheitswesen gearbeitet hat. Des Weiteren wurde deutlich, dass Auszubildende, die den Pflegeberuf *erbten*, gegenüber anderen Auszubildenden bereits zu Beginn der Ausbildung über eine gefestigtere bzw. weiter entwickelte berufliche Identität verfügten (vgl. Struck/Konrad/Holbach 2024, S. 1 ff.).

Aus früheren Forschungsarbeiten sind Einflussfaktoren herausgearbeitet worden, welche Einfluss auf die Ausprägung der beruflichen Identität zeigen, wie u. a. die Stabilität des Berufes, das gesellschaftliche Ansehen und die Vielfalt der beruflichen Tätigkeit. Ebenso ist für die individuelle Perspektive relevant, inwieweit der Beruf den eigenen beruflichen Wünschen und Idealen entspricht und eine nicht (von außen) beeinflusste Berufswahlentscheidung erfolgte. Zudem ist die Kongruenz zwischen den eigenen (beruflichen) Idealen und Werten gegenüber der beruflichen Alltagsrealität bedeutsam. Ergänzend zu der Ausbildungsattraktivität sind sowohl die Arbeitsbedingungen (im Sinne einer Partizipation in betrieblichen Arbeitsprozessen) als auch die Ausbildungsqualität (z. B. verfügbare Lernmöglichkeiten) zu nennen. Gemeint sind die Gestaltung und Organisation von Lernprozessen und die Übertragung eigenverantwortlicher beruflicher Aufgaben. Abschließend gehören auch Merkmale der erlebten Anerkennung, des Betriebsklimas und der Arbeitsatmosphäre sowie der Kollegialität und der sozialen Einbindung zu den Einflussfaktoren auf die berufliche Identitätsentwicklung (vgl. Klotz/Billett/Winther 2014, S. 4 ff.; Rauner 2017, S. 89 ff.; Thole 2021, S. 110 ff.; Heinrichs et al. 2022, S. 8 ff.).

Somit wird ersichtlich, dass beide beruflichen Lernorte (Pflegeschule und Pflegepraxis) die Entwicklung (mit-)beeinflussen und entsprechend auch die Praxisanleitung.

2.3 Resilienz in der Pflege

Der Begriff der Resilienz wird zumeist als Ressource oder Widerstandskraft gegenüber belastenden Lebensumständen verwendet. Erlebnisse und Erfahrungen aus Kindheit und Jugend können von Menschen mit höherer Resilienz in der Regel einfacher und besser verarbeitet werden. Entsprechend wird Resilienz ebenso als eine Form der Lebensbewältigungskompetenz verstanden, welche z. B. für den Übergang von der Schule in eine Ausbildung (z. B. Pflege) als wichtiger Faktor für die erfolgreiche Bewältigung verstanden wird und dies sowohl für den Übergang in die Ausbildung als auch für die dreijährige Ausbildung selbst (Ratschinski 2014, S. 18).

In der vorliegenden Studie wird Resilienz nach dem Konzept von Schumacher et al. (2005) erfasst und als Form der psychischen Widerstandsfähigkeit und als ein Personenmerkmal erhoben. Ferner gibt es konzeptuelle Weiterentwicklungen, in denen Resilienz allgemeiner als Fähigkeit erfasst wird und als (zu nutzende) Ressource für die zielorientierte Bewältigung individueller Entwicklungsaufgaben. Hinsichtlich der beruflichen Bildung kann Resilienz als Fähigkeit und Bereitschaft verstanden werden, welche als Ressource für den Umgang und die Bewältigung von Hindernissen und Herausforderungen in der beruflichen Ausbildung sowie allgemein im beruflichen Alltag genutzt werden kann (Ratschinski et al. 2018, S. 25).

Bezüglich der Ausbildung in der Pflege werden in aktuellen Arbeiten, wie u. a. von Garcia-González und Peters (2021), die Implementierung und gezielte Förderung der Resilienz bewusst empfohlen, u. a. zur Vermeidung von Ausbildungsabbrüchen (bzw. zur Fachkräftesicherung), zur Stärkung des Individuums und des psychologischen Wohlbefindens sowie als Stressbewältigungsmechanismus (Garcia-González/Peters 2021, S. 19 ff.). So wird, hinsichtlich der Ausbildung und beruflichen Tätigkeit in der Pflege, Resilienz zumeist als die Fähigkeit definiert, sich von schwierigen Herausforderungen zu erholen bzw. diese zu überwinden. Darüber hinaus bestehen Zusammenhänge zwischen einer Resilienzförderung und der Bewältigung von Arbeitsbelastungen als auch der Sicherung und des Verbleibes von beruflichen Fachkräften (Aryuwat et al. 2022, S. 2794 ff.).

Beachtenswert ist zudem, dass auch in den Kompetenzzielen der Ausbildungs- und Prüfungsverordnung für die Pflegeberufe von 2018 (PflAPrV) verankert ist, dass Resilienz fördernde Kompetenzen, wie die Selbstfürsorge der Auszubildenden, Strategien im Umgang mit Konfliktsituationen als auch die

Inanspruchnahme und Beherrschung kollegialer Beratung, bereits während der Berufsausbildung erworben werden sollen.

All diese Faktoren unterstreichen die Bedeutung für die Resilienz in der Pflege allgemein sowie deren frühzeitige Förderung bereits während der Berufsausbildung. Ergänzend ist anzumerken, dass die Praxisanleitung, wie in Kapitel vier gezeigt werden soll, auf die Entwicklung und Stärkung der Resilienz der Auszubildenden (potenziell) Einfluss nehmen.

3 Vorstellung der Forschungsstudie

3.1 Erkenntnisinteresse und Fragestellung

Praxisanleitungen haben, den zitierten Arbeiten zufolge, eine wichtige Funktion für die Entwicklung beruflicher Kompetenzen in der Pflegeausbildung. Nach § 4 Abs. 1 PflAPrV besteht die Aufgabe der Praxisanleitung u. a. darin, „*die Auszubildenden schrittweise an die Wahrnehmung der beruflichen Aufgaben als Pflegefachfrau oder Pflegefachmann heranzuführen*" (Jürgensen und Dauer 2021, S. 24). Zu den (weiteren) Aufgaben werden nach Jürgensen und Dauer (2021) ebenso die Unterstützung der Entwicklung der Auszubildenden gezählt. Ferner sollen Praxisanleitungen Ansprechpersonen sein und zur Reflexion von Arbeitserfahrungen anregen sowie Methoden des Selbstlernens vermitteln. Darauf aufbauend und weiterführend sollen im vorliegenden Beitrag zwei Forschungsfragen untersucht werden:

- Welche Unterschiede bestehen zwischen den drei Ausbildungsjahren in der Einschätzung zur Praxisanleitung, der beruflichen Identität, der Resilienz, der Arbeitszufriedenheit und dem Betriebsklima bei Auszubildenden in der Pflege?
- Welche (korrelativen) Beziehungen bestehen zwischen der Einschätzung zur Praxisanleitung und der beruflichen Identität, der Resilienz, der Arbeitszufriedenheit sowie dem Betriebsklima bei Auszubildenden in der Pflege?

Das Erkenntnisinteresse umfasst demnach die Bedeutung und die Rolle der Praxisanleitungen in der Pflege sowie ihren Einfluss auf die Bewältigung der Berufsausbildung als auch im Speziellen die Möglichkeiten zur Förderung der beruflichen Identität und der Resilienz bei Auszubildenden in der Pflege.

Die eigene Arbeit basiert einerseits auf einer quantitativen Erhebung von 299 Pflegeauszubildenden und berücksichtigt im Diskurs aktuelle Arbeiten zu den relevanten Faktoren der beruflichen Bildung hinsichtlich der beruflichen Identität und Resilienz.

3.2 Forschungsmethodik

3.2.1 Datenerhebung

Die Studie berücksichtigt eine quantitative Erhebung mittels Fragebogen, erfasst wurden 299 Pflegeauszubildende (davon sind 232 weiblich). Der Fragebogen wurde online beantwortet und umfasste ausschließlich geschlossene Fragen. Die größte Berufs- bzw. Ausbildungsgruppe (n=264) lernt nach der aktuellen Ordnung in der generalistischen Pflegeausbildung, zudem sind 147 Befragte im ersten Ausbildungsjahr, 101 im zweiten Jahr und 46 im dritten Ausbildungsjahr. Die Teilnahme an der Befragung erfolgte freiwillig. Das Lebensalter der Befragten wurde aufgrund von Datenschutz- und Anonymisierungsgründen bewusst nicht erhoben. So sollte verhindert werden, dass bspw. über die Kombination bestimmter Variablen wie Geschlecht, Alter und Standort einzelne Auszubildende zugeordnet werden könnten und ihre Anonymität nicht mehr bestehen würde. Durchgeführt wurde die Befragung im Sommer 2022. Nahezu alle Ausbildungsschulen der Befragten sind in den Bundesländern Hessen, Rheinland-Pfalz und Saarland verortet. Dies sind die Bundesländer, in denen die meisten Partnerschulen der Katholischen Hochschule Mainz (die diese Befragung durchgeführt hat) ansässig sind.

Die verwendeten Skalen sind u. a. die Einschätzungen zur Praxisanleitung (angelehnt an Rauner 2017; hier: $\alpha_{(299)}$=.81; k=3; Beispielitem: „Von meiner Praxisanleitung kann ich viel lernen.“) und die berufliche Identität (aus Rauner 2017; hier: $\alpha_{(299)}$=.78; k=6; Beispielitem: „Ich erzähle anderen gerne, welchen Beruf ich erlerne.“). Weitere Dimensionen sind die Resilienz (aus Schumacher et al. 2005; hier: $\alpha_{(299)}$=.84; k=11; Beispielitem: „Wenn ich Pläne habe, verfolge ich sie auch.“), die Arbeitszufriedenheit (aus Barghorn 2010; hier: $\alpha_{(299)}$=.90; k=4; Beispielitem: „Im Allgemeinen arbeite ich gerne hier.“) und das Betriebsklima (angelehnt an Rauner 2017; hier: $\alpha_{(299)}$=.87; k=3; Beispielitem: „Es herrscht eine vertrauensvolle Atmosphäre unter den Mitarbeiter:innen im Klinikum/in der Praxis.“). Die Skalen wurden jeweils auf einer fünfstufigen Likert-Skala beantwortet, dies umfasst bspw. Antwortmöglichkeiten von „stimme überhaupt nicht zu“ (1), „stimme eher nicht zu“ (2), „teils – teils“ (3), „stimme eher zu“ (4) bis zu „stimme voll und ganz zu“ (5). Der Wertebereich der einzelnen Skalen liegt demnach für alle Skalen zwischen 1,0 und 5,0.

3.2.2 Auswertung

Die Auswertung der erhobenen Daten mit SPSS beginnt zunächst mit einer deskriptiven Übersicht der Mittelwerte der fünf Untersuchungsdimensionen, getrennt nach den drei Ausbildungsjahren sowie dem Gesamtmittelwert der jeweiligen Skala.

Tab. 1: Mittelwertvergleich; PA – Einschätzung zur Praxisanleitung, AZ – Arbeitszufriedenheit, BK – Betriebsklima; Standardabweichung in Klammern

	1. Jahr (n=147)	2. Jahr (n=101)	3. Jahr (n=46)	Gesamt (n=294)
PA	3.76 (0.85)	3.61 (0.98)	3.41 (0.97)	3.65 (0.92)
Identität	4.22 (0.58)	4.12 (0.75)	4.04 (0.64)	4.16 (0.65)
Resilienz	4.14 (0.51)	4.09 (0.60)	4.25 (0.47)	4.14 (0.54)
AZ	4.10 (0.73)	3.90 (0.90)	3.80 (0.76)	3.98 (0.80)
BK	3.76 (0.83)	3.26 (0.86)	3.31 (0.86)	3.52 (0.88)

Die dargestellten Ergebnisse aus Tabelle 1 weisen auf einen Rückgang der Einschätzung zur Praxisanleitung, der beruflichen Identität, der Arbeitszufriedenheit und des Betriebsklimas hin. Zudem ist auffällig, dass in allen Dimensionen die Standardabweichungen im zweiten Ausbildungsjahr höher ausfallen als im ersten. Dies deutet auf eine größere Varianz bzw. größere individuelle Unterschiede im Antwortverhalten der Befragten hin. Die genannten Aspekte werden entsprechend unterschiedlich bzw. heterogener eingeschätzt und bewertet.

Zudem ist der Stichprobenumfang in dieser Querschnittserhebung nicht gleich verteilt zwischen den drei Ausbildungsjahren bzw. mit steigendem Ausbildungsjahr wird die erfasste Stichprobe geringer. Dennoch zeigen alle vier genannten Dimensionen sowohl zwischen dem ersten und dem zweiten als auch zwischen dem zweiten und dem dritten Ausbildungsjahr jeweils einen geringeren Mittelwert als im Jahr zuvor.

Inhaltlich plausibel erklärt werden können diese Befunde jedoch nicht vollständig widerspruchsfrei: Denn zwar nehmen die Anforderungen und Herausforderungen im beruflichen Alltag in der Pflege im Laufe der Jahre zu (und damit auch die potenziell belastenden Erlebnisse), aber es brechen auch (leider) viele junge Menschen die Ausbildung in der Pflege aufgrund eben dieser Erfahrungen ab. Dies könnte also daraufhin deuten, dass die Auszubildenden, die *gut* mit den Anforderungen und Erlebnissen in der Ausbildung umgehen können, verbleiben. Ebenso könnte zudem der Anstieg in der Resilienz in der Pflegeausbildung erklärt werden. Wer eigene Verhaltensweisen für den Umgang und zur Kompensation der Erfahrungen entwickelt hat, bricht die Ausbildung (vermeintlich) nicht so schnell ab und steigert zugleich die persönliche Resilienz.

Inwieweit dennoch der Rückgang der anderen vier Werte zu erklären ist, bleibt abschließend unklar. Eine weitere Interpretation könnte die besondere Euphorie zu Beginn der Ausbildung sein, welche (realistischer Weise) im Laufe der Zeit aufgrund beruflicher Erfahrungen und Gegebenheiten (offensichtlich im Durchschnitt) absinkt, unabhängig davon, ob manche Auszubildende abbrechen und andere in der Ausbildung verbleiben.

Ferner dürfen zwei weitere Aspekte nicht außer Acht gelassen werden: So handelt es sich hier um eine Querschnittsbefragung und folglich verschiedene Kurse und Jahrgänge, so dass kein Verlauf wie in einer Längsschnittstudie abgebildet ist. Zudem sind die ersten beiden Ausbildungsjahre nach der neuen Ausbildungsordnung erfolgt („Generalistik") und die Auszubildenden im dritten Jahr lernen nach der alten Reform bzw. in den drei verschiedenen Pflegeberufen (Altenpflege, Gesundheits- und Krankenpflege, Gesundheits- und Kinderkrankenpflege). Dies könnte bewusst positiv gelesen bedeuten, dass die Auszubildenden in der Generalistischen Pflegeausbildung höhere Werte aufweisen und zufriedener sind mit ihrer Praxisanleitung und ihrer Arbeit sowie eine höhere Identität aufweisen, jedoch (zugleich) über die geringere Resilienz verfügen. Für diese Lesart fehlen jedoch weitere Hinweise, weshalb diese Interpretation hier zwar genannt, aber nicht weiter diskutiert werden soll.

Vielmehr sei abschließend als potenzielle Einordnung festgehalten, dass nicht auszuschließen ist, dass manche Werte zu Ausbildungsbeginn überschätzt bzw. als zu positiv erwartet oder erlebt wurden. So ist ferner potenziell möglich, dass sich diese (subjektiven) Einschätzungen im Laufe einer dreijährigen Ausbildung relativieren und sich auf eine vermeintlich realistische Einschätzung (leider nach unten) einpendeln. Gestützt werden kann diese Interpretation durch Überlegungen von Kersting (2016), wonach die Arbeitsbedingungen in der Pflege zu einem „Coolout" führen. Gemeint ist ein Phänomen, verursacht durch die (Arbeits-) Bedingungen im Gesundheitswesen, welches bei Beschäftigten auftritt. Sie erleben einen Widerspruch zwischen dem Wunsch und Anspruch, Patient:innen professionell pflegen und unterstützen zu wollen und den strukturellen Bedingungen im Pflegealltag, die ebendies verhindern. Dadurch entsteht die negative Entwicklung des Phänomens „Coolout" (vgl. Kersting 2016, o. S.).

Korrelationsanalyse

In Tabelle 2 ist die Korrelationsanalyse nach Pearson dargestellt, berücksichtigt wurden die fünf Skalen. Dargestellt werden die Korrelationskoeffizienten zwischen jeweils zwei Dimensionen in einem Wertebereich von 0-1. Hohe Wertausprägungen illustrieren stärkere (inhaltliche) Zusammenhänge zwischen den entsprechenden Skalen.

Tab. 2: Korrelationen (n=299); PA – Einschätzung zur Praxisanleitung, AZ – Arbeitszufriedenheit, BK – Betriebsklima

	PA	Identität	Resilienz	AZ	BK
PA	1				
Identität	.392**	1			
Resilienz	.228**	.420**	1		
AZ	.514**	.752**	.429**	1	
BK	.568**	.415**	.112	.583**	1

Die Ergebnisse der Korrelationsanalyse zeigen den höchsten Wert zwischen der beruflichen Identität und der Arbeitszufriedenheit. Hinsichtlich der Praxisanleitung lassen sich besonders hohe korrelative Zusammenhänge zu dem Betriebsklima und der Arbeitszufriedenheit nachweisen, wie auch (leicht geringer) zu der beruflichen Identität und zu der Resilienz. Insgesamt konnten neun von zehn Korrelationsbeziehungen als (erwartungsgemäß) signifikanter Zusammenhang bestätigt werden.

Vorsichtig können hinsichtlich einer ersten Interpretation die Ergebnisse so verstanden werden, dass Auszubildende, die ihre Praxisanleitung als positiv bzw. gut einschätzen, ebenso das Betriebsklima als positiv empfinden und zufriedener mit ihrer Arbeit sind. Inhaltlich könnte angenommen werden, dass in einem beruflichen Kontext mit einem positiven, gut ausgeprägten Betriebsklima (unter den Beschäftigten) auch die Praxisanleiter:innen *gute Arbeit leisten* und von den Auszubildenden entsprechend positiv eingeschätzt werden. Beide Aspekte bedingen bzw. ermöglichen vermeintlich in gewisser Weise (erst) eine hohe Arbeitszufriedenheit bei Auszubildenden (oder sind potenziell sogar deren Voraussetzung).

Aber auch die korrelativen Beziehungen zwischen der Einschätzung der Praxisanleitung und der eigenen beruflichen Identität sowie der Resilienz können in einem positiven Zusammenhang interpretiert werden. Inhaltlich erlaubt dies den Rückschluss, dass Auszubildende, die ihre Praxisanleitung (insgesamt) positiv einschätzen, eine stärkere bzw. höhere berufliche Identitätsausprägung sowie ein größeres Maß an (persönlicher) Resilienz aufweisen.

Dieser (erwartete) Zusammenhang soll im Folgenden auch als argumentative Begründung herangezogen werden für die Annahme, dass die Praxisanleitung einen (signifikanten) Einfluss auf die Entwicklung von beruflicher Identität und Resilienz bei Auszubildenden in der Pflege hat bzw. ausüben kann.

3.3 Forschungsmethodische Limitationen

Hinsichtlich der Ergebnisinterpretation ist einschränkend zu berücksichtigen, dass die Ergebnisse nur für eine bestimmte (ausgewählte) Gruppe von Auszubildenden (in der Pflege) gelten. Eine Generalisierung oder Verallgemeinerung der Ergebnisse ist abschließend daher nicht zulässig.

Die Ergebnisse sind auch deshalb unbedingt mit Zurückhaltung zu interpretieren, da sie auf Selbstauskünften der Auszubildenden basieren. Aspekte der sozialen Erwünschtheit in den Antworten können nicht ausgeschlossen werden. Ferner besteht das Risiko einer Selbstüberschätzung der Befragten (im positiven Sinne).

Zusammenhänge in Korrelationsanalysen bei Querschnittserhebungen dürfen abschließend nicht als kausal interpretiert werden. Ebenso ist einschränkend anzumerken, dass keine Follow-up-Befragung durchgeführt wurde. Ferner besteht im hier verwendeten Datensatz keine Gleichverteilung zwischen den drei Ausbildungsjahren; das dritte Ausbildungsjahr berücksichtigt (im Gegensatz zu den ersten beiden Ausbildungsjahren) keine Auszubildenden aus der Generalistik. Für den interpretativen Vergleich der drei Ausbildungsjahre ist dies entsprechend zu berücksichtigen.

4 Handlungsempfehlungen für die Berufliche Identität und Resilienz

Im folgenden Kapitel werden verschiedene Ansätze und Ideen zur Förderung der beruflichen Identität und der Resilienz am Lernort Praxis in der Pflegeausbildung diskutiert und vorgestellt. Besonderer Fokus liegt dabei auf den Gestaltungsmöglichkeiten und Optionen für die Praxisanleitung. Getrennt werden soll, auch hinsichtlich der Diskussion, zwischen Handlungsempfehlungen auf der Mikroebene, der Mesoebene und der Makroebene. Diese Einteilung und Bezeichnung soll verdeutlichen, dass auf allen Ebenen Handlungsbedarf besteht. Ferner ist darauf zu verweisen, dass bei der Zusammenstellung der Handlungsempfehlungen sowohl bestehende Bezüge aus der Literatur berücksichtigt wurden, aber auch eigene Gedanken weiterführend dargestellt werden.

4.1 Handlungsempfehlungen auf der Mikroebene

Die Darstellungen der Handlungsempfehlungen auf der Mikroebene erfolgt entlang einer thematischen Dreiteilung, strukturiert in „Schaffung von kompetenzförderlichen Lern- und Arbeitsumgebungen", „Wahrnehmung von Vorbehaltenen Aufgaben zur Stärkung beruflicher Identität" und „Reflexionsprozesse initiieren und begleiten".

4.1.1 Schaffung von kompetenzförderlichen Lern- und Arbeitsumgebungen

Die Lern- und Arbeitsbedingungen werden in mehreren einschlägigen Publikationen (u. a. Fischer 2013; Rauner 2017; Thole 2021) zum Thema der beruflichen Identität adressiert.

Zentral ist die Gestaltung von Arbeitsplätzen unter Berücksichtigung persönlicher Bedürfnisse, Ziele, Wünsche und Interessen der Auszubildenden (Thole, 2021, S. 115). Je stärker diese Aspekte berücksichtigt werden (können), desto positiver auch die (potenzielle) Wirkung auf die psychologischen Grundbedürfnisse der Selbstbestimmungstheorie der Lernmotivation von Deci und Ryan (1993, 2008) nach Autonomie(-erleben), Kompetenz(-erleben) und sozialer Eingebundenheit. Hierbei besteht die Annahme einer positiven Entwicklung der beruflichen Identität und auch einer gestärkten Resilienz. Für die Praxisanleitung könnte dies *konkret* bedeuten, bereits bei der Einarbeitung und Integration bzw. der Einführung in die Praxis neue Auszubildende *nicht nur* in die Strukturen, Abläufe und spezifischen Anforderungen der jeweiligen Pflegeeinrichtung einzuführen, sondern direkt persönliche Interessen und Ziele zu erfragen und (so weit möglich) zu berücksichtigen. Dies kann zugleich die Integration ins Team umfassen, hier direkt die Auszubildenden in das Pflegeteam zu integrieren und dadurch zu helfen, sich in die Arbeitsgemeinschaft einzufinden und die soziale Eingebundenheit zu erreichen.

Weitere Aspekte sind das Offerieren von Möglichkeiten zur Erhaltung und Weiterentwicklung von Fähigkeiten und Einstellungen (Thole 2021, S. 120), die Vielfalt von Aufgaben und Tätigkeiten als auch das selbstständige, eigenverantwortliche Arbeiten, im besten Fall nach eigenen Interessen (Rauner 2017, S. 950 f.; Bohrer 2023, S. 500). Verstärkt werden kann dies durch eine erhöhte Transparenz, welche den Sinn einer Lern- oder Arbeitsaufgabe sowie den individuellen Beitrag (bei Ausführung der Arbeitsaufgabe) zum (betrieblichen) Gesamtzusammenhang den Auszubildenden verdeutlicht (Thole 2021 S. 120). Im Sinne eines kooperativen Ausbildungs- und Arbeitsklimas in der Praxis können Praxisanleitende neben der Integration ins Team praxisorientierte Lernmöglichkeiten schaffen. Gelingen könnte dies über Praxisprojekte, bei denen die Auszubildenden praktische Probleme lösen und einen direkten Bezug zur Pflegepraxis herstellen (können). Alternativ (oder ergänzend) könnten auch realistische Simulationen die Durchführung praktischer Übungen (Skills Lab) unterstützen, die typische Herausforderungen und Aufgaben des Pflegealltags abbilden. Dies ermöglicht zudem eine Stärkung der Theorie-Praxis-Verzahnung und den Pflegeauszubildenden die situative Anwendung theoretischen Wissens in der praktischen Ausbildung.

Zusätzlich könnten Ausbildungsstationen (in denen Auszubildende eine Station leiten) hilfreich sein. Solche Ausbildungsstationen ermöglichen selbstständiges und eigenverantwortliches Handeln im engen Kontakt mit Praxisanleiter:innen (besonders zum Ende der Pflegeausbildung).

Ein weiterer Aspekt zur Förderung der beruflichen Identität könnte auch hier die bewusste Nutzung interdisziplinärer Zusammenarbeit im Gesundheitswesen sein, da somit die Teamarbeit gefördert werden kann. Durch gemeinsames Arbeiten mit anderen Berufsgruppen könnte die Rolle der Pflege im interdisziplinären Kontext leichter (von den Auszubildenden) verstanden und zugleich gestärkt werden. Daneben können durch interprofessionelle Lernmöglichkeiten, bspw. durch die Teilnahme an interdisziplinären Schulungen und Workshops, die Zusammenarbeit und das Verständnis für die eigene und für andere Disziplinen gefördert werden. Orientierende Anhaltspunkte liefert hierzu potenziell die „Heidelberger Interprofessionelle Ausbildungsstation (HIPSTA)" von Mihaljevic et al. (2018). Folglich ist auch der Gedanke einer „Interprofessionellen Praxisanleitung" weiter zu entwickeln.

Sehr bedeutsam für die Ausprägung der beruflichen Identität ist zudem eine regelmäßige, angemessene Anerkennung und Wertschätzung für gezeigte Leistungen und Engagement (Rauner 2017, S. 950). Die regelmäßige Anerkennung kann die Praxisanleitung bei (besonderen) Leistungen und Erfolgen der Auszubildenden zeigen und diese potenziell verstärken durch Maßnahmen, wie Auszeichnungen, (Extra-)Lob oder Bonus-Anreize bzw. Belohnungssystemen (z. B. freie Lernzeiten, Wahlmöglichkeiten von Lernthemen oder Arbeitsfeldern/Stationen/Einsätzen). Zudem könnten durch die Praxisanleitung Lernkulturen etabliert werden, bei denen Fehler als Lernchancen erachtet werden und nicht als Misserfolg. Diese Überlegungen sind gut in einen individuellen Entwicklungsplan zu integrieren, welcher für Auszubildende die jeweiligen spezifischen Bedürfnisse und Ziele berücksichtigt. Die individuellen Entwicklungspläne sollten dabei nicht nur zukünftige Entwicklungsstufen in den Fokus nehmen, sondern auch Erfolge und erreichte Teilziele verdeutlichen, um diese bewusst wahrnehmen und *feiern* zu können.

Hinsichtlich der Resilienz kann eine Förderung und Stärkung ebenso durch ein unterstützendes und wertschätzendes Arbeitsumfeld mit offenen Kommunikationswegen sowie guter Teamarbeit erreicht werden. Darüber hinaus fördert auch ein unterstützendes und wertschätzendes Arbeitsumfeld, in dem Pflegefachpersonen sich gehört und respektiert fühlen, die Resilienz. Gleiches gilt für eine positive Unternehmenskultur, die (allgemein gesagt) Wertschätzung, Anerkennung und Unterstützung betont. Insgesamt ist dabei, bestenfalls von Praxisanleiter:innen bewusst gefördert, die Teamentwicklung im Zentrum, denn durch Aktivitäten, zum Beispiel zum Team-Building, kann der Zusammenhalt und die Zusammenarbeit im Pflegeteam gefördert und die soziale Unterstützung gestärkt werden. Genutzt werden könnten auch Mentoring-Programme („Auszubildende leiten Auszubildende an"), bei denen erfahrene Auszubildende als Mentor:innen fungieren und Auszubildende aus den ersten Jahren unterstützen, wie auch Peer-Support, ein wechselseitiger Austausch unter Auszubildenden über Erlebnisse, Erfahrungen und Bewältigungsstrategien (Coppers/Struck 2024, S. 84 ff.).

4.1.2 Wahrnehmung von Vorbehaltenen Aufgaben zur Stärkung beruflicher Identität

Der Aspekt der vorbehaltenen Tätigkeiten hat in der (neuen) generalistischen Pflegeausbildung besondere Bedeutung, da vorbehaltene Tätigkeiten erstmals so klar definiert und exakt beschrieben worden sind. Auch diese sollen identitätsstiftend wirken (Jürgensen/Dauer 2021, S. 92). Allgemein scheint die Übertragung eigenverantwortlicher Aufgaben eine Förderung der Selbstständigkeit zu ermöglichen, sodass Auszubildende zunehmend selbstständig arbeiten und eigene Entscheidungen treffen (können bzw. lernen). Denn die (schrittweise) Übertragung von Verantwortung an die Auszubildenden stärkt das Selbstvertrauen und die Kompetenz. Diese Gedanken fortführend ist eine Steigerung des Selbstwertgefühls und der Berufszufriedenheit zu erwarten. Pflegefachpersonen, die über ein hohes Maß an Selbstwertgefühl verfügen, weisen eine starke berufliche Identität und Berufszufriedenheit auf. Sie sehen ihren Beruf als sinnstiftend, was dazu beiträgt, dass sie ihre Arbeit mit Leidenschaft und Engagement ausüben (Struck et al. 2024, S. 160 ff.).

Die Übertragung vorbehaltener Tätigkeiten stärkt insgesamt die Qualität der (geleisteten) Pflege: so ist positiv zu erwarten, dass Pflegefachpersonen sich stärker für die Qualität der von ihnen geleisteten Pflege einsetzen und entsprechend damit identifizieren können. Sie fühlen sich verantwortlich für das Wohl der zu pflegenden Menschen und sind eher bereit, sich kontinuierlich fortzubilden und nach besten Praktiken zu arbeiten.

Ebenso könnte die Empathie und die Patient:innenbeziehung insgesamt an Bedeutung gewinnen (vgl. dazu auch Klimasch 2021 und den Beitrag von Klimasch in diesem Band). So könnten vorbehaltene Tätigkeiten Empathie und Mitgefühl stärken und Pflegefachpersonen ihre Rolle und ihren Einfluss auf eine qualitative und menschenwürdige Versorgung der zu pflegenden Menschen verinnerlichen. Eine fürsorgliche Pflege kann sich auch auf die Stärkung beruflicher Identität auswirken.

4.1.3 Reflexionsprozesse initiieren und begleiten

Angeleitete und bewusst platzierte Reflexion durch die Praxisanleitung in der Pflegeausbildung sollte zu einer Festigung der beruflichen Identität und der Resilienz gleichermaßen förderlich beitragen können.

Die Ergebnisse eines aktuellen Reviews (Walsh et al. 2020) deuten darauf hin, dass durch geeignete Lernangebote resilientes Verhalten im Rahmen der Ausbildung in der Pflege entwickelt werden kann. Als lernförderlich wurden dabei der Einsatz von Peer-Support, Praxisreflexion, angeleitetem Selbststudium, problemorientiertem Lernen sowie experimentellem Erfahrungslernen identifiziert (Walsh et al. 2020, S. 8).

Hinsichtlich der Resilienzförderung durch eine begleitete Reflexion sind die Stressbewältigung und die (gemeinsame) Entwicklung der Problemlösungsfähigkeiten zentrale Ansatzpunkte. Erlernte Stressbewältigung ermöglicht effektive Strategien, um unter Druck und in stressigen Situationen produktiv und ruhig zu bleiben. Problemlösungsfähigkeiten ermöglicht es Personen, Herausforderungen als Chancen zur Verbesserung zu betrachten und kreative und praktische Lösungen für den Arbeitsalltag in der Pflege zu entwickeln. Resiliente Fachkräfte achten zudem auf ihre physische und mentale Gesundheit, da sie die Bedeutung von Selbstfürsorge erkennen (z. B. Praktiken zur Förderung der eigenen Gesundheit und des Wohlbefindens). Entsprechend sollte zur Stärkung der Resilienz in diesen Bereichen angesetzt werden, auch um Burnout und Erschöpfung vorzubeugen. So könnten zusätzliche Angebote zur Stressbewältigung und Achtsamkeitstraining, zur Gesundheitsförderung (z. B. Fitnessprogramme oder gesunde Ernährung am Arbeitsplatz) oder auch Stressbewältigungstechniken (z. B. progressive Muskelentspannung, autogenes Training und Achtsamkeitsmeditation, Work-Life-Balance) sowie Stressmanagement (z. B. Techniken und Strategien, Zeitmanagement) bewusst adressiert werden. Gemeint ist hierbei nicht, dass die Praxisanleitung diese Angebote selbst durchführen (können) muss, alternativ kann sie sich für entsprechende Schulungen und Kurse aussprechen, die von externen Dozierenden angeboten werden.

Aber nicht nur die Resilienz, auch die berufliche Identität kann durch begleitende und unterstützende Reflexionsangebote gestärkt werden. So könnten Praxisanleiter:innen Selbstreflexionsprozesse gestalten (Heinrichs et al. 2022, S. 21) oder auch eine kritische Auseinandersetzung mit Erfahrungen und Erlebnissen in der praktischen Tätigkeit (Thole 2021, S. 234 ff.), um die Identitätsentwicklung zu stärken. Weitere Ansätze für eine Reflexion könnten z. B. durch Lerntagebücher sowie Mentor:innen-Programme für Auszubildende erreicht werden, auch und ergänzend dazu, um die eigene Perspektive und biografische Entwicklung (selbst) zu thematisieren (vgl. Thole 2021, S. 305 ff.).

Für die Praxisanleitung sollten die Punkte Reflexion und Feedback durchaus zusammenhängend betrachtet werden, so können regelmäßige Reflexionsgespräche die Pflegeauszubildenden ermutigen und das (intensive) Nachdenken über eigene Erfahrungen ermöglichen, wie auch konstruktives, positives Feedback, um das Selbstbewusstsein und die berufliche Identität zu stärken. Durch regelmäßige Reflexionsgespräche regt die Praxisanleitung die Pflegeauszubildenden zudem zur Selbstreflexion (mit) an und unterstützt so auch einen (gut begleiteten) Lernprozess (vgl. Fachkommission 2023).

4.2 Handlungsempfehlungen auf der Mesoebene

Der zweite Teil der Handlungsempfehlungen fokussiert die Mesoebene. Konkret diskutiert werden die „Bereitstellung von Ressourcen“ und die „Schaffung von gesundheitsförderlichen Arbeitsbedingungen“.

4.2.1 Bereitstellung von Ressourcen

Auszubildende benötigen teils (zusätzliche) Angebote, auf die sie wie Ressourcen im Bedarfsfall zu(rück)greifen können. Dies könnten bspw. Angebote für kollegiale Beratungen sein, aber auch eine Supervision sowie spezielle Fortbildungen. Konkret bedeute dies, Auszubildenden über verfügbare Ressourcen zur Bewältigung der Ausbildung informieren, wie kollegiale Beratung oder Supervision. Regelmäßige Supervision ermöglicht Auszubildenden in der Pflege, ihre Erfahrungen zu reflektieren und Unterstützung bei der Bewältigung beruflicher Herausforderungen zu erhalten. Supervisionstermine bieten einen sicheren Raum, um über berufliche Herausforderungen zu sprechen und Unterstützung zu erhalten, hierbei könnte die Praxisanleitung entsprechend zusätzlich Auszubildende bei der Durchführung von pflegerischen Aufgaben anleiten, unterstützen und supervisieren, dies könnte Auszubildenden in ihrer beruflichen und persönlichen Entwicklung unterstützen.

Eine weitere Ressource stellt die Praxisanleitung selbst: im Sinne einer Vorbildrolle. Gemeint ist ein Bewusstsein der Praxisanleitung über die eigene Vorbildrolle als identitätsstiftende und identitätsvorlebende Person. Denn die Praxisanleitung symbolisiert (in gewisser Weise) den Pflegeberuf, zumindest aber den praktischen Teil der Ausbildung in der Pflege. Dies resultiert in einer bewussten sowie unbewussten Vorbildrolle. Demnach sollte thematisiert werden, dass diese Vorbildrolle von allen praxisanleitenden Personen entsprechend bewusst an- und wahrgenommen wird.

Die Vorbildfunktion umfasst die Begeisterung für die Pflege, da so Praxisanleitungen die Auszubildenden motivieren können, sich für die Sache Pflege einzusetzen. Eine Praxisanleitung sollte als positives Vorbild agieren und auftreten, indem professionelle Werte, ethisches Verhalten und eine engagierte Haltung vorgelebt werden. Zudem können sie durch inspirierende Geschichten und das Teilen von Erfolgsgeschichten sowie Erfahrungen aus der Pflegepraxis die Motivation und Identifikation der Auszubildenden fördern (vgl. dazu auch Klotz et al. 2014; Rauner 2017; Klimasch 2021 und Altmeppen 2022).

4.2.2 Schaffung von gesundheitsförderlichen Arbeitsbedingungen

Gegenwärtig verfügen Praxisanleitende nicht über ausreichend Zeit für die Unterstützung der Auszubildenden, sondern sind teilweise selbst auf den jeweiligen Stationen besonders gefordert. Dies führt zu einem Stresserleben. Entsprechend kann oder sollte neben der bekannten Forderung „es braucht mehr Personal in der Pflege“ auch mehr Flexibilität im Arbeitsalltag einer Praxisanleitung adressiert und gefordert werden. Denn dadurch könnten beide Seiten zusätzliche Möglichkeiten erfahren.

Dies umfasst auch die Arbeitsbedingungen für Auszubildende, die einer hohen emotionalen Belastung ausgesetzt sind, wie der Betreuung schwer kranker, verletzter oder sterbender Patient:innen (Umgang mit Tod und Trauer). Zudem gehören auch die physischen Anforderungen im Arbeitsalltag in der Pflege zu den belastenden Arbeitsbedingungen: die körperliche Anstrengung, sei es durch Heben und Bewegen von Patient:innen oder durch lange Arbeitszeiten im Stehen.

Entsprechend sollten für alle Beschäftigten in der Pflege flexible Arbeitsmodelle implementiert werden. Auch solche Maßnahmen würden Resilienz und berufliche Identität stärken. Diese Idee umfasst u. a. flexible Arbeitszeiten und Home-Office-Optionen, um die Work-Life-Balance zu verbessern und Stress zu reduzieren. Teilzeitmodelle und Sabbaticals (befristete Auszeiten) könnten sowohl Regeneration als auch Weiterbildung ermöglichen. Im Sinne der Förderung einer Work-Life-Balance könnten klare Abgrenzungen von Arbeits- und Freizeit durch Maßnahmen erzielt werden, die sicherstellen, dass Pflegefachpersonen ihre Freizeit zur Erholung nutzen können, ohne Störung durch Arbeitsanfragen. Ferner könnten Kliniken und Arbeitgeber Freizeit- und Erholungsangebote offerieren, gemeint sind Freizeitaktivitäten und Auszeiten für die Erholung der Fachkräfte. Diese Überlegungen könnten sich gesundheitsförderlich für Auszubildende und Praxisanleitungen auswirken.

4.3 Handlungsempfehlungen auf der Makroebene

Die Handlungsempfehlungen auf der Makroebene adressieren mehrere Aspekte. Zunächst wären Strukturen für die Anhebung der Qualifizierung von Praxisanleitungen auf einem akademischen Niveau (z. B. Bachelor) zu diskutieren. Neben der entsprechenden Qualifizierung ist dabei eine angemessene finanzielle Vergütung für die Tätigkeit gleichzeitig mit zu berücksichtigen.

Ergänzend sind entsprechende Fort- und Weiterbildungen für Praxisanleitung zu diskutieren. Denn kontinuierliche Fortbildungsangebote für Praxisanleiter:innen ermöglichen es, stets aktuelle Methoden und Techniken der Anleitung und Förderung von Resilienz und beruflicher Identität bewusst initiieren zu können. Unterstützen könnten hier Angebote von Supervision und Coaching für Praxisanleiter:innen, um Fähigkeiten in der Anleitung und Förderung der Pflegeauszubildenden zu stärken. Inhalt und Gegenstand entsprechender Fort- und Weiterbildungen sowie einer (akademischen) Ausbildung einer Praxisanleitung sollte die Thematisierung und bewusste Übernahme der Vorbildrolle (siehe dazu auch Kapitel 4.2.1) sein.

Des Weiteren ist das (berufs-)politische Engagement von Praxisanleiter:innen zu fokussieren (vgl. den Beitrag von Unger in diesem Band). Durch Partizipation in Interessensgruppierungen wie Kammern, Verbänden oder Gewerkschaften kann eine (breite) gesellschaftliche Öffentlichkeit über Probleme und Herausforderungen in der Pflege (wie z. B. Arbeitsbedingungen, Gehalt) informiert und entsprechend sensibilisiert werden. So kann eine politische Debatte aktiv mitgestaltet und beeinflusst werden, ein öffentliches Interesse verstärkt (allgemeiner Wunsch nach guter Versorgung und Pflege im Alter) werden und zugleich andere Pflegefachpersonen zur (persönlichen) Beteiligung motiviert bzw. angeregt werden.

5 Fazit und Ausblick

Die Bedeutung der beruflichen Identität und der Resilienz für die berufliche Tätigkeit in der Pflege ist (auch im Vergleich zu anderen Berufen) besonders hervorzuheben. Die Aktualität wird auch durch jüngere Forschungsarbeiten der letzten Jahre bestätigt. Die empirischen Daten in dieser Arbeit zeigten u. a. korrelative Zusammenhänge zwischen der beruflichen Identität und der Arbeitszufriedenheit. Des Weiteren wurden Zusammenhänge der Praxisanleitung mit dem Betriebsklima und mit der Arbeitszufriedenheit ermittelt. Dies sind Aspekte, bei denen die Lernorte einen Einfluss haben und diesen im positiven Sinn nutzen können.

Selbstredend ist den Praxisanleiter:innen nicht die alleinige Aufgabe und Verantwortung zur Förderung der beruflichen Identität und Resilienz zu übertragen. Im vorliegenden Beitrag wurden Anregungen formuliert, wie diese Förderung gelingen kann. Mit dem Pflegeberufegesetz (PflBG) erfährt die Praxisanleitung zudem eine deutliche Aufwertung. Perspektivisch sind entlang von Längsschnittstudien mit Kontrollgruppendesign und multimethodalem Forschungsansatz die Effekte und Veränderungen durch die Umsetzung verschiedener Handlungsempfehlungen und -ansätze die bestmögliche Förderung der beruflichen Identität und Resilienz über die gesamte dreijährige Pflegeausbildung durch die Praxisanleitung zu evaluieren.

Literatur

Anders, Yvonne/Hannover, Bettina/Jungbauer-Gans, Monika/ Köller, Olaf/Lenzen, Dieter/McElvany, Nele/Seidel, Tina/Tippelt, Rudolf/Wilbers, Karl/Wößmann, Ludger (2022): Bildung und Resilienz. Gutachten des Aktionsrats Bildung. Waxmann. https://doi.org/10.31244/9783830995500.

Altmeppen, Sandra (2022): Identität – Beruf – Bildung. Wie Auszubildende den Pflegeberuf biografisch einbetten und berufliche Identitätsarbeit leisten. Eine qualitative Studie. Weinheim und Basel: Beltz Juventa.

Aryuwat, Pimwalunn/Asp, Margareta/Lövenmark, Annica/Radabutr, Matanee/Holmgren, Jessica (2022): An integrative review of resilience among nursing students in the context of nursing education. Nursing Open. https://doi.org/10.1002/nop2.1559

Bohrer, Annerose (2023): Arbeitsgebundenes Lernen in den Gesundheitsfachberufen. In: Darmann-Finck, Ingrid/Sahmel, Karl-Heinz (Hrsg.): Pädagogik im Gesundheitswesen. Berlin: Springer, S. 491–511.

Coppers, Anna/Struck, Philipp (2024): Gemeinsam stark für die Ausbildungspraxis: Peer-Support an Schulen für Pflege und Physiotherapie gestalten – Evaluation der ersten Workshops. In: HAW-Forschungstag 2024 Rheinland-Pfalz. Tagungsband. Hochschule Kaiserslautern, S. 84–87.

Deci, Edward L./Ryan, Richard M. (1993): Die Selbstbestimmungstheorie der Motivation und ihre Bedeutung für die Pädagogik. Zeitschrift für Pädagogik, 39 (2), 223–238.

Deci, Edward L./Ryan, Richard M. (2008): Self-determination theory: A macrotheory of human motivation, development, and health. Canadian Psychology, 49 (3), S. 182–185.

Destatis (2024): Pressemitteilung Nr. 125 vom 27. März 2024. Online: https://www.destatis.de/DE/Presse/Pressemitteilungen/2024/03/PD24_125_212.html (Abruf: 05.06.2024).

Fachkommission nach § 53 Pflegeberufegesetz(2023): Rahmenpläne der Fachkommission nach § 53 PflBG, Rahmenausbildungspläne für die praktische Ausbildung. 1. Aktualisierung. Online: https://www.bibb.de/dokumente/pdf/AB26_Rahmenausbildungsplaene_aktualisiert_11-2023.pdf (Abruf: 17.12.2024).

Garcia-González, Daniel/Peters, Miriam (2021): Ausbildungs- und Studienabbrüche in der Pflege – ein integratives Review. Forschung zur Pflegebildung und zum Pflegeberuf. Bonn.

Heinrichs, Karin/Wuttke, Eveline/Kögler, Kristina (2022): Berufliche Identität, Identifikation und Beruflichkeit – Eine Verortung aus der Perspektive einer theoriegeleiteten empirischen Berufsbildungsforschung. bwp@ Profil 7: Perspektiven wirtschafts- und berufspädagogischer sowie wirtschaftsethischer Forschung. Digitale Festschrift für Gerhard Minnameier zum 60. Geburtstag, hrsg. v. Hermkes, R., Bruns, T. & Bonowski, T., S. 1–28. https://www.bwpat.de/profil7_minnameier/heinrichs_etal_profil7.pdf (Abruf: 12.06.2022).

Jürgensen, Anke/Dauer, Bettina (2021): Handreichung für die Pflegeausbildung am Lernort Praxis. Bonn: BIBB.

Kersting, Karin (2016): Was ist Coolout? unter: https://opac.hwg-lu.de/repository/DOC000001/B00207512.pdf (Abruf: 10.01.2024).

Klimasch, Gerlinde (2021): Pflegerische Empathie (lernen) – Sichtweise von Pflegelernenden. Eine longitudinale qualitative Interviewstudie. Dissertation: Universität Bremen.

Klotz, Viola K./Billett, Stephen/ Winther, Esther (2014): Promoting workforce excellence: formation and relevance of vocational identity for vocational educational training. Empirical Research in Vocational Education and Training, 6, S. 1–20.

Mihaljevic, André L./Schmidt, Jochen/Mitzkat, Anika/Probst, Pascal/ Kenngott, Theresa/Mink, Johanna/Fink, Christoph, A./Ballhausen, Alexej/Chen, Jessy/Cetin, Aylin/Murrmann, Lisa/Müller, Gisela/Mahler, Cornelia/Götsch, Burkhard/Trierweiler-Hauke, Birgit (2018): Heidelberger Interprofessionelle Ausbildungsstation (HIPSTA): a practice- and theory-guided approach to development and implementation of Germany's first interprofessional training ward. GMS J Med Educ. 35 (3), 1–22. DOI: 10.3205/zma001179.

Ministerium für Arbeit, Gesundheit und Soziales des Landes Nordrhein-Westfalen (MAGS) (2023): Vorzeitige Ausbildungsvertragslösungen und Ausbildungsabbrüche in der Pflegeausbildung. Ergänzungsgutachten zur Landesberichterstattung Gesundheitsberufe Nordrhein-Westfalen 2023. Düsseldorf. https://broschuerenservice.mags.nrw/mags/flipbook/6166 (Abruf: 05.06.2024).

Ratschinski, Günter (2014): Berufswahlbereitschaft und -fähigkeit als Metakompetenz aus Identität, Adaptabilität und Resilienz. Eine neue Konzeptualisierung der Zielgröße von Berufsorientierungsmaßnahmen. bwp@, S. 1–29. Online: http://www.bwpat.de/ausgabe27/ratschinski_bwpat27.pdf. (Abruf: 05.06.2024).

Ratschinski, Günter/Sommer, Jörn/Eckhardt, Christoph/Struck, Philipp (2018): Berufswahlkompetenz und ihre Förderung – Evaluation des Berufsorientierungsprogramms BOP. In Bundesinstitut für Berufsbildung (Hrsg.): Berichte zur Beruflichen Bildung. Bonn.

Rauner, Felix (2017): Grundlagen beruflicher Bildung. Mitgestalten der Arbeitswelt. Bielefeld: wbv.

Saul, Surya/Jürgensen, Anke (2021): Handreichung für die Pflegeausbildung am Lernort Pflegeschule. Bonn: BIBB.

Schumacher, Jörg/Leppert, Karena/Gunzelmann, Thomas/Strauß, Bernhard/ Brähler, Elmar (2005): Die Resilienzskala – Ein Fragebogen zur Erfassung der psychischen Widerstandsfähigkeit als Personmerkmal. Zeitschrift für Klinische Psychologie, Psychiatrie und Psychotherapie 53(1), 16–39.
Struck, Philipp/Konrad, Lena/Holbach, Julia (2024): Unterschiede in der Entstehung und Entwicklung der Beruflichen Identität bei Auszubildenden in der Pflege. In: Reiber, Karin/Mohr, Jutta/ Evans-Borchers, Michaela/Peters, Miriam (Hrsg.): Fachkräftesicherung, Versorgungsqualität und Karrieren in der Pflege. Forschung zur beruflichen Bildung im Lebenslauf. Bielefeld: wbv, S. 159–175.
Thole, Christiane (2021): Berufliche Identitätsarbeit als Bildungsauftrag der Berufsschule. Am Beispiel der dualen Ausbildung im Einzelhandel. Bielefeld: wbv.
Walsh, Pauline/Owen, Patricia A./Mustafa, Nageen/Beech, Roger (2020): Learning and teaching approaches promoting resilience in student nurses: An integrated review of the literature. Nurse Education in Practice, 45, S. 1–9. https://doi.org/10.1016/j.nepr.2020.102748.

Wie Praxisanleiter:innen die Diversität ihrer Lernenden wahrnehmen und damit umgehen

Sandra Altmeppen & Annerose Bohrer

1 Wahrnehmung von Vielfalt in der Praxisanleitung

> *„Immer öfter höre ich, der oder diejenige ist doch gar nicht geeignet, weil die eben nicht diesem Schema entsprechen."* (Nele Maas, Z. 101–103)

Bildungsprozesse am Lernort Berufspraxis erhalten seit der Einführung der neuen Pflegeausbildungen im Jahr 2020 eine nochmals erhöhte Aufmerksamkeit. Trotz der beachtlichen Zunahme an Forschungsaktivitäten rund um die neuen Pflegeausbildungen gibt es nur vereinzelte Erkenntnisse dazu, wie Praxisanleitende die Vielfalt ihrer Lernenden wahrnehmen. Eine Ausnahme bilden neuere Erkenntnisse zur Zielgruppe der Pflegestudierenden in der Praxisanleitung (Duveneck et al. 2023) sowie zu Menschen mit längeren Bildungswegen vor Aufnahme einer Pflegeausbildung (umschulende Personen) (Doering et al. 2024, ausführlicher dazu in Kap. 3).

Dass die Vielfalt der Auszubildenden im Berufsbildungssystem insgesamt steigt und damit (teilweise) die Chancen auf Teilhabe am Bildungssystem, lässt sich anhand mehrerer Studien nachzeichnen (vgl. u. a. Beicht & Walden 2019; Euler/Severing 2020; Pilz 2021; Steiner 2023). In einem komplexen Gefüge spielen unter anderem der demografische Wandel, der Fachkräftemangel, Zuwanderung und Inklusion eine Rolle (vgl. Euler/Severing 2020; Rand et al. 2019). Heinemann (2023) skizziert Heterogenität als Normalität in der beruflichen Bildung:

> „Schüler*innen und Auszubildende sprechen unterschiedliche Erstsprachen, kommen aus diversen sozio-ökonomischen Ausgangslagen, bringen teilweise stark voneinander abweichende Lernerfahrungen mit in den Unterricht und sind unterschiedlich geprägt von Diskriminierungserfahrungen aufgrund ihrer Geschlechtsidentität, sexuellen Orientierungen oder natioethno-kulturellen Zuschreibungen. Nicht zuletzt prägt auch die große Altersspanne der Lernenden den Klassenraum in der beruflichen Bildung" (Heinemann 2023, S. 1 f.).

Der Autorin folgend haben sich Bildungsinstitutionen (Schulen und Betriebe) allerdings noch nicht hinreichend auf diese Veränderungen eingestellt. Eine Schwierigkeit zeigt sich bereits darin, über eigene Wahrnehmungen von Vielfalt in einer treffenden und angemessenen Weise zu sprechen.

1.1 Von der Schwierigkeit, über Vielfalt zu sprechen

In der pädagogischen Praxis finden sich ebenso wie in der wissenschaftlichen Literatur viele unterschiedliche Begriffe (und Bedeutungshorizonte) zur Benennung von Vielfalt – und es fällt schwer, über Vielfalt zu sprechen.[1] Bührmann verwendet die Begriffe Heterogenität, Diversität und Vielfalt synonym (2020, S. 9) und macht darauf aufmerksam, dass diese unterschiedliche Benennungspraxis international keine Entsprechung finde. Als Vertreterin einer *Reflexiven Diversitätsforschung* geht Bührmann über diese Begriffe hinaus. Sie will auf einer erkenntnistheoretischen Ebene Fragen wie denen nachgehen, wer Diversität problematisiert, welche Gruppen dabei „gemacht" werden, in welchen Begriffen über Differenzen gesprochen wird und welche Differenzen dabei hergestellt werden (Bührmann 2020, S. 12). Dies sind auch uns interessierende Fragen, denen wir allerdings im Rahmen dieses Beitrags nicht intensiver nachgehen können.

Euler und Severing (2020, S. 17) machen auf unterschiedliche Differenzierungs- und Systematisierungsansätze aufmerksam, die jeweils etwas andere Dimensionen von Vielfalt in den Vordergrund rücken. Im Kontext einer inklusiven beruflichen Bildung halten sie bezogen auf die Lernenden die Dimensionen Migrationshintergrund, Fluchterfahrung, Behinderung(en) / Benachteiligung(en) und Bildungsabschluss für besonders bedeutsam, da sie in diesen Bereichen hohe Gefährdungsgrade im Hinblick auf die „Förderung von gesellschaftlicher Teilhabe bzw. sozialer Integration" sehen. Sie setzen sich dafür ein, Heterogenität im Übergang in die Ausbildung sowie in der Gestaltung der Ausbildung anzuerkennen und Antworten für ihre Gestaltung zu suchen. Sie eröffnen zudem den Blickwinkel dafür, „alternative Bezugspunkte" jenseits der Heterogenität der Auszubildenden zu betrachten: Beispielsweise die Vielfalt und Heterogenität der Berufsausbildungen, die Vielfalt der Lernorte und der Anspruchsgruppen und Akteure, die in der Berufsbildung wirksam sind oder die Heterogenität des Bildungspersonals der Lehrenden und Ausbilder:innen (Euler/Severing 2020, S. 16 f.).

Richter setzt sich in einem aktuellen Beitrag kritisch mit dem Begriff der Heterogenität und den damit verbundenen Differenzhandlungen auseinander („Doing Difference" im Anschluss an Fenstermaker und West, vgl. Richter 2024, S. 208). Ihr folgend sind mit Differenzsetzungen (bspw. Erfassung verschiedener Heterogenitäts- oder Diversitätsmerkmale wie oben benannt) Konstruktionen von Normalität oder Anderssein verbunden, die sich verfestigen und die die Gefahr zusätzlicher Stereotypisierungen und Homogenisierungen beinhalten. In dem Bewusstsein dieser Spannungen haben wir hier die

1 In unserem Material zeigt sich dies bei Lehrenden und Praxisanleitenden; ebenso nehmen wir in der Selbstreflexion als Forscherinnen bei uns Hemmungen und eine Sorge wahr, (sprachliche) Fehler zu machen und damit nicht diversitätssensibel zu agieren.

Entscheidung getroffen, von Heterogenität, Diversität und Vielfalt synonym zu sprechen, ohne einzelne Heterogenitäts- oder Diversitätsdimensionen vertiefend zu betrachten.

1.2 Berücksichtigung von Vielfalt als normativer Anspruch

Zwar liegen kaum Forschungen dazu vor, wie Praxisanleitende die Vielfalt ihrer Lernenden wahrnehmen bzw. damit umgehen – es findet sich in der Pflegebildung aber der stark normative Anspruch, dass Praxisanleitende sich ihren Auszubildenden individuell zuwenden und ihre Diversität berücksichtigen. Richter (2024, S. 214) fordert in ihrer Auseinandersetzung mit Diversity-Perspektiven in der Pflegedidaktik ein, dass Praxisanleitende Diversity-Kompetenzen entwickeln, da insbesondere in Interaktionen in der Berufspraxis Diversity-Aspekte zum Tragen kommen können. In aktuellen Empfehlungen für die berufspädagogische Qualifizierung von Praxisanleitenden ist dieser Anspruch ebenfalls zu finden: Die Neksa-Arbeitsgruppe macht in ihrem Modellcurriculum für die berufspädagogische Zusatzqualifikation Praxisanleitung explizit darauf aufmerksam, dass Praxisanleitende es mit einer „Diversifizierung der Berufe und Abschlüsse im Gesundheitswesen" zu tun haben und Lernende in verschiedenen Pflegeausbildungen und auf verschiedenen Qualifikationsniveaus begleiten (Neksa-Arbeitsgruppe 2020, S. 4). Im sächsischen Modellcurriculum für die berufspädagogische Qualifikation von Praxisanleitenden (Ertl-Schmuck 2021) wird als Kompetenz formuliert, dass Praxisanleitende „die Vielfältigkeit und Diversität in Anleitungssituationen sowohl im Hinblick auf die Auszubildenden als auch auf die zu versorgenden Menschen [berücksichtigen]" und für eine „durch Diversität geprägte Haltung sensibilisiert" sind (BeDiQUAPP o. J., S. 2). Es ist anzunehmen, dass dazu passende Situationen und Themen vermehrt Eingang in berufspädagogische Fortbildungen für Praxisanleitende finden.

Wir verbinden mit diesem Beitrag das Ziel, diese normativen Ansprüche um eine empirische Perspektive zu erweitern. Eingangs stellen wir mit Überlegungen zur Sozialen Zugehörigkeit einen Denkrahmen zur Verfügung (Kap. 2) und geben einen Einblick in den empirischen Forschungsstand (Kap. 3). Den Kern des Beitrags bilden ausgewählte empirische Ergebnisse, die wir anhand eines exemplarischen Falles einer Praxisanleitenden entfalten (Kap. 4) und abschließend diskutieren. Entstanden ist das empirische Material im Rahmen des Projektes CurAP, das Pflegeschulen und Praxiseinrichtungen im Land Berlin bei der curricularen Arbeit zur Umsetzung der Pflegeausbildungen unterstützt. In einem Teilprojekt gehen wir der Frage nach, wie sich die Vielfalt der Lernenden für Praxisanleitende darstellt und welche Handlungsstrategien sich im Umgang mit Vielfalt rekonstruieren lassen.

2 Vielfalt und soziale Zugehörigkeit als Prozess

In der Auseinandersetzung mit Vielfalt werden – bewusst oder weniger bewusst – Fragen der Zugehörigkeit zu bestimmten Gruppen aufgeworfen. Im (pflege-)beruflichen Kontext wird beispielsweise die Frage der Eignung für den Beruf verhandelt. Formal rücken dabei anfangs Kriterien wie der Schulabschluss oder das Sprachniveau in den Blick. In den Praxisphasen der beruflichen Ausbildung messen Pflegende und Praxisanleitende die Eignung für den Beruf (und das Recht auf Zugehörigkeit zur Berufsgruppe der Pflegenden) auch an Kriterien wie Motivation, Interesse, Bereitschaft sich im Team einzubringen oder Anpassungsfähigkeiten. Allmacher & Stähling zeigen dazu in ihrer Arbeit zur Beziehung zwischen Auszubildenden und Pflegenden: Pflegefachpersonen schätzen es, wenn Auszubildende sich für die zu pflegenden Menschen und den Einsatzort interessieren. Sie sind in diesen Fällen motivierter anzuleiten und bringen den Auszubildenden mehr Vertrauen entgegen. Zeigen die Auszubildenden kein Interesse, so haben auch Pflegefachpersonen wenig Interesse, in die Beziehung zu investieren – sie äußern sich in diesen Fällen auch besorgt über den geringeren Lernerfolg und über die möglicherweise fehlende Kompetenz nach dem Berufsabschluss (vgl. Allmacher/Stähling 2019, S. 99). Darüber hinaus erleben sich Pflegefachpersonen als Vorbild und sehen es als ihren Anteil am Lernprozess, wenn Auszubildende Verhaltensweisen von ihnen übernehmen. Solche Verhaltensübernahmen durch Auszubildende führen Allmacher & Stähling (2019, S. 111) zufolge zu einer Verbesserung der Beziehung, die Pflegefachpersonen erleben dadurch ihr eigenes Verhalten positiv gespiegelt.

In pflegerischen Teams vollziehen sich wirkmächtige Praktiken rund um die (Nicht-)Zugehörigkeit von Auszubildenden. Aus einer gruppendynamischen Perspektive können diese Praktiken als Interaktionen im „gruppendynamischen Raum" gelesen werden – als Aushandlungen um Zugehörigkeit (drinnen/draußen), Macht (oben/unten) und Intimität (nah/fern) (König/Schattenhofer 2022, S. 34-40). Wer zur Gruppe dazugehört und wer am Rand oder draußen steht, wird zumeist im informellen Gefüge bestimmt (König 2022, S. 36). König spricht von existenziellen Fragen, die sich am Anfang von Gruppenprozessen stellen, wie zum Beispiel: „Gehöre ich dazu oder nicht? Schaffe ich es hineinzukommen? Werde ich mit meinen Besonderheiten akzeptiert? Kann ich dazugehören, ohne mich (völlig) anpassen zu müssen?" (König/Schattenhofer 2022, S. 36).

Meißner setzt sich kritisch mit Zugehörigkeitspraktiken und dahinterliegenden Machtverhältnissen auseinander und entwirft neue Perspektiven auf das Verständnis von Zugehörigkeit (vgl. Meißner 2019, 2020). Meißner ist überzeugt davon, dass „normative Ordnungen Ungleichheiten insbesondere entlang der Dimensionen sozialer Erwünschtheit und Anpassung reproduzieren" (Meißner 2020, S. 91). Eine Betrachtung auf der Basis statischer Kategorien, wie bspw.

Herkunft oder Geschlecht, benennt und vereinheitlicht ein (Nicht-)Dazugehören. Dagegen ermöglicht der Blick auf das „Doing belonging" im Anschluss an Hirschauer (2014) die Wahrnehmung eines sozialen Prozesses des Mit-Werdens. Es geht darum,

> „nicht entlang von Differenzierung, Grenzmarkierung, Identifizierung und Gemeinsamkeit zu argumentieren, sondern sich grundlegender den [...] Prozessen zuzuwenden, die ein Denken von Zugehörigkeit als Relation bedingen und (v)er(un)möglichen können" (Meißner 2020, S. 94).

Eine Pädagogik, die sich kritisch mit diesen Prozessen auseinandersetzt, muss sich „insbesondere auch dem Konflikt und der Verantwortung stellen, die eigene Positioniertheit zu reflektieren und auf diese Weise das Zentrum mindestens zu irritieren" (Meißner 2020, S. 104).

Was kann ein solcher Denkansatz für die Wahrnehmung und den Umgang mit Vielfalt in der Praxisanleitung bieten? Die Frage der Zugehörigkeit/des Zugehörig-Werdens, der Passungsfähigkeit oder auch Eignung der Lernenden für ein betriebliches Feld oder den Pflegeberuf kann kontrovers zwischen Praxisanleitenden (in diesem Fall als Diversitätsakteur:innen[2]) und weiteren Kolleg:innen im Pflegeteam verhandelt werden, was wiederum zu Spannungen in der Arbeit der Praxisanleitenden führen kann. Solchen Phänomenen gehen wir im Material nach, um aktuelle pädagogische Herausforderungen und Handlungsstrategien von Praxisanleitenden genauer fassen zu können.

3 Empirischer Forschungsstand

Insgesamt gibt es auf der Meso- und Mikroebene der betrieblichen Ausbildung wenig empirische Forschung, die sich explizit der Wahrnehmung der Diversität der Lernenden widmet – sofern Erkenntnisse auf der Ebene pädagogischen Handelns vorliegen, beziehen sie sich zumeist auf den Lernort Berufsschule (Miesera et al. 2022, S. 58). Dennoch lassen sich einzelne Arbeiten identifizieren, die Bezüge zur Wahrnehmung von Vielfalt und zum Umgang mit dieser in der Praxisanleitung beinhalten. In diesen Untersuchungen liegt der Fokus jeweils auf bestimmten Gruppen von Lernenden.

---

2 Den Begriff der Diversitätsakteur:innen haben wir von Schwendowius übernommen. Sie verwendet diesen Kunstbegriff als Bezeichnung für pädagogische Professionelle, die „mit der Gestaltung von Schule unter Bedingungen (migrations-)gesellschaftlicher Differenzverhältnisse befasst sind" (Schwendowius 2022, S. 194). In ihrer Untersuchung sind dies Akteur:innen, deren hohes berufliches Engagement in einer starken Wechselbeziehung zwischen eigener Biografie, Professionalisierungsprozessen und institutionellen Kontexten entsteht (Schwendowius 2022, S. 209).

Im Forschungsprojekt HOPA widmen sich Rahner, Duveneck & Darmann-Finck Qualifikationsbedarfen von Praxisanleitenden in der hochschulischen Pflegeausbildung (vgl. Rahner/Duveneck/Darmann-Finck 2023; Duveneck/Rahner/Darmann-Finck 2023). Auf der Basis einer qualitativen Metaanalyse und über empirisch-qualitative Daten wurden Anforderungen aus der Perspektive von Praxisanleitenden, Studierenden und Lehrenden in primärqualifizierenden Studiengängen erhoben. Bezogen auf die *Bedingungen der Studierenden (Lernvoraussetzungen)* zeigte sich: Einerseits formulieren Praxisanleitende sehr hohe Erwartungen an die Studierenden: sie werden als sehr motiviert und interessiert eingeschätzt. Teils fühlen sich Praxisanleitende durch den Wissensdurst und das schnelle Lerntempo der Studierenden herausgefordert, ihre Lernangebote zu differenzieren (vgl. Rahner/Duveneck/Darmann-Finck 2023, S. 28). Andererseits wird Studierenden bspw. „Arroganz, aber auch Naivität, Unwissenheit und Ungeschicktheit zugeschrieben. Mitunter werden sie ignoriert und aus der sozialen Gemeinschaft ausgeschlossen“ (ebd., S. 123). Dennoch fühlen sich Praxisanleitende in der Verantwortung für eine *lernförderliche Beziehungsgestaltung* und dafür, Studierende vor Stigmatisierungen und Diskriminierungen des Teams zu schützen (ebd., S. 30).

Das Projekt ParAScholaBi untersucht Chancen und Herausforderungen in der Ausbildung von Personen mit längeren Bildungswegen vor Aufnahme einer Pflegeausbildung (umschulende Personen) (Doering et al. 2024; Gahlen-Hoops et al. 2023). Dazu wurden umfangreiche Fokusgruppen und Einzelinterviews geführt. Erste Ergebnisse zeigen, dass die berufsbiografisch erworbenen Erfahrungen umschulender Personen einerseits eine große Ressource darstellen, andererseits besondere Herausforderungen mit sich bringen. Träger, Praxisanleitende und Lehrende schätzten bei umschulenden Personen ihre hohe Motivation, das starke Engagement und einen großen Wissensdurst. Ebenfalls nehmen sie umschulende Personen aufgrund ihrer Reife und Lebenserfahrung so wahr, dass sie häufig empathisch und geduldig mit zu Pflegenden und Kolleg:innen umgehen und weniger Berührungsängste zeigen als jüngere Auszubildende (vgl. Doering et al. 2024, S. 510). Gleichzeitig beschreiben Praxisanleitende umschulende Personen als selbstbewusster, beispielsweise dahingehend, dass sie Lernressourcen in der Berufspraxis einfordern und einen Theorie-Praxis-Transfer forcieren (ebd.).

Umschulende Personen selbst äußerten, dass ihre vorhandenen Kompetenzen und spezifischen Bedarfe von Lehrenden und Praxisanleitenden nicht hinreichend anerkannt oder aufgegriffen werden, so dass sie das Gefühl haben, an entscheidenden Stellen nicht ausreichend gefördert zu werden. Beispielsweise äußern sie die Sorge, auf welche Weise sie wieder in das Lernen hineinfinden und den Anforderungen genügen können. Sie besitzen einen hohen Anspruch an sich selbst, so dass Prüfungsängste auftreten (vgl. von Gahlen-Hoops et al. 2023).

Mit Blick auf die veränderte Struktur der praktischen Ausbildung angesichts der Generalistik zeigen sich Grenzen bezüglich der Möglichkeit der Wahrnehmung individueller Lernbedarfe und ihrer Berücksichtigung in der Praxisanleitung. So erheben Reiber, Tsarouha und Rebmann erweiterte Tätigkeitsprofile für das betriebliche Bildungspersonal in Pflegeberufen und verweisen u. a. auf die Herausforderung für Praxisanleitende, den Auszubildenden angesichts individualisierterer Ausbildungsverläufe und kurzer Einsatzzeiten gerecht zu werden. Darüber hinaus wird die Konzeption und Umsetzung von Gruppenanleitungen als eine Herausforderung beschrieben (vgl. Reiber/Tsarouha/Rebmann 2022).

Zusammenfassend zeigt sich: Zum Zeitpunkt der Recherche für diesen Beitrag lagen zum einen Ergebnisse aus Forschungsprojekten vor, die sich auf die Wahrnehmung bestimmter Zielgruppen beziehen und Herausforderungen in der Anleitung dieser Zielgruppen thematisieren. Zum anderen gibt es Untersuchungen, die sich anderen Fragestellungen rund um die Gestaltung von Praxisanleitung widmen und die eher indirekt Erkenntnisse zur Wahrnehmung von Diversität in der Praxisanleitung hervorbringen.

Übergreifend spielen *Passungsverhältnisse* auf verschiedenen Ebenen eine Rolle: Inwieweit passen die Lernenden in die pflegerische Berufspraxis (in ein Pflegeteam, zu den Bedürfnissen der zu pflegenden Menschen)? Inwieweit passt die vorhandene Lernunterstützung zu den Lernenden? Inwiefern passen strukturelle Gegebenheiten zu den wahrgenommenen Erfordernissen? Fragen wie diese treten auch in unseren empirischen Ergebnissen zutage.

4 Forschungsmethodologie

Die im Folgenden vorgestellten empirischen Ergebnisse stammen aus unserer Studie „Vielfalt der Lernenden in der Pflegeausbildung". Es handelt sich um Analysen aus einem laufenden Forschungsprojekt, in dem wir insgesamt neun Lehrende bzw. Praxisanleitende nach ihren Eindrücken zu und aktuellen Erfahrungen mit Auszubildenden befragt haben. Um eine möglichst breite Varianz einzufangen, haben wir beim Feldzugang darauf geachtet, Lehrende und Praxisanleitende aus unterschiedlichen Institutionen und mit unterschiedlicher Berufserfahrung zu interviewen. Der Kontakt zu den Interviewpartner:innen wurde teils über einen Aufruf zur Mitwirkung an alle Pflegeschulen im Land Berlin und teils über persönliche Kontakte ins Feld hergestellt.

Die Prinzipien der Grounded Theory Methodologie (GTM) leiten unseren Forschungsprozess (vgl. Strauss 1994, Strauss/Corbin 1996). Dies umfasst die Auswahl der Daten im Sinne des theoretischen Samplings, das Prinzip der permanenten minimalen und maximalen Vergleiche, den Umgang mit Fachliteratur und das Bemühen, Forschung als offenen und kreativen Prozess zu begreifen, in dem sich erste Ergebnisse immer wieder am Material bestätigen müssen.

Datenerhebung: Der Interviewleitfaden ist teilnarrativ angelegt (vgl. Helfferich 2011). Über erzählgenerierende und immanente Fragen haben wir versucht, unseren Gesprächspartner:innen möglichst viel Raum für die Mitgestaltung des Interviews zu geben, um so ihr diversitätsbezogenes[3] Handeln breit einbetten zu können. Wir haben uns um einen offenen Erzählstimulus bemüht, in dem nicht festgelegt wird, ob bzw. in welchem Maß die Heterogenität der Auszubildenden im Pflegeberuf tatsächlich zugenommen hat. Zudem haben wir versucht, Relevanzsetzungen zu Diversitätsmerkmalen unseren Gesprächspartner:innen zu überlassen. Zu den Fragekomplexen im Leitfaden gehörten Fragen zur Wahrnehmung von Vielfalt, zu erlebten Chancen und Herausforderungen, zu individuellen Umgangsweisen der Praxisanleitenden sowie zu (einrichtungs-) übergreifenden Konzepten und Strategien.

Datenauswertung: Die Interviews wurden in einer tabellarischen Form offen kodiert und mit Memos versehen. Zurzeit werden für jedes Interview die zentralen Themen und Erzähllinien herausgearbeitet und über minimale sowie maximale Vergleiche verdichtet (axiales Kodieren). In diesem Auswertungsschritt bleiben wir bewusst nah an der Erzählstruktur des jeweiligen Einzelfalls, um individuelle Erfahrungen, Bearbeitungsstrategien, institutionelle und gesellschaftliche Einflüsse rekonstruieren zu können. Die zuvor angelegten tabellarischen Übersichten bilden den Ausgangspunkt für sich anschließende kontrastive Fallvergleiche, die das Ziel haben, theoretisch generalisierbare Konzepte zu beschreiben (selektives Kodieren). Die gemeinsame Interpretation der Daten ist ein zentrales Qualitätsmerkmal der qualitativen Bildungsforschung (vgl. Strübing 2013, S. 113 ff.). Neben gemeinsamen Interpretationssitzungen konnten wir unser Material und unsere Deutungen bereits mehrfach kollegial mit anderen Forscher:innen sowie mit Lehrenden und Praxisanleitenden diskutieren.

Für diesen Beitrag haben wir das Interview mit der Praxisanleitenden Nele Maas (Pseudonym) ausgewählt und zu einem Fallporträt verdichtet. An dem Interview lassen sich mehrere zentrale Phänomene nachzeichnen, die sich auch fallübergreifend zeigen. Ebenso ermöglicht es das Fallporträt, die enge Verwobenheit der einzelnen Phänomene nachzuvollziehen.

Das Interview hat eine Dauer von ca. 90 Minuten und zeichnet sich durch spontane und zugleich ausführliche Antworten aus. Die Argumentationen sind detailreich und mit zahlreichen Beispielen untermauert. Häufig nimmt Nele Maas eine reflektierende Haltung auf ihr berufliches Handeln ein. Insgesamt entsteht

3 Mit dem Begriff „diversitätsbezogen“ lehnen wir uns an einen Gedanken von Schwendowius an. Sie wählt diesen Begriff, „um das breite Spektrum empirisch vorfindbarer professioneller Handlungsorientierungen und Selbstverständnisse abbilden zu können und die Perspektive nicht bereits im Vorfeld normativ zu verengen“ (Schwendowius 2023, S. 195).

der Eindruck, dass sie sich intensiv mit ihrer professionellen Haltung zum Pflegeberuf und zu ihrer Tätigkeit als Praxisanleitende beschäftigt hat.

Die folgende Abbildung illustriert zentrale Ergebnisse unserer Datenauswertung. Zunächst stellen wir intervenierende Bedingungen[4] dar, die Einfluss auf die Wahrnehmung von und den Umgang mit Diversität am Lernort Pflegepraxis nehmen. Im Einzelnen sind dies: berufsbiografische Handlungsorientierungen, die zunehmende Heterogenität der Lernenden und komplexer werdende Ausbildungsstrukturen. Anschließend entfalten wir Handlungsstrategien im Umgang mit Heterogenität. Diese umfassen die folgenden Kategorien: die eigene Haltung zu Lernenden im Team vertreten, Lerninteressen aushandeln und normative Ansprüche an gute Pflege einfordern sowie Anleitungskonzepte angesichts komplexer werdender Ausbildungsbedingungen weiterentwickeln. Die ursächlichen Bedingungen waren bereits Gegenstand in den einführenden Kapiteln dieses Beitrags, sie werden an dieser Stelle nicht weiter entfaltet, stellen aber dennoch einen wesentlichen Bedingungsrahmen für das Auftreten der Phänomene dar.

Abb. 1: Überblick über zentrale Ergebnisse

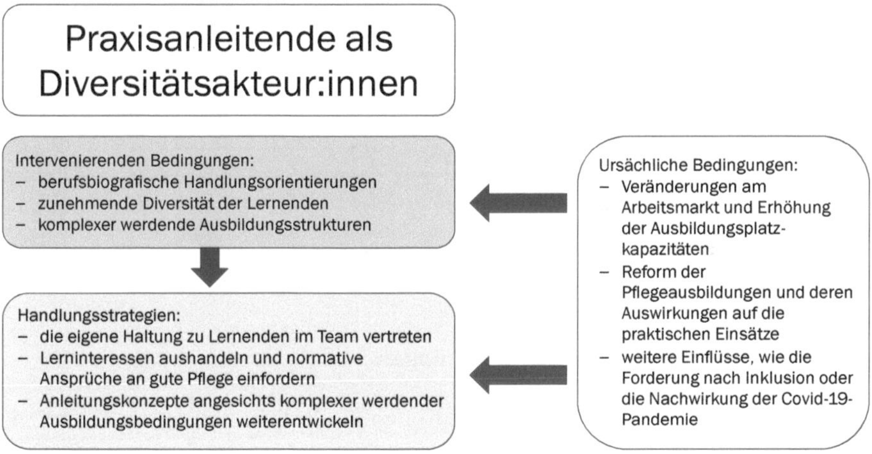

Im Folgenden stellen wir den Fall ausschnitthaft und an einigen Stellen stark komprimiert dar.

4 Unter intervenierenden Bedingungen verstehen wir in Anlehnung an Strauss und Corbin (1996, S. 82) den strukturellen Kontext, der zum Phänomen gehört und die Wahrnehmung, Haltung und den Umgang mit dem jeweiligen Phänomen beeinflusst.

5 Praxisanleitende als Diversitätsakteur:innen – Fallporträt von Nele Maas

Nele Maas beginnt ihre Schilderung mit einer Präambel, in der sie über Bilder von Pflegeauszubildenden spricht.

> „[...] dass wir etwas erwarten auf den ersten Blick zu sehen, nämlich diese junge Krankenschwester oder ne, diese junge Frau, die da in die Pflege gehen möchte, die man sich dann eben auch als Krankenpflegerin, Pflegefachkraft vorstellen kann, die wir uns vorstellen können." (Nele Maas, Z. 34–37)

Die Gruppe, die hier mit dem „wir" angesprochen wird, wird von Nele Maas nicht weiter eingegrenzt. Sie selbst scheint Teil dieser Gruppe zu sein. Wir verstehen die Formulierung als eine Generalisierung der Berufsgruppe der Pflegenden, die den Auszubildenden entgegentritt. Auch wenn davon auszugehen ist, dass das Bild der idealen Auszubildenden („diese junge Frau, die da in die Pflege gehen möchte") rhetorisch überzeichnet ist, symbolisiert es ein homogenes (Spiegel-) Bild, dem die jetzigen Auszubildenden nicht entsprechen. In diesem, aus Sicht von Nele Maas eigentlich überholten, aber dennoch bis in die Gegenwart wirkmächtigen Bild treten deutlich heteronormative Vorstellungen über eine ideale Auszubildende hervor („die wir uns vorstellen können"). Zwar entsprächen Auszubildende diesem Bild schon länger nicht mehr („das geht eigentlich schon viele Jahre so, dass sich so eine Entwicklung zeigt"), dennoch komme es weiterhin zu Irritationen, wenn Auszubildende nicht den Normalvorstellungen entsprechen.

5.1 Intervenierende Bedingungen

Berufsbiografische Handlungsorientierungen

An die Präambel schließt Nele Maas eine biografische Schilderung aus ihrer Pflegeausbildung an. Sie macht deutlich, dass sie selbst den damals geltenden Normalvorstellungen aufgrund ihres Alters nicht entsprochen hat. Beim Eintritt in die Pflegeausbildung war sie 27 Jahre alt. Möglicherweise war diese Erfahrung, nicht ganz den Vorstellungen einer typischen Auszubildenden zu entsprechen, der Boden, auf dem sich eine umfassende Kritik an den Einstellungspraktiken ihres damaligen Arbeitsgebers entwickelt hat. Gemeinsam mit ihren Mitschüler:innen spricht Nele Maas ihre Lehrer:innen auf die Diskrepanz zwischen Frauen und Männern in der Pflegeausbildung an:

> „Da hatten wir gefragt, ob es denn immer noch so wenig [männliche] Bewerber gibt und da wurde uns damals schon gesagt: ‚Nee, nee, Bewerber hätten sie genug, aber

die seien ungeeignet.' Und dann haben wir uns gewundert und gedacht: ‚Wie können die denn ungeeignet sein?' Die müssen einen Schulabschluss vorweisen. Die müssen ein Interesse an dem Beruf vorweisen. Das tun sie ja kund, indem sie sich bewerben." (Nele Maas, Z. 28–33)

Die Auszubildenden treten der Selektion im Auswahlverfahren, die auf eine pauschalisierende und ausgrenzende Einschätzung ihrer Lehrenden gründet und Männer den Zugang zur Ausbildung deutlich erschwert, entschieden entgegen. Sie formulieren ihrerseits Zugangskriterien zur Pflegeausbildung (insbesondere Interesse am Beruf), die sich nicht an statischen Kategorien orientieren und unabhängig von geschlechtlichen Zuschreibungen sind. Von ihren Lehrenden fordern sie, sich auf männliche Bewerber einzulassen.

Im Rückblick werden die Erlebnisse aus der eigenen Ausbildung, selbst nicht ganz der Norm entsprochen und sich schon in der Ausbildung für mehr Diversität eingesetzt zu haben, zu einer zentralen berufsbiografischen Erfahrung, die sich zur folgenden Handlungsorientierung verdichtet: Vielfalt in der Pflegebildung ist wünschenswert und ein Thema, für das sich Engagement auch gegen Widerstände lohnt. Diese Haltung spannt den Deutungsrahmen für die sich anschließenden Ausführungen auf.

Zunehmende Diversität der Lernenden

Das von Nele Maas erhoffte Umdenken der Entscheidungsträger:innen im Sinne einer bewussten Entscheidung für mehr Vielfalt tritt nicht ein. Die zunehmende Diversität der Pflegeauszubildenden sieht Nele Maas klar im Fachkräftemangel begründet. Die Träger der Pflegeausbildung seien aufgrund der Bewerberlage gezwungen, ganz anders auszuwählen und sich auf vielfältigere Auszubildende einzulassen. Dies führe dazu, dass nun Menschen mit sehr unterschiedlichen Lernvoraussetzungen und biografischen Erfahrungen einen Zugang zum Pflegeberuf haben.

„Quereinsteiger, vielleicht die Noten nicht ganz so gut, vielleicht auch nur ein Hauptschulabschluss oder dann doch der Überflieger. […] Da sind Menschen dabei, die sind vielleicht schon Juristen gewesen in einer eigenen Kanzlei und haben sich anders entschieden. Da sind Mütter mit fünf Kindern dabei und Flüchtlinge haben wir dabei. Wir haben inzwischen die im Ausland angeworbenen, die mit einem Visum nach Deutschland kommen […]. Also das ist wirklich ganz breit gefächert, ganz viel dabei. Kulturell, was das Alter angeht, was die Lebenserfahrung angeht, was die Identität einfach dieser Menschen angeht. Die ist nicht mehr so, ja, nicht mehr so gleichförmig und auch nicht mehr so leicht formbar." (Nele Maas, Z. 45–56)

In dieser gerafften Darstellung entsteht ein deutlicher Kontrast zum oben skizzierten eher eindimensionalen Bild der Pflegeauszubildenden als eine junge Frau, die in die Pflege gehen möchte. Dieser Kontrast zeigt sich nicht nur in den Diversitätsmerkmalen – wie dem Bildungshintergrund, der Herkunft oder dem Alter – sondern auch im Eigensinn und der Widerständigkeit[5] der jetzigen Auszubildenden, deren Identität nicht mehr so leicht formbar sei.

Komplexer werdende Ausbildungsstrukturen

Nele Maas macht in ihren Ausführungen deutlich, dass die diverser werdenden Lernvoraussetzungen der Auszubildenden nicht nur in deren zunehmender Heterogenität begründet liegen. Auch die veränderten Strukturen der Pflegeausbildung und die Erhöhung der Ausbildungszahlen führen zu einer Zunahme von Komplexität.

> „Das ist eine ganz andere Herausforderung, muss ich ehrlich sagen, die uns erst jetzt wirklich bewusst wird, wenn die da alle plötzlich vor einem stehen. Dass man vorher davon ausgegangen ist, man hatte eigentlich nur unsere Schüler. Jetzt wird es schon vielfältiger, weil unserer Schüler ja auch so viele Erfahrungen mitbringen, die wir überhaupt nicht haben, […] die sind eingesetzt in allen möglichen Einrichtungen, die wir gar nicht kennen. Ja, und dann sind da plötzlich [die Auszubildenden von den anderen Trägern]. Man muss fragen, woher bist du? Und die haben Lernwelten, die sind auch nicht mehr die, die wir hier kennen und die wir auch besprechen können." (Nele Maas, Z. 686–695)

In der Formulierung „wenn die da alle vor einem stehen" deutet sich die gestiegene Anzahl von Auszubildenden an, die teilweise auch über Kooperationsverträge ins klinische Setting kommen. Zudem spiegeln sich in dem Interviewausschnitt die komplexer werdenden Lernvoraussetzungen der Auszubildenden. Einerseits erweitern sich durch die Reform der Pflegeausbildung die Erfahrungs- und Lernräume der Auszubildenden, andererseits sind die Erfahrungen in einem Pflegesetting, hier dem klinischen Setting, nun deutlich begrenzter. Diese unterschiedlichen Erfahrungs- und Lernräume der Auszubildenden müssen zunächst wahrgenommen und an die eigenen Berufserfahrungen anschlussfähig gemacht werden. Vormals etablierte Anleitungskonzepte und Routinen werden durch die Reform der Pflegeausbildung irritiert und müssen zum Teil neu gestaltet werden. Diese Veränderungen liegen auf unterschiedlichen Ebenen: sie betreffen beispielsweise eine sensible und individuelle Erfassung der jeweiligen Lernvoraussetzung, den Umgang mit unterschiedlichen Ausbildungsdokumenten

---

5 In diesem Zitat tritt der Eigensinn nicht so deutlich hervor. Im Interview finden sich mehrere Belegerzählungen, in denen Nele Maas den Eigensinn und die daran gebundene Widerständigkeit der Auszubildenden hervorhebt und meist positiv rahmt. Beispielweise würden sich Auszubildende offen widersetzen, wenn Reinigungsarbeiten vom Management ans Pflegeteam übertragen werden.

(Lern- und Arbeitsaufgaben, Prüfprotokolle usw.), die durch die Trägervielfalt nun in die Anleitungsprozesse eingebunden werden müssen oder geringere Einflussmöglichkeiten auf die Ausbildungsstrukturen, insbesondere bei Auszubildenden von Kooperationspartnern.

5.2 Handlungsstrategien

Die eigene Haltung zu Lernenden im Team vertreten

Nele Maas‘ grundsätzlich positive Lesart von Diversität gerät in Kontrast zur Einschätzung ihrer Kolleg:innen.

> „Immer öfter höre ich, der oder diejenige ist doch gar nicht geeignet. Die ist ungeeignet, der ist ungeeignet. Weil die eben nicht dem, diesem Schema entsprechen. Und dann muss man entweder Punkte heraushören: ‚Okay, woran hapert es denn, also was ist denn dein konkreter Punkt, den du kritisierst, woran du festmachst, dass das nicht geht mit dieser Person?‘ Ist das eben nur dieses Sehen, ich würde von dem nicht gepflegt werden wollen oder von ihr, dann muss man auch wieder nachfragen, warum nicht? Ist es gefährlich oder ist es nur unbekannt? Und ja, so, ja, so muss man dann auch die Kollegen da wirklich mit abholen und die mit ins Boot holen, ja.“ (Nele Maas, Z. 101–109)

Nele Maas führt die Einschätzungen ihrer Kolleg:innen zunächst auf die oben beschriebene heteronormative Vorstellung von Auszubildenden zurück („Weil die eben nicht dem, diesem Schema entsprechen.“). Aus dieser Perspektive verhandeln die Kolleg:innen die Zugehörigkeit der Auszubildenden zur Berufsgruppe der Pflegenden anhand ihrer Normalvorstellungen. Nele Maas fordert ihre Kolleg:innen auf, die Einschätzungen zu konkretisieren und zu hinterfragen. Diese Intervention verdeutlicht ihren Anspruch, für Diversität einzustehen und nicht hinreichenden Begründungen für den Ausschluss von Auszubildenden auch gegen Widerstände entgegenzutreten. In der Nachfrage: „Ist es gefährlich oder ist es nur unbekannt?“ schwingt mit, dass es auch begründete Einwände bezüglich der Eignung einiger Auszubildender geben kann. Der Anspruch, die Kolleg:innen ins Boot holen zu wollen, bezieht sich zum einen auf die Reflexion von Zugehörigkeitsvorstellungen, zum anderen auf das Einlassen auf aufwendigere und längere Lern- und teils auch Reifungsprozesse:

> „Also ich mache das ja, weil ich das toll finde und Überzeugung daraus schöpfe. Aber vielen Kollegen geht das einfach auf den Keks oder die fürchten sich auch und sagen: ‚Oh, Gott und dann wird der, diejenige in Zukunft mein Kollege. Das kann doch nicht sein.‘ Und haben, ja, eben Erwartungen, dass sie sagen: ‚Ich möchte aber nicht, wenn

die nach der Ausbildung noch einen längeren Lernbedarf haben, über den Ausbildungsabschluss hinaus, um noch weiter zu reifen. Das möchte ich nicht auch noch begleiten müssen.' Und das ist aber vielfach nach meiner Einschätzung nötig." (Nele Maas, Z. 386–393)

Nele Maas' Engagement für die Auszubildenden stellt für sie eine berufliche Sinnquelle dar („weil ich das toll finde und Überzeugung daraus schöpfe"). In dem Zitat wird deutlich, dass sie eine Differenz zwischen ihrer pädagogischen Haltung zu längeren Lern- und Reifungsprozessen und der Haltung eines (Groß-)Teils ihrer Kolleg:innen wahrnimmt. Auch sie selbst habe sich am Beginn ihrer beruflichen Tätigkeit überschätzt: „Boah, was war ich eingebildet und dachte, ich kann das alles. Und im Rückblick konnte ich eigentlich so wenig". Mit diesem biografischen Rückbezug entdramatisiert und normalisiert Nele Maas die von ihren Kolleg:innen wahrgenommenen Defizite der Auszubildenden. Darüber hinaus konstatiert Nele Maas, dass sich das Team ebenfalls in einem Lernprozess befände, der durch die Auszubildenden angestoßen werde: „[...] dass dann hoffentlich auch die Kollegen nach meinem Verständnis in zehn Jahren sagen: ‚Und ich bin heute auch viel entspannter.'"

Diese Annahme, dass sich die jetzigen Herausforderungen im Rückblick als eine Übergangsphase darstellen werden, ist mit Handlungs- und Gestaltungsspielräumen verbunden, die Nele Maas für sich wahrnimmt. Dies verdeutlicht sie in einem evaluierenden Kommentar:

> „Ich bin ganz froh, dass ich an dieser Stelle sitze, wo ich meine eigene Begeisterung eben auch versuchen kann, in den Kollegen, in den Auszubildenden überall eben auch zu wecken und das versuchen zu multiplizieren. [...] ich versuche die dafür zu begeistern, was ich da mache oder was da eben an Herausforderungen sind und dass sich das lohnt, gebetsmühlenartig zu wiederholen, dass es sich lohnt." (Nele Maas, Z. 757–763)

Nele Maas sieht sich in der Position institutionelle Veränderungen hartnäckig anstoßen zu können. Als Praxisanleitende ist sie für die Gestaltung von Lernprozessen zuständig. Eine herausgehobene institutionelle Position, beispielweise als freigestellte Praxisanleitende, mit dem Auftrag, sich für diversitätssensible Ausbildungsbedingungen einzusetzen, hat sie nicht inne. Nele Maas scheint ihre Position aktiv, entsprechend ihren Überzeugungen, gestaltet zu haben.

Lerninteressen aushandeln und normative Ansprüche an gute Pflege einfordern

Eine zentrale Herausforderung im Umgang mit diverser werdenden Auszubildenden liegt für Nele Maas in einer geringeren Passung hinsichtlich der Vorstellungen von professioneller Pflegearbeit.

„Also die Herausforderungen sind, dass das Bild, was wir ihnen bieten als Krankenschwester, was ich ihnen als Imitationsfläche [biete]: „Werde doch so wie ich.", was ich ihnen zeigen kann, dass es für die gar nicht so interessant ist. Manches davon ist interessant, das können die sich so rauspicken. Aber man ist nicht mehr diese Projektionsfläche, ja, oder für nicht mehr so viele, für wenige eigentlich. Das hat einem auch ein sehr gutes Gefühl gegeben: „Ah, das ist Nele. Ich möchte mal werden wie Nele." Das ist es jetzt nicht mehr." (Nele Maas, Z. 264–271)

Das Eingangs gezeichnete homogene Bild der idealisierten Auszubildenden taucht hier unter einer neuen Perspektive auf. Nach Nele Maas' Einschätzung kann sie nur noch eingeschränkt ein Rollenvorbild für die diverser werdenden Auszubildenden sein. Nicht mehr im gleichen Maße wie früher die Projektionsfläche für Auszubildende sein zu können ist für Nele Maas auch ein schmerzlicher Abschied („Das hat einem auch ein sehr gutes Gefühl gegeben."). Passungsverhältnisse finden sich nun eher punktuell und es ist deutlich mehr Engagement nötig, um gemeinsame Anknüpfungspunkte zu finden und eine hinreichende Identifikation mit dem Beruf anzubahnen.

Solch eine hinreichende Identifikation mit pflegerischen Kerntätigkeiten und beruflichen Normen ist ein zentrales pädagogisches Anliegen von Nele Maas. Die jeweiligen Interessen der Auszubildenden bilden für sie vor allem einen Ausgangspunkt, um Lernprozesse auszuhandeln. Teilweise können so Passungsverhältnisse hergestellt werden („Du hast es vielleicht noch nicht gesehen, aber auch in dieser Situation zeigt sich etwas von dem, was dich interessiert."). Gelingt dies nicht, ist Nele Maas auch bereit, den Auszubildenden Lernprozesse gegen deren Widerstand zuzumuten, um so ein möglichst breites Verständnis von Pflegearbeit anzubahnen.

„Ich weiß, du quälst dich jetzt hier durch. Das ist aber auch wichtig. Ich kann dir erklären, warum das auch wichtig ist, warum ich dich damit quäle. Interessiert dich vielleicht gerade nicht, aber guck mal, sonst hast du das ganze Gebilde nicht vor Augen." (Nele Maas, Z. 307–310)

Einem verkürzten Pflegeverständnis, indem beispielsweise die Medizinorientierung dominiert oder eine starke Verrichtungsorientierung ausschlaggebend ist, tritt Nele Maas entgegen. Trotz ihrer Bereitschaft, mit hohem Engagement Lernprozesse zu gestalten, setzt Nele Maas ihre pädagogischen Einflussmöglichkeiten in ein relatives Verhältnis zu dem, was sie als Praxisanleitende erreichen kann: „Die werden eben, was sie dann werden und das ist manchmal besser und manchmal schlechter und manchmal ein bisschen enttäuschend." Ihr Anspruch an gute Pflegearbeit werde auch von ihren Kolleg:innen nicht immer geteilt. Diese Relativierungen bedeuten nicht, dass Nele Maas ihren Anspruch an professionelle Pflegearbeit aufgibt. Der Bezug zu ihren Kolleg:innen macht deutlich, dass

Abweichungen in den normativen Vorstellungen vom Pflegeberuf für Nele Maas keine vorschnelle Selektionsentscheidung im Sinne einer Kündigung oder eines nicht Bestehens der Ausbildung rechtfertigt. So wie sie mit den unterschiedlichen Haltungen der Kolleg:innen umgeht, tut sie dies auch mit Blick auf die Auszubildenden, in dem sie beispielsweise einen diversitätssensiblen Umgang mit Auszubildenden einfordert.

Anleitungskonzepte angesichts komplexer werdender Ausbildungsbedingungen weiterentwickeln

Die Veränderungen durch die Pflegeberufereform, die höhere Anzahl von Auszubildenden und die zunehmenden heterogenen Lernvoraussetzungen erfordern die Weiterentwicklung pädagogischer Konzepte. Nele Maas verdeutlicht dies unter anderem an einem Einarbeitungskonzept für Auszubildende:

> „[Einarbeitungstage] bieten sich eigentlich an, um eben das ganze Schülerpulk einmal zu begleiten. Und das sind aber so, sie [die Auszubildenden] sind wirklich nicht nur individuell, sie sind wirklich auch eine Herausforderung. Also man hat die eine Auszubildende, die gerade selbst in einer Lebensnotsituation steckt und das nehme ich nicht wahr, wenn ich die im Pulk mitnehme. Und die läuft die ganze Zeit mit und erst am zweiten Tag merke ich […] sie war überhaupt nicht aufnahmefähig, es ging alles an ihr vorbei. […] Ja, und da sind jetzt diese Einarbeitungstage auch gerade gar nicht sehr beliebt, weil man nicht weiß, was kommt und befürchtet: „Wie organisiere ich mich?" Und da kommen wahnsinnig viele Auszubildende, sollen ja auch viele sein. Wir freuen uns über viele, aber mit welchen Mitteln können wir denen überhaupt wirklich gut begegnen und da sind wir in einem Lernprozess. Das hatten wir so vorher nicht." (Nele Maas, Z. 552–582)

In dieser Passage zeigen sich nachdrücklich die hohen Anforderungen, mit denen sich Nele Maas und ihre Kolleg:innen aufgrund der gestiegenen Ausbildungszahlen und der zunehmenden Heterogenität der Auszubildenden konfrontiert sehen. Diese Herausforderungen drücken sich auch sprachlich deutlich aus („das ganze Schülerpulk"). Die Praxisanleitenden der Station etablieren Gruppenanleitungen, um mehrere Auszubildenden zeitgleich einzuarbeiten. Mit dieser Strategie können sie allerdings nicht den individuellen Lernbedürfnissen der Auszubildenden gerecht werden. Was zunächst wie eine Lösung im Umgang mit der gestiegenen Anzahl der Auszubildenden erscheint, wird zum Problem, da die individuellen Lernvoraussetzungen aus dem Blick geraten. Letztere zu berücksichtigen ist aus Nele Maas Sicht allerdings angesichts der heterogenen Lernvoraussetzungen der Auszubildenden zwingend nötig. Im Umgang mit solchen spannungsreichen Situationen tauchen in dem Zitat zwei zentrale Handlungsorientierungen von Nele Maas auf, die sich mehrfach im Interview zeigen:

Die Bereitschaft, nach neuen Wegen zu suchen und sich von Rückschlägen nicht entmutigen zulassen. Diese Handlungsorientierungen werden durch das bereits oben angesprochene Vertrauen auf zukünftige Entwicklungsprozesse unterstützt („da sind wir in einem Lernprozess"). Obwohl Nele Maas den pädagogischen Nutzen von Gruppenanleitungen skeptisch betrachtet (dies führt sie an mehreren Beispielen aus), ist sie bereit, dieses Konzept weiterzuentwickeln und zu erproben. Hier zeigt sich erneut die Bereitschaft, auf institutionelle Rahmungen gestaltend Einfluss zu nehmen.

Im Umgang mit Problem- und Kritikgesprächen konnten sich auf der Station bereits neue Routinen etablieren.

> „Wir mussten alle ein bisschen lernen [...], uns auch gegenseitig besser abzusprechen. [...] „Ich habe jetzt hier gerade jemanden, mit dem habe ich ein Problemgespräch geführt." Muss man ganz schnell untereinander kommunizieren unter den Ausbildern, weil die Schüler dann anfangen, sich zu drücken, dem auszuweichen [...]. Und in dieser vollen Zeit, wo du so viele Auszubildende hast, wo wir relativ viele Anleiter sind, wo man individuelle Mitsprache eben auch erlaubt, kann es sein, die mogeln sich so ein bisschen durch. Es ist nicht böse. Das ist glaube ich ein normales menschliches Verhalten. Wir wollen alle der Kritik aus dem Weg gehen. [...] Ja, dann muss man das, da muss man wirklich ganz eng kommunizieren und dann auch zeigen, dass man an einem Strang zieht." (Nele Maas, Z. 794–804)

Mit der Zunahme an Auszubildenden hat sich auch die Anzahl der Praxisanleitenden auf der Station erhöht. Dies führt zur Notwendigkeit, sich enger abzustimmen, um Auszubildende in kritischen Situationen im Ausbildungsprozess zu halten („weil die Schüler dann anfangen, sich zu drücken, dem auszuweichen"). Die engeren Abstimmungsprozesse sind nicht nur eine Reaktion auf komplexere Ausbildungsbedingungen, unter denen die Praxisanleitenden arbeiten, sondern eine aktive Gestaltung der praktischen Ausbildung, die in einer gemeinsam getragenen pädagogischen Haltung ihren Ausdruck findet.

Anleitungskonzepte angesichts komplexer werdender Ausbildungsstrukturen weiterentwickeln bedeutet somit, nicht nur pädagogische Konzepte weiterzuentwickeln, sondern auch sich selbst als Person im gemeinsamen Austausch mit anderen Praxisanleitenden zu hinterfragen und in einem Lern- und Anpassungsprozess zu bleiben.

6 Gesamtbetrachtung des Falls und Diskussion im Kontext weiterer Daten

Wofür steht der Fall von Nele Maas? In mehreren Interviews treten uns Personen entgegen, die sich engagiert für die Belange einer diverser werdenden

Auszubildendenschaft einsetzen. In Anlehnung an eine Formulierung von Schwendowius haben wir für diese Personen den Begriff der Diversitätsakteur:innen gewählt (vgl. Schwendowius 2023, S. 194 f.). Wir versuchen, mit diesem Begriff übergeordnete Orientierungen, Handlungsmuster und Selbstthematisierungen von Praxisanleitenden und Lehrenden zu fassen, die sich mit hohem Engagement und Offenheit für Lernende einsetzen. Solch ein Engagement für Lernende zeigt sich deutlich in dem Interview mit Nele Maas, bspw. in ihrem Anspruch, auf strukturelle Veränderungen hinzuwirken und so neue Handlungsspielräume für Anleitungsprozesse auszuloten. Dass Praxisanleitende ein hohes Engagement für Lernende auch gegen Widerstände im eigenen Team aufbringen und sich bspw. in der Verantwortung sehen, zwischen Lernenden und Teams zu vermitteln, zeigt sich auch in der Studie von Rahner et al. zur hochschulischen Praxisanleitung. Gleichwohl treten dort auch sozialisationsbedingte wechselseitige Stereotype, Diskriminierungen und Abwertungen zutage, auch von Seiten der Praxisanleitenden gegenüber den Studierenden (Rahner et al. 2023).

Pädagogische Herausforderungen in Anleitungssituationen werden von Diversitätsakteur:innen wie Nele Maas nicht ausschließlich an den jeweiligen Lernenden festgemacht, sondern im Kontext der Pflegeberufereform, der Ausbildungsstrukturen, des Fachkräftemangels oder der Internationalisierung der Pflegeausbildung interpretiert. Diversitätsakteur:innen treten Zuschreibungen zu Auszubildenden, in denen diese als ungeeignet klassifiziert werden, offen entgegen. In mehreren Interviews beschreiben Diversitätsakteur:innen, dass sie solche Zuschreibungen zu Auszubildenden entdramatisieren, indem sie beispielsweise auf ihre eigenen Entwicklungsprozesse verweisen oder indem sie betonen, dass sich auch innerhalb ihrer Teams deutliche Differenzen in den jeweiligen Arbeitsweisen zeigen. Dieser Befund lässt sich mit Erkenntnissen aus dem BIBB-Pflegepanel[6] zur Eignung bzw. dem Ungeeignet sein von Auszubildenden kontrastieren: Als häufigste Gründe für arbeitgeberseitige Kündigungen in der Ausbildung wurden Fehlzeiten und mangelnde Leistung angegeben, gefolgt von Unzuverlässigkeit, charakterlichen Gründen (Reife, Sozialkompetenz, etc.) sowie der Wahrnehmung von „allgemein ungeeignet“ (Hofrath et al. 2024, S. 71 f.). Aus der Perspektive von Auszubildenden und Studierenden können sich die Gründe für einen Ausbildungsabbruch anders darstellen. So kommen Garcia Gonzales und Peters (2021) zu der Erkenntnis, dass insbesondere die Praxisphasen „Kipppunkte“ darstellen, an denen sich entscheidet, ob ein Abbruch stattfindet. Befragt nach negativen Erfahrungen am Arbeitsplatz, die einen Ausbildungsabbruch begründeten, benannten Auszubildende und Studierende: „Enttäuschung

6 In der Vergangenheit standen kaum Daten zu den Pflegeauszubildenden zur Verfügung, erst seit 2020 wird durch das Bundesinstitut für Berufsbildung (BIBB) eine bundesweite und systematische Langzeitbeobachtung des Qualifizierungsgeschehens in der Pflege aufgebaut (vgl. Hofrath/Meng/Dorin 2024).

über fehlenden Support, geringer Lernzuwachs, Ausnutzung der Arbeitskraft von Auszubildenden für Hilfstätigkeiten“ (ebd., S. 16). Schließlich zeigen Beicht und Walden (2019, S. 13) für die berufliche Bildung auf, dass Migrant:innen aus verschiedenen Gründen schlechtere Chancen auf dem Ausbildungsmarkt haben, u. a. weil Ausbildungseinrichtungen ihnen geringere Leistungsmotivation, Leistungsfähigkeit, Belastbarkeit oder Zuverlässigkeit zuschreiben.

Mit Blick auf die eingangs skizzierten gruppendynamischen Prozesse (vgl. Kapitel 2) ist davon auszugehen, dass die Frage der Eignung für den Beruf – und zunächst konkreter die Frage der *Zugehörigkeit* zu einem Pflegeteam – zu einem nicht unerheblichen Teil im informellen Gefüge der Zusammenarbeit im Pflegeteam bestimmt wird: Inwiefern Auszubildende in ihrem So-Sein mit ihren Besonderheiten akzeptiert werden, hängt auch von machtvollen Gruppenprozessen und ihrer Bereitschaft zur Anpassung ab (vgl. König 2022; Allmacher/Stähling 2019). Vor diesem Hintergrund könnten Praxisanleitende als Diversitätsakteur:innen einen wichtigen Kontrapunkt setzen.

Diversitätsakteur:innen betonen den pädagogischen Auftrag, der mit ihrer Rolle als Praxisanleitende verbunden ist. Diese Betonung des Pädagogischen bedeutet allerdings nicht, dass zentrale Ansprüche an professionelle Pflegearbeit aufgegeben werden. Im Gegenteil, die Diversitätsakteur:innen versuchen, ein umfassendes Bild professioneller Pflegearbeit zu vermitteln und eine Identifikation mit dem Pflegeberuf anzubahnen. Sie bewegen sich im Spannungsfeld zwischen (einer möglichst individuellen) Förderung der Auszubildenden und dem Aufrechterhalten professioneller Ansprüche. Die Grenzen pädagogischer Unterstützung und die Grenzlinien bzw. Entscheidungsprozesse im Spannungsfeld von Förderung und Selektion von Auszubildenden, die auch mit entsprechender Unterstützung die Ausbildungsanforderungen nicht bewältigen, werden in den Interviews wenig thematisiert und stellen unseres Erachtens ein Forschungsdesiderat dar.

Es finden sich in mehreren Interviews biografische Bezüge, über die Diversitätsakteur:innen ihr Engagement für Diversität als ein (berufs-)biografisches Anliegen rahmen. Wir interpretieren solche Bezüge als Ausdruck (berufs-)biografischer Arbeit, die durch die Umbrüche in der Pflegeausbildung angestoßen werden. Im Interview mit Nele Maas zeigt sich eindrücklich, dass angesichts der Pflegeberufereform und des Fachkräftemangels neue Ausbildungsstrukturen etabliert werden müssen. Anleitungsroutinen, die sich über Jahre etabliert haben, werden durch die neuen Ausbildungsstrukturen deutlich irritiert. In dieser Irritation liegt ein Veränderungspotenzial, das von Diversitätsakteur:innen erkannt und gestaltet wird. Für Diversitätsakteur:innen erschließen sich (berufs-)biografische Sinnquellen aus der (Neu-)Gestaltung von Anleitungssituationen. Fallübergreifend spricht viel dafür, dass einige Praxisanleitende mit den Umbrüchen erheblich hadern und Schwierigkeiten haben, ihr Selbstverständnis als Praxisanleitende aufrechtzuhalten. Dies bestätigt sich auch in einer groß angelegten

Untersuchung zu aktuellen Beratungsbedarfen von Praxisanleitenden im Freistaat Sachsen (vgl. Hänel/Küttner/Strauß 2024). Daher sollte Praxisanleitenden Gelegenheit gegeben werden, sich mit Irritationen und den sich daraus ergebenen Veränderungen im Selbstbild, den Handlungsorientierungen und Handlungsmustern auseinanderzusetzen.

Neben dem individuellen Engagement einzelner Praxisanleitenden muss es darum gehen, neue institutionelle Berufskulturen zu entwickeln, die diversitätsbezogenes Handeln ermöglichen und unterstützen, damit dieses angesichts vielfältiger auch systembedingter Herausforderungen aufrechterhalten werden kann. Im Material finden sich Hinweise auf komplexe Wechselwirkungen zwischen dem diversitätsorientierten Engagement einzelner Praxisanleitenden und den institutionellen Kontexten, die dieses Engagement ermöglichen bzw. begrenzen. Sinnvoll sind Angebote für Praxisanleitende in der eigenen Einrichtung, aber auch übergreifende Austauschformate und Lernsettings, die mehr Reflexivität ermöglichen, wie bspw. (Meta-)Diskussionen, Open-Space-Formate, kollegiale Beratung, Bewusstmachen von Strategien sowie Aufbau einer Feedback-Kultur, um Praxisanleitende und Pflegefachpersonen insgesamt zu stärken, zu einer achtsameren Lern- und Arbeitskultur zu gelangen und die erheblichen Transformationsprozesse mitgestalten zu können (vgl. Artner et al. 2019, S. 404; Hänel et al. 2024, S. 445 ff.).

7 Fazit und Ausblick

Dieser Beitrag steht unter der Frage, wie Praxisanleitende die Diversität ihrer Lernenden wahrnehmen und damit umgehen. Eindrücklich zeigt sich in unseren Daten: Praxisanleitende als Diversitätsakteur:innen verfügen über ein hohes Engagement, eine Haltung der Offenheit und die Bereitschaft, neue Wege für eine gelingende Praxisanleitung unter den sich verändernden Bedingungen zu erproben und im Team zu vertreten. Ihre Handlungsstrategien sind jedoch angesichts vielfältiger, systembedingter Herausforderungen nicht hinreichend aufrecht zu erhalten bzw. in der Breite umzusetzen. Die Pflegeberufereform setzt erhebliche neue Maßstäbe, was formale und pädagogisch-didaktische Anforderungen an Praxisanleitung betrifft. Die Träger der praktischen Ausbildung sind in unterschiedlichem Ausmaß in der Lage, die erforderlichen Veränderungen in einem hohen Tempo voranzubringen. Reiber et al. (2023, S. 9) zeigen in ihrer Begleitforschung zu den neuen Pflegeausbildungen, dass der Mangel an Fachpersonal eine der größten Herausforderungen für die Träger darstellt. Auf politischer Ebene gab es zudem in den letzten Jahren klare Signale, die Ausbildungsplatzkapazitäten in der Pflege bundesweit zu erhöhen und die Anzahl an Auszubildenden in den Praxiseinrichtungen zu steigern. Dadurch verschärft sich das Spannungsgefüge von bereits bestehendem Fachkräftemangel und der gleichzeitigen

Bestrebung, die Ausbildung zukünftiger Fachkräfte (einer diverser werdenden Auszubildendenschaft) voranzubringen.

Nicht alle Praxisanleitende begreifen sich als Diversitätsakteur:innen – es finden sich auch andere Orientierungen und Handlungsmuster in unseren Daten, die der weiteren Ergründung bedürfen. Beispielsweise zeigen Praxisanleitende angesichts wahrgenommener Irritationen durch Lernende auch Reaktionsmuster der Abgrenzung und eine Zurückweisung von (als unangemessen empfundenen) Ansprüchen an Praxisanleitung. In diesem Sinne erscheint es aktuell und zukünftig wichtig, die Wahrnehmung von und den Umgang mit Diversität der Lernenden „nicht als Spezial, sondern als alltägliches Thema einzuführen" (Burda-Zoyke/Joost 2018, S. 271) und sich auf verschiedenen Ebenen der Praxisanleitung bis hin zur Ebene der institutionellen und gesellschaftlichen Rahmenbedingungen um neue Perspektiven zu bemühen.

Literatur

Artner, Lucia/Asselmeyer, Herbert/Oelker, Birgit (2019): Diversitätssensible Hochschullehre in der Pflegequalifizierung und -forschung. In: David Kergel & Birte Heidkamp (Hrsg.): Praxishandbuch Habitussensibilität und Diversität in der Hochschullehre. Wiesbaden: Springer, S. 393–414.

Allmacher, Alexandra/Stähling, Eva (2019): Die Beziehung zwischen Auszubildenden und Pflegenden. Eine pflegepädagogische Studie zum Einfluss auf das Lernen. Wiesbaden: Springer.

BeDiQUAPP (Berufspädagogisch-Didaktische Qualifizierungsinitiative für praxisanleitendes Personal in Gesundheitsfachberufen) (o. J.). Modul 02: Beziehungen individuell wahrnehmen und gestalten. https://tu-dresden.de/gsw/ew/ibbd/gp/ressourcen/dateien/forschung/bediquapp-projekt/Modul-2.pdf?lang=de (Abruf am 21.05.2024).

Beicht, Ursula/Walden, Günter (2019): Der Einfluss von Migrationshintergrund, sozialer Herkunft und Geschlecht auf den Übergang nicht studienberechtitgter Schulabgänger/-innen in berufliche Ausbildung. Bonn 2019.

Bührmann, Andrea (2020): Reflexive Diversitätsforschung. Opladen & Toronto: utb.

Doering, Denise/Genz, Katharina/Micus-Loos, Christiane/von Gahlen-Hoops, Wolfgang (2024): Umschulende Personen als Zielgruppe pflegedidaktischen Handelns am Lernort Schule und am Lernort Praxis. Erkenntnisse aus dem Projekt ParAScholaBi – Herausforderungen und Chancen. In: Roland Brühe/Wolfgang von Gahlen-Hoops (Hrsg.): Handbuch Pflegedidaktik I. Pflegedidaktisch handeln. Bielefeld: utb, S. 501–522.

Duveneck, Nicole/Rahner Marianne/Darmann-Finck, Ingrid (2023): Qualifikationsbedarfe für die Praxisanleitung in der hochschulischen Pflegeausbildung. Eine qualitative Metaanalyse. Pädagogik der Gesundheitsberufe 10 (3), S. 119–128.

Euler, Dieter/Eckart Severing (2020): Heterogenität in der Berufsbildung – Vielfalt gestalten. Gütersloh: Bertelsmann Stiftung (Hrsg.). Online: www.chance-ausbildung.de/heterogenitaet/hintergruende (Abruf: 23.06.2022).

Ertl-Schmuck, Roswitha (2021): Abschlussbericht: Berufspädagogisch-Didaktische Qualifizierungsinitiative für praxisanleitendes Personal in Gesundheitsfachberufen (BeDiQUAPP), unter Mitarbeit von Lisa Schaller und Martin Fritzenwanker. https://tu-dresden.de/gsw/ew/ibbd/gp/ressourcen/dateien/forschung/bediquapp-projekt/PA_Abschlussbericht_final_April_2021.pdf?lang=de (Abruf: 01.06.2023).

Gahlen-Hoops, von, Wolfgang/Amekor, Lola Maria/Doering, Denise/Mircus-Loos, Christiane (2023): Umschulende Personen bestmöglich unterstützen. Die Schwester/Der Pfleger 7/23, 1–4.

Garcia González, Daniel/Peters, Mariam (2021): Ausbildungs- und Studienabbrüche in der Pflege – ein integratives Review. Bonn-BIBB. https://www.bibb.de/dienst/publikationen/de/17573 (Abruf: 01.01.2024).

Hänel, Jonas/Küttner, Claudia/Strauß, Lucie (2024): Herausforderung Praxisanleitung. Zur Konzeption bedarfsgerechter Beratungs- und Unterstützungsansätze in der praktischen Pflegeausbildung. In Roland Brühe/Wolfgang von Gahlen-Hoops (Hrsg.): Handbuch Pflegedidaktik I. Pflegedidaktisch handeln. Bielefeld: utb, S. 429–450.

Helfferich, Cornelia (2011): Die Qualität qualitativer Daten. Manual für die Durchführung qualitativer Interviews. 4. Auflage. VS Verlag für Sozialwissenschaften. Wiesbaden.

Heinemann, Alisha M. B. (2023): „Die Kunst des Lehrers kompliziert zu denken" – über der Notwendigkeit einer differenzsensiblen Professionalisierung in der beruflichen Bildung. bwp@Spezial, https://www.bwpat.de/spezial-ph-at2/heinemann_bwpat-ph-at2.pdf (Abruf: 25.9.2023).

Hofrath, Claudia/Meng, Michael/Dorin, Lena (2024): Monitoring zur Umsetzung der Pflegeausbildungen Ergebnisse der ersten Erhebungswelle 2022/2023 aus dem BIBB-Pflegepanel. file:///D:/OneDrive%20-%20EHB/Dokumente/Publikationen/Heterogenit%C3%A4t%20Anleitung/Literatur/Hofrath_Monitoring%20zur%20Umsetzung%20der%20Pflegeausbildungen_2022_2023.pdf (Abruf: 27.3.2024).

König, Oliver/Schattenhofer, Karl (2022): Einführung in die Gruppendynamik. Heidelberg: Carl Auer.

Meißner, Kerstin (2020): Mit-Werden, Navigation, Oszillation. Drei praxeologische Denkfiguren als Prämissen einer relationalen Zugehörigkeitstheorie. In: Markus Rieger-Ladich/Rita Casale/Christiane Thompson (Hrsg.): Un-/Zugehörigkeit. Bildungsphilosophische Reflexionen und machttheoretische Studien. Weinheim und Basel: Beltz, S. 90–107.

Miesera, Susanne/ Kimmelmann, Nicole/Pool Maag, Silvia/Moser, Daniela (2022). Integration und Inklusion in der Beruflichen Bildung in Deutschland, Österreich und der Schweiz. In: Kristina Kögler, Ulrike Weyland & H.-Hugo Kremer (Hrsg.), Jahrbuch der berufs- und wirtschaftspädagogischen Forschung 2022. Opladen; Berlin; Toronto: Barbara Budrich, S. 33–73.

Neksa Arbeitsgruppe (2020): Ein Modellcurriculum für die berufspädagogische Zusatzqualifikation zur Praxisanleiterin/zum Praxisanleiter und ein Konzept für die berufspädagogischen Fortbildungen für Praxisanleiterinnen und Praxisanleiter in der Pflegeausbildung im Land Brandenburg. Senftenberg: Neksa. https://kopa-berlin.de/wp-content/uploads/2021/01/Neksa_Modell-Curriculum_Praxisanleitung.pdf (Abruf: 10.04.2024).

Pilz, Walentina (2021): Bildungsbiografien benachteiligter und behinderter Jugendlicher in Pflegeberufen. Qualitative Interviews. Frankfurt am Main: Mabuse.

Rahner, Marianne/Duveneck, Nicole/Darmann-Finck, Ingrid (2023): Qualifikationsbedarfe von Praxisanleitenden in primärqualifizierenden Studiengängen Eine qualitative Erhebung. QuPuG 10(2), S. 24–32.

Rand, Sigrid/Pütz, Robert/Larsen, Christa (2019): Die Herausbildung eines globalisierten Pflegearbeitsmarktes in Deutschland. In: Robert Pütz, Maria Kontos, Christa Larsen/Sigrid Rand/Minna-Kristiina Ruokonen-Engler (Hrsg.): Betriebliche Integration von Pflegekräften aus dem Ausland. Innenansichten zu Herausforderungen globalisierter Arbeitsmärkte. Band 416 der Reihe Study der Hans-Böckler-Stiftung: edition Hans-Böckler-Stiftung, 20–59. Online: https://www.boeckler.de/pdf/p_study_hbs_416.pdf (Abruf: 23.06.2022)

Reiber, Karin, Tsarouha, Elena & Rebmann, Marius (2022): Erweiterte Tätigkeitsprofile für das betriebliche Bildungspersonal in den neuen Pflegeausbildungen. Implikationen für Kompetenzprofile und Qualifikationsanforderungen. BWP Berufsbildung in Wissenschaft und Praxis, 51(4), S. 30–34. https://www.bwp-zeitschrift.de/dienst/publikationen/de/download/ 18123 (Abruf: 10.04.2024)

Reiber, Karin et al (2023): Veränderungen in Pflegeberuf und Pflegeausbildung – Intentionen und Effekte der Reform aus Sicht der Begleitforschung. bwp@ Berufs- und Wirtschaftspädagogik – online, 45, S. 1–19. https://www.bwpat.de/ausgabe45/reiber_etal_bwpat45.pdf (Abruf: 10.04.2024)

Richter, Miriam (2024): Intersektionale Diversity-Perspektiven in der Pflegedidaktik. In: Ertl-Schmuck, Roswitha/Hänel, Jonas Hänel/Fichtmüller, Franziska (Hrsg), Pflegedidaktik als Disziplin. Eine systematische Einführung. 2. überarbeitete und erweiterte Auflage. Beltz, S. 206–220.

Schwendowius, Dorothee (2022): Biographien und berufliches Engagement von Diversitätsakteur*innen in Schulen der Migrationsgesellschaft. In: Yaliz Akbaba, Bettina Bello, Karim Fereidooni (Hrsg.), Pädagogische Professionalität und Migrationsdiskurse. Wiesbaden: Springer VS, S. 193–216.

Schwendowius, Dorothee (2023): Professionalisierung schulischer ‚Diversitätsakteur:innen' – biographieorientierte Ansätze für eine rassismus- und diskriminierungskritische Lehrer:innenbildung?

In: Becker, Karina/Hoffmann, Michael (Hrsg.): Rassismussensibler Literaturunterricht. Grundlagen, Dimensionen, Möglichkeiten, Herausforderungen. Würzburg: Königshausen & Neumann, S. 133–148.

Steiner, Mario (2023): Wie im Bildungsverlauf aus Diversität Homogenität wird und welche Rolle dabei der Berufsbildung zukommt. bwp@Spezial, Online unter: https://www.bwpat.de/spezial-ph-at2/steiner_bwpat-ph-at2.pdf (Abruf: 10.05.2024).

Strauss, Anselm L. (1994): Grundlagen qualitativer Sozialforschung. Datenanalyse und Theoriebildung in der empirischen und soziologischen Forschung. München: UTB für Wissenschaft.

Strübing, Jörg (2013): Qualitative Sozialforschung: Eine komprimierte Einführung für Studierende. München: Oldenbourg.

Mit Fehlertendenzen und Paradoxien im Pflegehandeln umgehen lernen

Sandra Altmeppen

1 Einleitung

> *„Ich [bin] einfach ein Mensch, der viele Fragen stellt. Das weiß ich. Und ich meine auch viele Sachen vielleicht manchmal nicht so, wie sie rüberkommen, aber ich weiß auch, was ich gelernt habe. Mit meiner Mentorin [hatte ich] manchmal ein paar Reibungspunkte, wo sie gesagt hat, ich würde [etwas] falsch machen, wo ich gesagt habe: ‚Na, wir haben es so gelernt', und das hat sie dann irgendwann auch sehr persönlich aufgefasst." (Dorothea Buch, Z. 1027–1033)*[1]

Mit diesen Worten leitet die Auszubildende Dorothea Buch eine längere Schilderung ein, in der sie erzählt, wie sie in einen Konflikt mit ihrer Praxisanleiterin gerät. Auffällig ist, dass sie die Passage mit einer kritischen Selbsteinschätzung beginnt. Sie wisse, dass sie viele Fragen stelle und vielleicht manchmal den Ton nicht richtig treffe. Aber sie wisse auch, was sie gelernt habe. Aus dieser Gewissheit heraus widerspricht sie der fachlichen Einschätzung ihrer Praxisanleitenden. Es entwickelt sich ein ernsthafter Konflikt zwischen beiden, der das anstehende praktische Examen von Dorothea Buch erheblich überschattet. Wessen fachliche Einschätzung richtig war, lässt sich aus dem Interview mit Dorothea Buch nicht rekonstruieren. Es verdeutlicht aber, dass es für Auszubildende nicht immer leicht ist, eine Position einzunehmen, aus der sie erfahrenen Pflegenden widersprechen können, aber auch, dass solch ein Widerspruch für Auszubildende folgenreich sein kann.

In diesem Beitrag zeige ich anhand von Daten aus meiner Promotionsstudie, wie Auszubildende Fehler, Fehlertendenzen und Paradoxien im pflegerischen Handeln erleben und welche Konsequenzen dies für die Entwicklung ihrer beruflichen Identität haben kann. Im Mittelpunkt des Beitrags stehen Schwierigkeiten im beruflichen Handeln, die Auszubildende im normalen Arbeitsprozess erleben. Berufliche Situationen also, die nicht didaktisiert sind und in denen Auszubildende überwiegend aus der Position als Arbeitnehmer:innen handeln

---

1 Das Zitat stammt aus meiner Promotionsstudie „Identität – Beruf – Bildung: Wie Auszubildenden den Pflegeberuf biografisch einbetten und berufliche Identitätsarbeit leisten" (Altmeppen 2022). Dieses und die weiteren Zitate wurden für eine bessere Lesbarkeit etwas geglättet. Die genannten Namen sind Pseudonyme.

oder in denen sie Handlungen erfahrener Pflegender beobachten.[2] In solchen Berufssituationen zeigt sich für Auszubildende, wie tatsächlich mit Fehlertendenzen und Paradoxien im Pflegehandeln umgegangen wird. Sie nehmen eine Haltung zu diesen Umgangsweisen ein, beispielsweise indem sie sich mit ihnen identifizieren oder sich von ihnen abgrenzen. Über solche Positionierungen entwickeln Auszubildende ihre kollektive und individuelle berufliche Identität (vgl. Altmeppen 2022, S. 219ff.).

Empirisch lassen sich unterschiedliche Herausforderungen im Umgang mit Fehlertendenzen und Paradoxien im professionellen Handeln unterscheiden. Es kann darum gehen a) fachliche Einschätzungen argumentativ zu vertreten, b) beobachtetes Fehlverhalten zur Sprache zu bringen oder c) mit paradoxalen Verstrickungen und Scheitern umzugehen. Bevor ich diese Herausforderungen darstelle und Vorschläge mache, wie Auszubildende bei ihrer Suche nach einer Haltung zu solchen Arbeitsschwierigkeiten unterstützt werden können, nähere ich mich dem Thema Fehlerpotenziale und Paradoxien über professionstheoretische Überlegungen.

2 Professionelles Handeln und Fehlerpotenziale

Wie fehleranfällig berufliches Handeln ist, hängt wesentlich von der Komplexität und Offenheit der beruflichen Situationen ab. Pflegehandeln ist geprägt durch die Interaktion mit pflegebedürftigen Menschen und ihren Zugehörigen und zudem oft in komplexe interprofessionelle Arbeitszusammenhänge eingebunden. Nicht selten müssen Entscheidungen auf Basis unsicheren Wissens getroffen werden und erst im Nachhinein lässt sich sagen, ob eine berufliche Intervention den gewünschten Erfolg zeigt. In diesem Sinn ist pflegerisches Handeln durch Offenheit, Komplexität und Ungewissheit gekennzeichnet. Im pflegewissenschaftlichen und pflegedidaktischen Diskurs wird diese Spezifik pflegerischen Handelns häufig in Bezug zur strukturtheoretischen Professionstheorie nach Oevermann (1996) diskutiert (u.a. Friesacher 2008; Darmann-Fink 2022; Fachkommission 2020). Ein zentraler Aspekt in Oevermanns Theorie ist die Idee einer doppelten Professionalisierung, die sich in einer wissenschaftlich-reflexiven Haltung sowie einem praktisch-routinierten Können zeigt und sich über die Fähigkeit ausdrückt, das eigene Handeln rückwirkend begründen zu können. In dieser Vorstellung der doppelten Professionalisierung klingen unterschiedliche Wissensformen an, die für professionelles Handeln bedeutsam sind. Neben einem fundierten wissenschaftlichen

2 In mehreren pflegedidaktischen Studien wird die besondere Rolle der Auszubildenden zwischen ihrem Status als Lernende und als Arbeitnehmer:innen thematisiert (u.a. Fichtmüller/Walter 2007; Eylmann 2015; Kühme 2019). Auszubildende können sich demnach als (untergeordnete) Arbeitskraft empfinden oder selbstverständlich Lernende sein.

Wissen sind dies beispielsweise ein mit der Berufserfahrung anwachsendes Handlungs- und Erfahrungswissen. Letzteres umfasst implizite sowie explizite Wissensbestände und drückt sich in individuellen Überzeugungen, Deutungen und Handlungsmustern aus (Combe/Kolbe 2008, S. 860; Dausien/Hanses 2017, S. 180 f.). Diese unterschiedlichen Wissensbestände müssen umsichtig mit der jeweiligen Lebenssituation pflegebedürftiger Menschen in Verbindung gebracht werden (Schütze 2000, S. 58 f.).[3]

2.1 Was bedeuten diese Ansprüche an berufliches Handeln für Auszubildende?

Auszubildende verfügen noch nicht über umfangreiche disziplinäre Wissensbestände oder ein breites berufliches Handlungs- und Erfahrungswissen. Beides eignen sie sich erst mit der Ausbildung an. Sie haben daher Schwierigkeiten, Urteile in komplexen Situationen zu treffen, kommen zu Fehlurteilen oder begründen ihre Entscheidungen nicht umfassend genug (Fichtmüller/Walter 2007, S. 408 f.; Bohrer 2013, S. 174). Geraten schulisches Wissen und Erfahrungswissen in Konflikt miteinander, gäben die Lernenden meist dem Erfahrungswissen den Vorrang, so Bohrer (ebd., S. 178). Insbesondere am Beginn der Ausbildung sind Auszubildende daher auf Korrekturen und die professionellen Urteile von erfahrenen Pflegenden angewiesen.

2.2 Was bedeuten diese Merkmale professionellen Handelns mit Blick auf Fehlerpotenziale im Handeln?

Antworten zum Umgang mit Fehlerpotenzialen im professionellen Handeln finden sich in der interaktionistischen Professionstheorie von Schütze (2000). Schütze macht deutlich, dass sich Ebenen unterscheiden lassen, auf denen es zu Fehlern im professionellen Handeln kommen kann.

Die erste Ebene betrifft unbeabsichtigte Fehler, die sich grundsätzlich vermeiden lassen, auch wenn sie nicht immer vermeidbar sind. Beispielsweise eine unzureichende Dokumentation der Ausfuhrkontrolle, die dazu führte, dass in einem Seniorenheim eine Anurie erst spät entdeckt wurde (vgl. URL_1 CIRS, Fall-Nr: 139367) oder eine unzureichende Beachtung der Kostform bei einer Schluckstörung (vgl. URL_1 CIRS, Fall-Nr: 230422). Wie solche Fehler einzuschätzen sind – als vermeidbare und nicht vermeidbare unerwünschte Ereignisse – werde

3 Pflegerisches Handeln umfasst noch weitere Spezifika, beispielsweise einen reflexiven Umgang mit Nicht-Wissen oder Körper-Leib-Diskurse (vgl. u. a. Fachkommission 2020). Auf solch eine breite Einführung habe ich an dieser Stelle verzichtet.

im disziplinären Diskurs der jeweiligen Professionen entschieden. Dort würden Beurteilungs-, Kritik- und Kontrollverfahren der Unterscheidung entwickelt (vgl. Schütze 2000, S. 51). Für einen Teil des pflegerischen Handelns gibt es einen evidenzbasierten Konsens, aus dem sich geeignete Handlungsempfehlungen ableiten lassen. Dieser zeigt sich beispielsweise in Leitlinien, Expertenstandards und ethischen Kodizes, die Pflegende zu einem sorgsamen Umgang mit Fehlerpotenzialen verpflichten (vgl. Schmidt 2022, S. 150). Auch für Kontrollverfahren gibt es einschlägige Beispiele, wie das Berichts- und Lernsystem für kritische Ereignisse in der Medizin (Critical Incident Reporting-System CIRS; vgl. URL_1). Fehler auf dieser Ebene des Handelns lassen sich verhältnismäßig einfach identifizieren, da es einen disziplinären Konsens zu normativen Bewertungsmaßstäben gibt (vgl. Kart 2024).

In komplexen Pflegesituationen wird allerdings schnell deutlich, dass es unterschiedliche Sichtweisen auf das Gelingen bzw. Misslingen der jeweiligen Situation gibt und sich Fehler daher weniger klar benennen lassen (vgl. Wehner/Mehl 2016, S. 224). Auf dieser zweiten Ebene geht es um Fehlertendenzen, die aus widersprüchlichen Anforderungen entstehen und zu Irritationen im Handeln führen können. Schütze spricht in diesem Zusammenhang von Paradoxien. Paradoxien gehen, so Schütze, auf berufliche Kernprobleme zurück, die grundlegend für das professionelle Handeln sind und sich nicht auflösen lassen (Schütze 2000, S. 50 f.). Dies sind beispielsweise die Näheantinomie, die durch das Aufeinandertreffen diffus-emotionaler und spezifisch-distanzierter Beziehungslogiken entsteht, das spannungsreiche Verhältnis von Autonomie und Fürsorge oder standardisierte Dokumentationsverfahren, die einerseits Arbeitsroutinen sicherstellen und anderseits der Individualität der pflegebedürftigen Person entgegenstehen können (ebd., S. 78 f., siehe auch Helsper 2016).[4] Die Frage, wie professionelles Handeln im Umgang mit solchen Paradoxien einzuschätzen ist, richtet sich auf die Art und Weise der jeweiligen Situationsbearbeitung. Solche Einschätzungen sind deutlich diffuser als die Identifizierung von Fehlern auf der zuvor beschriebenen ersten Ebene des professionellen Handelns.

Wenn professionell Handelnde widersprüchliche Situationen einseitig auflösen, beispielsweise durch ein vermeintliches Erledigen und Abarbeiten oder durch Vermeidungs- und Umgehungsstrategien, entstehen systematische Fehlertendenzen im beruflichen Handeln, so Schütze. Dies ist die dritte Ebene, die für einen professionellen Umgang mit Fehlertendenzen und Paradoxien bedeutsam ist. Werden diese systematischen Fehlertendenzen nicht erkannt und bearbeitet, kann es zu chaotischen Verstrickungen von Arbeitsabläufen kommen. Schütze

4 Die Verwendung der beiden Begriffe „Antinomien und Paradoxien“ geht auf die jeweiligen Professionstheorien zurück, auf die Bezug genommen wurde (Schütze 2000; Helsper 2016). Auf eine tiefere analytische Unterscheidung der Begriffe wird in diesem Beitrag verzichtet. Dass solch eine analytische Unterscheidung ebenfalls erkenntnisreich sein kann, zeigt beispielsweise die Studie von Prokopp (2000).

spricht in diesem Zusammenhang von einem Untergrabungschaos. Im Gegensatz zu den normalen und alltäglichen Irritationen, die durch widersprüchliche Anforderungen ausgelöst werden, sei das Untergrabungschaos für professionell Handelnde nicht aushaltbar und nicht beherrschbar (Schütze 2000, S. 51 f.). „Der Professionelle läuft nun mehr Gefahr, in einen Circulus vitiosus mit Fallencharakter, d. h. in eine schier unentrinnbare „Berufsfalle" [...] hineingezogen zu werden." (ebd., S. 67)

Grundke (2011) konnte in einer biografieanalytischen Studie solche systematischen Fehlertendenzen in der Pflegearbeit empirisch nachzeichnen.

> „Eine typische suboptimale Umgangsstrategie mit Kernproblemen und Paradoxien professionellen Handelns ist der Versuch wegzuschauen, sich vom Leid des zu Pflegenden abzugrenzen – mit der Folge der Abstumpfung oder des sich Flüchtens in die Stationsroutine. Dies untergräbt, sobald es wiederum bewusst wird – und es wird bereits bei einem ersten reflexiven Nachdenken bewusst – das berufliche Selbstverständnis weiter, mit der Folge, dass die betroffenen Pflegekräfte psychische Erschöpfung bis hin zu Burnout-Symptomen beklagen." (ebd., S. 158)

Wie dieses Zitat zeigt, geht es im Zusammenhang mit systematischen Fehlertendenzen nicht ausschließlich um eine Vermeidung abgrenzbarer Fehler, sondern um das Risiko eines grundsätzlichen Scheiterns pflegerischer Arbeitsprozesse und eine damit einhergehende Bedrohung der beruflichen Identität. Es stellt sich die Frage, wie systematische Fehlertendenzen stärker in den Fokus von Auszubildenden gerückt werden können, insbesondere, da sich Desillusionierungen schon während der Pflegeausbildung nachzeichnen lassen (vgl. Altmeppen 2022).

Schützes grundlagentheoretische Ausführungen zu Fehlertendenzen und Paradoxien des professionellen Handelns bieten einen breiteren Analyserahmen für Fehler im professionellen Handeln an, als dies üblicherweise im Diskurs um Fehler der Fall ist (vgl. u. a. Engi 2024; Schmidt 2022). Neben Fehlern, im Sinne von unbeabsichtigten aber vermeidbaren kritischen Ereignissen kommen Irritationen aufgrund paradoxaler Anforderungen und systematischer Fehlertendenzen, die zu Identitätsbedrohungen werden können, in den Blick. Wie sich solche Arbeitsschwierigkeiten auf die Ausbildung auswirken können, ist Gegenstand des nächsten Kapitels.

3 Fehlertendenzen und Paradoxien im pflegerischen Handeln aus Sicht von Auszubildenden

Die folgenden empirischen Bezüge stammen aus meiner Promotionsforschung (Altmeppen 2022). In der Arbeit habe ich anhand von 15 narrativen Interviews (Schütze 1983) Wechselwirkungen zwischen der Biografie sowie Lern- und

Bildungsprozessen untersucht. Ich konnte zeigen, dass Auszubildende erhebliche biografische Arbeit leisten, um eine Haltung zum Pflegeberuf auszubilden und einen Umgang mit beruflichen Herausforderungen zu finden. Um Prozesse der beruflichen Identitätsarbeit mit ihrem komplexen Bedingungsgefüge besser in den Blick zu bekommen, habe ich die zuvor biografieanalytisch ausgewerteten narrativen Interviews mittels der Grounded Theorie Methodologie (Strauss 1994) einer zweiten Datenanalyse unterzogen. So konnte ich vier Kategorien beruflicher Identitätsarbeit rekonstruieren, die unter anderem zeigen, wie Auszubildende eine Haltung und Handlungsstrategien zu hartnäckigen Arbeitsschwierigkeiten entwickeln. In diesem Zusammenhang spielt der Umgang mit Fehlertendenzen und Paradoxien im Pflegehandeln eine zentrale Rolle. Im Folgenden stelle ich drei Kategorien vor, die ich anschließend vor dem Hintergrund weiterer empirischer Studien zu Lern- und Bildungsprozessen in der Pflegeausbildung diskutiere (u. a. Winter 2020; Fichtmüller/Walter 2007; Kühme 2019; Balzer 2019; Bestvater 2021). In den ersten beiden Kategorien – fachliche Einschätzungen argumentativ vertreten und beobachtetes Fehlverhalten zur Sprache bringen – geht es um Fehler und Fehlertendenzen, die grundsätzlich bestimmbar sind. Die letzte Kategorie – mit paradoxalen Verstrickungen und Scheitern umgehen – steht im Zusammenhang mit teils schwer durchschaubaren Verwicklungen im beruflichen Handeln.

3.1 Fachliche Einschätzungen argumentativ vertreten

Unter diese Kategorie fallen Bemühungen von Auszubildenden, eigene fachliche Urteile zu fällen und diese auch gegen Widerstand gegenüber Dritten zu vertreten.[5] Die Daten aus meiner Promotionsstudie legen nahe, dass Auszubildende abweichende fachliche Einschätzungen eher nicht offen zur Sprache bringen. Ein Auszubildender fasst sein Erleben in folgende Worte: „Man hinterfragt jeden Moment, man hinterfragt jeden Kollegen und guckt, was macht der. Ne? Aber du sagst jetzt lieber nichts." (Markus Kraus, Z. 1130)

Eine Ursache für die Zurückhaltung sind befürchtete negative Konsequenzen, wie sie im einführenden Zitat von Dorothea Buch bereits angeklungen sind. Auszubildende erleben deutlich, dass sie sich mit abweichenden fachlichen Einschätzungen in einem spannungsreichen Machtgefälle bewegen und ihre Position in den Pflegeteams schnell prekär werden kann (Altmeppen 2022, S. 220 f.). Dies zeigt sich auch in der Schilderung eines anderen Auszubildenden. Arne Möller

5 Diese Kategorie findet sich in meiner Promotionsstudie als Subkategorie mit dem Titel „Eigene Positionen vertreten" unter der Kategorie „Eine Position in der sozialen Welt der Pflege einnehmen". In meiner Promotionsstudie habe ich auf die engen Bezüge zwischen dieser Subkategorie und der Kategorie „Behebbare Fehler im Kontext normaler beruflicher Handlungsprobleme" verwiesen (Altmeppen 2022, S. 313 f.).

berichtet, dass sich die Tochter einer Bewohnerin beschwert habe, da das Essen ihrer Mutter auf dem Boden lag. Alle Pflegeden seien daraufhin aufgefordert worden, eine schriftliche Stellungnahme zu dem Vorkommnis zu verfassen.

> „Und ich habe eben geschrieben, weil wir so einen geschützten Bereich hatten auch extra für Demenzkranke, dass es eben besser wäre oder ich fände besser/ dass sie da besser aufgehoben wäre. Und danach kam dann auch ziemlich heftig Widerstand von der Leitung, ganz viele Gespräche, dass ich da nicht in die Pflege gehöre, wenn ich so was schreibe und dies und das. Und dann sollte ich die Stellungnahme noch berichtigen. Habe ich dann auch gemacht, aber ich hatte kein gutes Gewissen dabei, weil ich es eben anders gefühlt habe und auch so meinte, wie ich es damals geschrieben hatte." (Arne Möller, Minute 6:20 bis 7:46)

Ähnlich wie bereits beim Eingangszitat von Dorothea Buch lässt sich auch aus dieser Schilderung nicht schließen, ob die Einschätzung von Arne Möller fachlich gut begründet ist. Wohl aber, dass er zu einer abweichenden Einschätzung der Situation gekommen ist, die er offenbar nicht hinreichend argumentativ vertreten kann. Er begründet seine Einschätzung mit seinem Gefühl und seinem Gewissen. Disziplinäre Wissensbestände, beispielweise zur Einschätzung einer Demenz oder zur Deeskalation in einem Konflikt mit Angehörigen, kommen in der Schilderung nicht zum Tragen. Vermutlich verfügt Arne Möller noch nicht über solche Wissensbestände und greift daher auf lebensweltliches und alltägliches Wissen zurück, die im besagten Gefühl ihren Ausdruck finden.

In beiden geschilderten Fällen – Dorothea Buch und Arne Möller – werden unterschiedliche fachliche Einschätzungen nicht zu einem produktiven Lerngegenstand, beispielsweise um die Angemessenheit einer pflegerischen Intervention. Dorothea Buch kommt zu dem Schluss, dass Auszubildenden fachliche Diskurse nicht zugestanden werden, und das, obwohl sie versucht habe nachzuweisen, dass sie recht gehabt habe: „Ich habe am Nachmittag mit meiner Freundin im Hefter nachgeguckt, ich hatte Recht, wie ich es machen wollte." (Dorothea Buch, Z. 1037 f.)

Spannend an dieser Stelle ist die Art der Rechtfertigung, die Dorothea Buch vorbringt. Sie bezieht sich offenbar auf Wissensbestände, die ihr am Lernort Schule vermittelt wurden. Zweifel gegen über dem, was in ihrem Hefter steht, scheinen ihr angesichts der abweichenden Einschätzung ihrer Praxisanleiterin nicht zu kommen.[6] Es kommt nicht zu einem Austausch zwischen Dorothea Buch und ihrer Praxisanleiterin, in dem unterschiedliche Wissensbestände

---

6 Solche Zweifel sind durchaus berechtigt. Simon (2019, S. 303 ff.) konnte in ihrer Studie zeigen, dass Lehrer:innen den Einbezug pflegewissenschaftlicher Erkenntnisse in ihren Unterricht eher vermeiden: unter anderem, da sie davon ausgehen würden, dass dieses Wissen kaum Anwendungsbezüge aufweist und von den Auszubildenden abgelehnt werde.

aufeinander bezogen und mit der konkreten Handlungssituation in Verbindung gebracht werden. Solche Diskurse sind zentral, damit Auszubildende eine fundierte Urteilsbildung lernen können.

3.2 Beobachtetes Fehlverhalten zur Sprache bringen

Anders als in der vorangegangenen Darstellung geht es in dieser Kategorie nicht um klar eingrenzbare fachliche Einschätzungen zur Angemessenheit beruflicher Entscheidungen, sondern um ein systematisches Fehlverhalten einzelner Pflegender. Meist handelt es sich um ein Hinwegarbeiten über die Bedürfnisse der zu pflegenden Menschen bis hin zu gewaltgeneigten Situationen. Diese von den Auszubildenden geschilderten Situationen standen oft im Zusammenhang mit routinierten Tätigkeiten, wie der Nahrungsaufnahme oder Mobilisation. Dies zeigt beispielsweise die Schilderung von Christopher Lang:

> „Das war dann wieder so ein so ein Kulturschock gewesen, weil da waren dann wirklich auch so Ungelernte (-). Die irgendwie /ich weiß nicht, die sahen zum Teil aus, als ob die gerade aus dem Fitnesscenter gekommen sind und hochgerupft in den Betten [man hört, dass Christopher Lang die Tätigkeiten demonstriert]. ‚So, jetzt Mund auf und jetzt hier rein, stopf, stopf, stopf' und so. ‚Ja, wir müssen ja hier dokumentieren, die müssen am Tag müssen die mindestens eineinhalb Liter getrunken haben, sonst kriegen wir hier Ärger.' Ja, konntest du halt in gewisser Weise nachvollziehen, die hatten ihr Pensum zu erfüllen und so, aber das war natürlich so genau das Gegenteil von dem, was man dann in der Schule gelernt hat." (Christopher Lang, Z. 476-484)

Wenn Auszubildenden von einer Gestaltungsmacht in solchen Pflegesituationen ausgehen, kategorisierten sie dieses Verhalten als unzulässiges Fehlverhalten von Pflegenden. Insbesondere am Anfang der Ausbildung fällt es Auszubildenden schwer, zügig durchgeführten Routineverfahren etwas entgegenzusetzen.[7] Dies kann zu einer schambesetzten schuldhaften Verstrickung und zum Gefühl der Mittäter:innenschaft führen, wie das Beispiel von Ella Sanchez zeigt:

> „Was mich immer so gestört hat, ist, wenn bettlägerige Patienten nicht zugehört wurde, wenn irgendwie gesagt wurde: ‚Jetzt gehen wir mal rein, jetzt lagern wir mal eine Runde. Machen Sie mal kurz eine Brücke und bupp-babupp babumm.' Und die die ganze Zeit irgendwie immer was dagegen sagen wollen und wir immer so: ‚Huphup.' Und dass einfach ganz viel über den Kopf hinweg gewischt wird. Dass nur reingekommen wird, Tür auf, wir lagern Sie jetzt und dann geht es auf die Seite und dann wird

7 Dieser Eindruck wird durch die empirischen Erkenntnisse von Winter (2020, S. 59ff.) gestützt.

wieder rausgegangen. Und der Patient wird gar nicht gehört. [...] Und das fand ich immer schon sehr schwierig, mit mir selber dann, wo ich dann irgendwie die ganze Zeit den Patienten gesehen habe und gesehen habe, wie er dann irgendwie versucht zu kommunizieren oder sich zu wehren. Aber man irgendwie auch mitgemacht hat. Und dieses Mitmachen, da habe ich mich immer ganz schlecht gefühlt, weil ich mich dann irgendwie auch nicht getraut habe, gerade am Anfang, irgendwie was dagegen zu machen oder es anders zu machen." (Ella Sanchez, Z. 465–482)

Das Hineingezogen-Werden in solche Situationen kann die berufliche Identität der Auszubildenden erheblich erschüttern. Philipp Damm kommt beispielsweise mit Blick auf systematische Fehlertendenzen von Pflegenden und Ärzt:innen zum Schluss: „Ich finde es schade, dass der Beruf nichts für mich ist. Aber ich habe Angst davor, so zu werden wie die Pfleger, die ich nicht mochte." (Philipp Damm, Z. 882–884) Anderes als andere Auszubildende gelingt es Philipp Damm nicht, seine Bedenken anzusprechen oder anwaltschaftlich für die Belange der zu pflegenden Menschen einzutreten. Dies verstärkt seine Distanzierung zum Pflegeberuf.

Das Eintreten für die Belange der zu pflegenden Menschen ist eine Möglichkeit für Auszubildende, mit der schuldhaften Verstrickung und dem Gefühl der Mittäter:innenschaft umzugehen. In den Beispielen meiner Promotionsarbeit erfolgte solch ein Eintreten erst im Nachhinein. Meistens wurden dafür Praxisanleiter:innen oder andere Personen ins Vertrauen gezogen.

Exkurs zu Gesprächsdynamiken in Beschwerdesituationen:

Um rückwirkend die Situation aufarbeiten zu können, müssen die Auszubildenden die erlebte Szene nachträglich rekonstruieren. Günthner (2000) weist darauf hin, dass solchen Beschwerdegeschichten eine besondere Dynamik innewohnt. Insbesondere wenn über Fehler berichtet wird, beeinflusst die Ungeheuerlichkeit des Vorfalls die Darstellung (ebd., S. 223 f.). Die Geschichten sind affektiv aufgeladen, ziehen die Zuhörenden in den Bann und laden zur Entrüstung ein (ebd., S. 203). Typisch sind Reformulierungen wörtlicher Rede. Den handelnden Personen wird eine Stimme verliehen. Über die Tonalität wird die Spannung erhöht und zwischen adäquaten und inadäquaten Verhalten unterschieden (ebd., S. 228 ff.). Solche Dynamiken finden sich in meinem Material deutlich wieder, wie die beiden aufgeführten Beispiele von Christopher Lang und Ella Sanchez zeigen.[8]

Werden Beschwerden innerhalb der Teams vorgebracht, müssen die Auszubildenden vorsichtiger agieren. Sie befinden sich in einer riskanten Situation, da die Beschwerde erhebliche Konsequenzen für die beschuldigten Kolleg:innen,

---

8 Es ist wichtig zu beachten, dass ich nicht die originalen Beschwerdesituationen rekonstruiert habe, sondern die Art und Weise, wie mir von unterschiedlichen Situationen berichtet wurde. Dennoch lassen sich die beschriebenen Dynamiken von Günthner (2000) nachzeichnen. Ich danke an dieser Stelle Sabrina Künzel, die mich in unseren gemeinsamen Forschungswerkstätten für diese spannenden Parallelen sensibilisiert hat.

aber auch für sie selbst haben kann. Beide sind von der Gefahr bedroht, diskreditiert zu werden. Solche Beschwerdesituationen erinnern an eine Gerichtsverhandlung, in der die Auszubildenden die Anklage führen und sich gleichzeitig im Zeugenstand befinden und um ihre Glaubwürdigkeit fürchten müssen. Wie ich in meiner Promotionsstudie zeigen konnte, muss die Beschwerde einerseits detailliert dargelegt und untermauert werden, beispielsweise über das Benennen weiterer Zeug:innen, durch das Berufen auf ethische Grundsätze und über die Ernsthaftigkeit des Vorfalls. Andererseits müssen Auszubildende auf eine ausgewogene Darstellung achten und die Umstände, die zu der Situation geführt haben, berücksichtigen. Sie dürfen sich nicht von der Dynamik der Beschwerdegeschichte zu Übertreibungen oder Zuspitzungen hinreißen lassen, da dies ihre Glaubwürdigkeit infrage stellen könnte. Gelingt es den Auszubildenden nicht, andere von der Ernsthaftigkeit des beobachteten Fehlverhaltens zu überzeugen, drohen ihnen schwere Konsequenzen. Ella Sanchez wird beispielsweise, nachdem sie sich für die Belange einer Patientin eingesetzt hat, eine Kündigung in der Probezeit angedroht (vgl. Altmeppen 2022, 277 f.). Die Dynamik von Beschwerdegeschichten sensibilisiert für Schutzräume, die Auszubildende brauchten, um systematische Fehlertendenzen zur Sprache bringen zu können.

3.3 Mit paradoxalen Verstrickungen und Scheitern umgehen

In dieser Kategorie geht es um Fehlertendenzen, die sich aus komplexen Fallverwicklungen ergeben und von Auszubildenden als Scheitern pflegerischer Arbeitsprozesse empfunden werden. Wie oben dargelegt sind Paradoxien im Handeln unumgehbar „[...] die professionelle Akteurin muß sich immer wieder neu an ihnen abarbeiten, ob sie das will oder nicht“ (Schütze 2000, S. 51). Solche Paradoxien sind in den beiden vorangegangenen Kategorien aufgeschienen, beispielsweise in der Schwierigkeit, Entscheidungen angesichts einer unklaren Wissengrundlage treffen zu müssen oder in dem Risiko, dass Routineverfahren (wie Trinkprotokolle), die eigentlich die Sicherheit der zu pflegenden Menschen gewährleisten sollen, ein Hinwegarbeiten begünstigen können (vgl. Schütze 2000, S. 70 f.).

In meiner Promotionsstudie konnte ich nachzeichnen, dass einige Auszubildenden erhebliche Schwierigkeiten haben, Paradoxien im Pflegehandeln zu erkennen. Teilweise kommt es zu generalisierten Wahrnehmungen, in denen sich kaum noch Formen einer professionellen Bearbeitung zeigen.

> „Der Professionelle bemerkt die unaufhebbaren Kernprobleme – und das ist noch schlimmer: die mit ihnen verbundenen systematischen Fehler bei der Arbeit – zunächst gar nicht im Sinn von analytisch eingrenzbaren Merkmalen seines Handelns [...].“ (Schütze 2000, S. 66)

Schütze bezieht sich hier auf erfahrene Berufsangehörige. In meiner Promotionsstudie konnte ich zeigen, dass auch Auszubildende zu einseitigen Deutungen und Ausblendungen tendieren (vgl. Altmeppen 2022, 278 ff.). Wenn die Steuerung des Pflegeprozesses schwierig ist, begünstigt dies einseitige Deutungen von Auszubildenden. Dies ist insbesondere der Fall, wenn pflegebedürftige Menschen nur noch sehr niedrige Erwartungen an das eigene Leben haben und ihnen „keine grundsätzlichen, längerfristigen biographisch gestaltungswirksamen Pläne und Entwürfe mehr realisierbar [erscheinen] " (Detka 2011, S. 161). Solche tiefgreifenden Resignationen zu pflegender Menschen können Unverständnis und teilweise auch starke Ohnmachtsgefühle bei Auszubildenden auslösen (vgl. Altmeppen 2020, S. 261).

Dies ist beispielsweise bei Yaron Hirsch der Fall: Er berichtet von einer 90-jährigen Frau, die in ihrer eigenen Wohnung durch einen ambulanten Pflegedienst betreut wird und trotz vielfältiger Bemühungen nicht dazu zu bewegen ist, ihren Rollstuhl zum Schlafen zu verlassen. Die Situation spitzt sich über Monate weiter zu. Es entwickeln sich vielfältige Pflegeprobleme, die nicht mehr beherrschbar sind, unter anderem eine dramatische Wundsituation. Versuche, die 90-jährige Frau über den Betreuer zu erreichen, scheitern. Es wird die Entscheidung getroffen, die Frau weiterhin im Rollstuhl schlafen zu lassen. Da sie umfassenden Pflegemaßnahmen ablehnend gegenübersteht, übernehmen die Pflegenden vorrangig die Nahrungszubereitung und, soweit dies zugelassen wird, kleinere hauswirtschaftliche Tätigkeiten. Trotz dieser verengten Handlungsspielräume hält die verantwortliche Pflegende weiterhin an einer umfassenden Planung des Pflegeprozesses fest. Deren Sinn erschließt sich für Yaron Hirsch nicht. Aus seiner Sicht kann die Pflegesituation nicht beeinflusst werden. Die 90-jährige Frau verstirbt letztendlich an den Folgen der Wundheilungsstörungen und einer Infektion (vgl. Altmeppen 2022, S. 278 f.).

In dieser Situation kommen unterschiedliche paradoxale Herausforderungen zum Ausdruck. In Anlehnung an Schütze (2000, S. 78 f.) sind dies:

- Das Spannungsverhältnis zwischen dem Selbstbestimmungsrecht der 90-jährigen Frau und dem professionellen Selbstanspruch, Hilfe zu leisten. Dieses Spannungsverhältnis wird durch die Abrechnungslogiken der ambulanten Pflege verstärkt.
- Die Eingrenzung der Entscheidungsfreiheit der zu pflegenden Person durch professionelle Pflegeinterventionen (auch wenn sich die 90-jährige Frau diesen Interventionen zu entziehen scheint).
- Die Schwierigkeit, Prognosen über die weitere Entwicklung zu treffen und gleichzeitig entscheiden zu müssen, ob man weiter zuwartet oder sofort interveniert.
- Der Widerspruch zwischen normativen Vorgaben (auch haftungsrechtlichen) und dem Untergraben des Vertrauensverhältnisses durch das Hinzuziehen Dritter (beispielsweise des Betreuers und Ärzt:innen).

Eine verstehende Annäherung an die Beweggründe, im Rollstuhl schlafen zu wollen, kommt in der Schilderung von Yaron Hirsch nicht zum Ausdruck. Im Gegenteil, die Leidenssituation der 90-jährigen Frau tritt immer weiter in den Hintergrund. Aus Yaron Hirschs Sicht steht diese Situation für ein systematisches Scheitern des Pflegeprozesses, welches sich in einer grundsätzlichen Handlungsohnmacht der Pflegenden ausdrückt.

> Diese Sicht „verhindert jedwede Erfolgserfahrung und zwingt zu dem beschämenden Eingeständnis von negativen Bearbeitungsergebnissen, der dabei gemachten eigenen Fehler und der entsprechenden Schuldverstrickungen. Es verdichtet sich ein umfassendes Inkompetenz- und Schuldgefühl, welches die Tätigkeit zu Problembearbeitung lähmt, die biographische Identität immer mehr untergräbt und progressiv alle Impulse entmutigt, die Ursachen der Misere beherzt und umsichtig zu bearbeiten." (Schütze 2000, S. 70)

Aus Yaron Hirschs Schilderung lässt sich nicht eindeutig klären, welche Sicht die Pflegende, die an der umfassenden Pflegeplanung festhält, auf die Situation hat. Möglicherweise versucht sie bis zum Schluss, die Leidenssituation der 90-jährigen Frau zu lindern, ohne dass sich Yaron Hirsch dessen gewahr wird.

In den narrativen Interviews, die ich geführt habe, finden sich kaum Schilderungen, in denen zum Ausdruck kommt, dass Auszubildende wahrnehmen, wie examinierte Pflegende herausfordernde Pflegesituationen umsichtig ausbalancieren. Nimmt man diesen Befund ernst, muss davon ausgegangen werden, dass sich für Auszubildende wichtige Anteile des professionellen Handelns nicht vollständig erschließen. Es stellt sich daher die Frage, wie komplexe Aushandlungsprozesse im Kontext paradoxaler Anforderungen besser ins Blickfeld der Auszubildende gebracht werden können.

3.4 Zwischenfazit

Die empirischen Einblicke zeigen, dass sich über eine professionstheoretische Analyse (vgl. Kapitel 2) Fehler im Pflegehandeln umfassend entfalten lassen. Neben unbeabsichtigten Fehlern kommen auch paradoxale Anforderungen – die nicht mit Fehler gleichzusetzen sind, diese aber begünstigen können – und Fehlerpotenziale im Kontext komplexer Fallverstrickungen in den Blick. Zudem macht der Bezug zur interaktionellen Professionstheorie von Schütze deutlich, dass Fehler im professionellen Handeln, wenn sie nicht reflexiv eingeholt werden, sowohl die berufliche als auch die biografische Identität untergraben können. Von solchen destruktiven Prozessen können auch schon Auszubildende betroffen sein, teils mit der Folge, dass sie sich vom Pflegeberuf abwenden oder Ansprüche an eine komplexe Gestaltung des Pflegeprozesses aufgeben (vgl. Altmeppen 2022).

Wie im Kapitel 3.1 ausgeführt, kann es für Auszubildende riskant sein, sich mit abweichenden fachlichen Einschätzungen zu positionieren. Auf einen schweren Stand, den Auszubildende haben, wenn sie sich gegen stationsinterne Gepflogenheiten positionieren, haben auch Fichtmüller und Walter (2007, S. 503 f., S. 581 ff.), Kühme (2019) und Balzer (2019) hingewiesen. Dieser schwere Stand verweist auf Machtbeziehungen, die zentral für die Bewertung von Fehlern sind. Auch Bestvater (2021) kann in ihrer empirischen Studie zeigen, dass Fehler und deren Bewertung „abhängig von der Definitions- und Sanktionsmacht“ (ebd., S. 155) sowie von normativen Einstellungen der beruflich Handelnden sind.

> „Eine Analyse der Fehlerkultur lässt somit Rückschlüsse auf die in einer Organisation geltenden Normen und Werte zu. Denn das Wissen darüber, was von wem, weswegen als Fehler bezeichnet wird und darüber, was zum Fehler führte und welche Konsequenzen sich daraus ergeben, verweist auf die geltenden Werte – abseits der nach außen dargestellten Absichten und Leitbilder.“ (Bestvater 2021, 162)

Wenn Auszubildende fachliche Positionen gegen Widerstand vertreten oder Fehlverhalten ansprechen, lernen sie demnach auch immer etwas über die geltenden Normen im Umgang mit Fehlern und Fehlertendenzen (siehe auch Harteis/Bauer/Heid 2006), beispielsweise ob Fehler vorrangig einzelnen Personen zugerechnet werden oder Ursachen auch in der Organisation der Arbeit und den Arbeitsbedingungen gesehen werden. Ein weiteres Beispiel für solch einen informellen Lernprozess zeigt sich im oben beschriebenen Fazit von Dorothea Buch, dass Auszubildenden fachliche Diskurse nicht zugestanden würden (vgl. Kapitel 3.1).

Im Folgenden zeige ich einige Schlussfolgerungen für Lernprozesse auf, die sich aus der dargestellten Sicht der Auszubildenden auf Fehlertendenzen und Paradoxien ergeben.

4 Schlussfolgerungen für Lernprozesse am Lernort Pflegepraxis

Viele Lernangebote in der Pflegeausbildung sind darauf ausgerichtet, Fehler oder Fehlertendenzen im Pflegehandeln möglichst zu vermeiden. Wenn man von einem breiten Fehlerverständnis ausgeht, wie ich dies in diesem Beitrag vorschlage, kann man sich fragen, ob nicht gar ein Großteil der Ausbildung auf eine Sensibilisierung für solche Fehlertendenzen zielt. Dies betrifft die Aneignung disziplinären Wissens und die Verschränkung dieses Wissens mit authentischen Handlungssituationen, reflexive Lernangebote, insbesondere wenn diese sich auf Widersprüche richten, Übungen am dritten Lernort und vieles mehr.

Hinzukommen Lehr-Lern-Arrangements, die explizit auf den Umgang mit Fehlertendenzen ausgerichtet sind (vgl. Fachkommission 2020, S.73, S. 244, Sauerwein 2017). Diese Vielfalt an möglichen Anknüpfungspunkten kann in diesem Beitrag nicht entfaltet werden, daher beschränke ich mich auf ausgewählte Impulse, die einen direkten Bezug zu den empirischen Beispielen haben und sich auf Lernprozesse am Lernort Praxis beziehen.

Wie eingangs beschrieben, zeigt sich für Auszubildende am Handeln erfahrener Pflegender, ob Fehlertendenzen und Paradoxien im Pflegehandeln professionell gehandhabt werden oder nicht. Mit anderen Worten: Der Umgang mit Fehlertendenzen wird vorrangig an realen Pflegesituationen gelernt. Daher ist es sinnvoll, eine Unterscheidung zwischen einem eher informellen Lernen in der Pflegepraxis und einem Lernen in didaktisierten Lehr-Lern-Arrangements zu treffen.

Informelles Lernen in der Pflegepraxis

Damit Auszubildende lernen können, mit Fehlern und systematischen Fehlertendenzen professionell umzugehen, sollten sie in Aushandlungskontexte eingebunden werden, in denen sich erfahrene Pflegende über Fehler austauschen. Ob ein beobachtetes Fehlverhalten oder systematische Fehlertendenzen zur Sprache gebracht werden können, hängt dabei auch von Rahmenbedingungen ab, die Auszubildende und Mitarbeiter:innen ermutigen, sich einzumischen (vgl. Hilliger 2024). Dies ist beispielsweise der Fall, wenn in der jeweiligen Einrichtung eine Sicherheitskultur für den Umgang mit unbeabsichtigten Fehlern und kritischen Ereignissen etabliert wurde.[9] Wenn solche Strukturen vorhanden sind, können Auszubildende mit dem jeweiligen Fehlermanagement des Arbeitsbereiches bekannt gemacht werden. Sie können eingeladen werden, Fehler, die sie wahrnehmen, anzusprechen und gemeinsam mit erfahrenen Pflegenden angemessene Beurteilungsmaßstäbe für die konkrete Situation auszuloten.

Systematische Fehlertendenzen benötigen darüber hinaus Formate „in denen Fachkräfte ihre Praxis gemeinsam reflektieren und dabei nicht isoliert auf die Handlungsebene blicken, sondern auch den Einfluss von Rahmenbedingungen und organisationalen Strukturen in Augenschein nehmen“ (Kart 2024, S. 59). Dies ist beispielsweise über kollegiale Fallbesprechungen oder Supervisionen möglich.

9 Eine umfassende Etablierung einer wertschätzenden Fehler- und Lernkultur für ambulante und stationären Pflegeeinrichtungen wurde von der konzertierten Aktion Pflege gefordert (vgl. Bundesministerium für Gesundheit 2020, S. 76).

Didaktische Formate für die Pflegepraxis

Neben solchen grundsätzlichen Praktiken zur Professionsentwicklung, an denen alle Mitglieder eines Teams teilnehmen, brauchen Auszubildende auch spezielle didaktisierte Formate, die ihnen helfen, ihre Einschätzungen umfassend zu begründen, paradoxale Verstrickungen zu erkennen und in denen sie lernen, eine Position zu systematischen Fehlertendenzen und dem Scheitern von Arbeitsprozessen zu entwickeln. Es geht um die Etablierung einer pädagogischen Praxis, in der die oben beschriebenen Machtverhältnisse umsichtig gehandhabt werden. Mit Blick auf die dargestellten Dynamiken von Beschwerdeaktivitäten geht es dabei beispielsweise um Schutzräume, in denen Auszubildende ihre Wahrnehmungen und Erfahrungen teilen können, ohne dass sie für gegebenenfalls nötige Konsequenzen verantwortlich gemacht werden. Dies können beispielsweise Fallbesprechungen sein, an denen neben einer geschulten Gesprächsleitung nur Auszubildende des jeweiligen Arbeitsortes teilnehmen. Die Frage, welche Konsequenzen sich aus Schilderungen von Auszubildenden zu systematischen Fehlertendenzen oder gewaltgeneigten Situationen ergeben, muss parallel zu solchen didaktischen Angeboten über institutionelle Gewaltschutzkonzepte abgesichert werden.

Wie oben ausgeführt, haben Auszubildende Schwierigkeiten, paradoxale Verstrickungen zu erkennen, wenn sie diese mit dem Scheitern professioneller Bemühungen in Verbindung bringen. Ein Gesprächsformat, das Anfänger:innen hilft, einen Umgang mit komplexen Fallverwicklungen zu erlernen, ist das Triadengespräch nach Dick et al. (2016). Dieses Gesprächsformat wurde meines Wissens noch nicht im Kontext der Pflegeausbildung erprobt, daher skizziere ich es im Folgenden knapp.

Exkurs zum Triadengespräch

Die Methode wurde im Kontext der professionellen Aufarbeitung von Misserfolgen umfassend erprobt (Jacob/Dick 2017). Sie zielt auf eine Weitergabe des erfahrungsbasierten und personengebundenen Wissens von erfahrenen Expert:innen an berufliche Anfänger:innen. Das Gespräch wird im Beisein einer dritten Person geführt, die mit Bezug auf das Thema Laie ist. Dies können zum Beispiel Angehörige anderer Berufsgruppen sein. Das Gesprächsthema kann von der bzw. dem Auszubildenden, der erfahrenen Pflegeperson oder auch über institutionelle Vorschläge eingebracht werden. Letzteres können beispielsweise anonymisierte verschriftlichte Handlungssituationen sein.[10] Das Einbringen von solchen Fremd-

10 Neben der hier geschilderten Situation der „90-jährigen Frau“ (siehe ausführlicher auch Altmeppen 2022, S. 178 f.) eignet sich für komplexe Fallverstrickungen auch die Geschichte von Dorothea Buch über „den ganz armen Menschen“ (ebd., S. 262). Fehler und ihre Konsequenzen können beispielsweise anhand der Fallsammlung des Aktionsbündnis Patientensicherheit e. V. (2008) thematisiert werden.

fällen hat den Vorteil, dass sich die Expert:innen nicht selbst belasten müssen, wenn sie sich beispielsweise zu Fehlern oder Fehlverhalten positionieren. Zentral ist, dass das Thema einen klaren Bezug zu Herausforderungen hat, die die Anfänger:innen erleben (Dick et al. 2016, S. 336). Dies kann beispielsweise der Umgang mit Pflegesituationen sein, die trotz vielfacher Bemühungen nicht beherrscht werden können. Zu Beginn des Trialoges schildern die Expert:innen ihre eigenen Lernerfahrungen, die sie im Umgang mit solchen Situationen gemacht haben. In diesen Erzählungen kommt ihr episodisches Erfahrungswissen zum Tragen. Die Zugzwänge des Erzählens führen dazu, dass die Expertin bzw. der Experte

> „[…] die Fallbedingungen und den Verlauf nachvollziehbar erläutern (Detaillierung) sowie eine subjektive Bewertung vornehmen, um die Erzählung abzuschließen (Gestaltschließung). Daran anschließend können nun im Dialog Perspektiven variiert, alternative Deutungen erprobt und weiterführende Fragen gestellt werden." (Dick/Nebauer-Herzig/Termath 2016, S. 334).

Dadurch, dass das Erlebte nicht nur den Auszubildenden, sondern auch den Laien vorgetragen wird, müssen die Expert:innen ihre Erfahrungen ausführlich darstellen, nur so können die Laien der Schilderung folgen. Professionelle Abkürzungen, die für berufliche Gespräche üblich sind, werden auf diese Weise vermieden. Zudem übernehmen die Laien die Gesprächsführung, sodass sich die Expert:innen und Auszubildenden ganz dem Gesprächsfluss überlassen können.

Angesichts der Schwierigkeiten, die Auszubildende haben, paradoxale Fallverstrickungen zu durchdringen, erscheint mir eine gezielte Weiterentwicklung dieses Konzepts für die Pflegeausbildung gewinnbringend zu sein. Dafür ist es zentral: a) die Rahmenbedingungen für Triadengespräche in der Pflegeausbildung genauer zu bestimmen und zu klären, wie der Umgang mit sensiblen Daten, die im Gespräch geäußert werden, gehandhabt wird. b) Begleitmaterialien für das Gesprächsformat zu entwickeln, inklusive spezifischer Aufgabenstellungen, die auch den Einsatz von Fremdfällen berücksichtigen. c) Verfahren zu erproben, über die die Einsichten, die im Gespräch gewonnen wurden, verbalisiert und resümierend zusammengefasst werden können.

Literatur

Aktionsbündnis Patientensicherheit e. V. (Hrsg.) (2008): Aus Fehlern lernen. Profis aus Medizin und Pflege berichten. Bonn: KomPart Verlagsgesellschaft mbH & Co. KG. Online: www.aps-ev.de/wp-content/uploads/2016/10/Aus_Fehlern_lernen_0.pdf (Abruf: 30.07.2024).

Altmeppen, Sandra (2022): Identität – Beruf – Bildung. Wie Auszubildende den Pflegeberuf biografisch einbetten und berufliche Identitätsarbeit leisten. Eine qualitative Studie. Weinheim und Basel: Beltz Juventa.

Balzer, Sabine (2019): Chamäleonkompetenz – Eine Studie in der pflegepraktischen Ausbildung. Frankfurt am Main: Mabuse.

Bestvater, Kerstin (2022): Fehlerkultur in Organisationen. Eine organisationsethnografische Studie in der stationären Altenpflege. Wiesbaden: Springer Nature.

Bohrer, Annerose (2013): Selbstständigwerden in der Pflegepraxis – Eine empirische Studie zum informellen Lernen in der praktischen Pflegeausbildung. Berlin: Wissenschaftlicher Verlag Berlin (wvb).

Bundesministerium für Gesundheit (Hrsg.) (2020): Konzertierte Aktion Pflege. Erster Bericht zum Stand der Umsetzung der Vereinbarungen der Arbeitsgruppen 1 bis 5 konzertierte Aktion Pflege. Online: www.bundesgesundheitsministerium.de/fileadmin/Dateien/5_Publikationen/Pflege/Berichte/2020-12-09_Umsetzungsbericht_KAP_barrierefrei.pdf (Abruf: 30.07.2024).

Combe, Arno/Kolbe, Fritz-Ulrich (2008): Lehrerprofessionalität: Wissen, Können, Handeln. In: Helsper, Werner/Böhme, Jeanette (Hrsg.): Handbuch der Schulforschung. 2. Auflage. Wiesbaden: Springer VS, S. 857–875.

Darmann-Finck, Ingrid (2022): Eckpunkte einer Interaktionistischen Pflegedidaktik. In: Ertl-Schmuck, Roswitha/Hänel, Jonas (Hrsg.): Theorien und Modelle der Pflegedidaktik. Eine Einführung. 2., überarbeitete und erweiterte Auflage. Weinheim und Basel: Beltz Juventa, S. 202–253.

Dausien, Bettina/Hanses, Andreas (2017): „Biographisches Wissen" – Erinnerung an ein uneingelöstes Forschungsprogramm. Einleitung in den Themenschwerpunkt. In: Zeitschrift für Qualitative Forschung (ZQF), 18. Jg., H. 2, S. 173-189.

Detka, Carsten (2011): Dimensionen des Erleidens. Handeln und Erleiden in Krankheitsprozessen. Opladen: Verlag Barbara Budrich.

Dick, Michael/Nebauer-Herzig, Katrin/Termath, Wilhelm (2016): Triadengespräche. In: Dick, Michael/Marotzki, Winfried/Mieg, Harald (Hrsg.): Handbuch Professionsentwicklung. Bad Heilbrunn: Julius Klinkhardt, S. 331– 341.

Engi, Katrin (2024): „Ein Fehler ist passiert. Ich kann es nicht ändern – aber ich konnte davon profitieren." In: Pädagogik der Gesundheitsberufe. 10 Jg., H. 2, S. 74–85.

Eylmann, Constanze (2015): Es reicht ein Lächeln als Dankeschön – Habitus in der Altenpflege. Osnabrück: V&R unipress.

Fachkommission nach § 53 Pflegeberufegesetz (2020a): Begleitmaterialien zu den Rahmenplänen der Fachkommission nach § 53 PflBG. o. O. Online: www.bibb.de/dienst/publikationen/de/16613 (Abruf: 30.07.2024).

Fachkommission nach § 53 Pflegeberufegesetz (2020b) Rahmenpläne der Fachkommission nach § 53 PflBG. o. O. Online: www.bibb.de/dienst/publikationen/de/16560 (Abruf: 30.07.2024).

Fichtmüller, Franziska/Walter Anja (2007): Pflegen lernen. Empirische Begriffs- und Theoriebildung zum Wirkgefüge von Lernen und Lehren beruflichen Pflegehandelns. Göttingen: V&R unipress.

Friesacher, Heiner (2008): Theorie und Praxis pflegerischen Handelns. Begründung und Entwurf einer kritischen Theorie der Pflegewissenschaft. Osnabrück: V&R unipress.

Grundke, Susanne (2011): Professionalisierungs- und Deprofessionalisierungstendenzen in der stationären Altenpflege – eine handlungs- und biografieanalytische Untersuchung. Online: https://d-nb.info/1047558408/34 (Abruf: 30.07.2024).

Günthner, Susanne (2000): Vorwurfsaktivitäten in der Alltagsinteraktion. Tübingen: Niemeyer.

Harteis, Christian/Bauer, Johannes/Heid, Helmut (2006): Der Umgang mit Fehlern als Merkmal betrieblicher Fehlerkultur und Voraussetzung für Professional Learning. In: Schweizerische Zeitschrift für Bildungswissenschaften 28. Jg.; H. 1, S. 111–129.

Helsper, Werner (2016): Antinomien und Paradoxien im professionellen Handeln. In: Dick, Michael/Marotzki, Winfried/Mieg, Harald (Hrsg.): Handbuch Professionsentwicklung. Bad Heilbrunn: Klinkhardt, S. 50–61.

Hilliger, Birgitt (2024): Scheitern als Lernanlass für strukturelles Lernen. Eine systemische Perspektive auf den Gegenstand der Sozialen Arbeit. In: Kessler, Stefanie/König, Karsten (Hrsg.): Scheitern in Praxis und Wissenschaft der Sozialen Arbeit – Reflexions- und Bewältigungspraktiken von Fehlern und Krisen. Weinheim und Basel: Beltz Juventa, S. 93–106.

Jacob, Mike/Dick, Michael (2017): Ethisches Handeln in der Berufspraxis. Das Triadengespräch als Methode des Lernens aus Misserfolgen. In: Ethik in der Medizin. 29. Jg., H 1, S. 53–69.

Kart, Mehmet (2024): Fehler(kultur) in der Sozialen Arbeit. Eine qualitative Interviewstudie mit Fachkräften. In: Kessler, Stefanie/ König, Karsten (Hrsg.): Scheitern in Praxis und Wissenschaft der Sozialen Arbeit – Reflexions- und Bewältigungspraktiken von Fehlern und Krisen. Weinheim, Basel: Beltz Juventa, S. 48–61.

Kühme, Benjamin (2019): Identitätsbildung in der Pflege – Pflegepraxis und Bildungsmuster im Prozess beruflicher Sozialisation. Frankfurt am Main: Mabuse.

Oevermann, Ulrich (1996): Theoretische Skizze einer revidierten Theorie professionalisierten Handelns. In: Combe, Arno/Helsper, Werner (Hrsg.): Pädagogische Professionalität. Untersuchungen zum Typus pädagogischen Handelns. Frankfurt am Main: Suhrkamp, S. 70–182.

Prokopp, Karl (2000). Grenzschwierigkeiten, Antinomien und Paradoxien des Lehrer(innen)handelns – Ergebnisse der Fallanalyse des Entwicklungsprozesses einer Einzelschule. In: Forum Qualitative Sozialforschung, 1 1). https://doi.org/10.17169/fqs-1.1.1139

Sauerwein, Karin (2017): Lernstrategien und Methoden zum Umgang mit Fehlern. In: Unterricht Pflege. 22. Jg., H. 2, S. 30–37.

Schmidt, Kurt W. (2022): Der verantwortungsvolle Umgang mit Fehlern als Forderung professionellen Handelns im Pflege- und Gesundheitswesen. In: Riedel, Annette/Lehmeyer, Sonja (Hrsg.): Ethik im Gesundheitswesen. Berlin: Springer, 145–158.

Schütze, Fritz (1983): Biographieforschung und narratives Interview. In: Neue Praxis, 13. Jg., H. 3, S. 283–293. Online: http://nbn-resolving.de/urn:nbn:de:0168-ssoar-53147 (Abruf: 30.07.2024).

Schütze, Fritz (2000): Schwierigkeiten bei der Arbeit mit Paradoxien des professionellen Handelns. Ein grundlagentheoretischer Aufriss. In: Zeitschrift für qualitative Bildungs-, Beratungs- und Sozialforschung, 1. Jg., H. 1, S. 49–96. Online: www.ssoar.info/ssoar/bitstream/handle/document/28074/ssoar-zbbs-2000-1-schutze-schwierigkeiten_bei_der_arbeit_und.pdf?sequence=1 (Abruf: 30.07.2024).

Simon, Julia (2019): Pflegewissenschaftliche Ansprüche in der Unterrichtsplanung. Eine empirische Untersuchung. Bamberg: University of Bamberg Press. Online: https://fis.uni-bamberg.de/entities/publication/4dcc7186-dd1a-4ac5-aaf4-edee39cc0b35 (Abruf: 30.07.2024).

Strauss, Anselm L. (1994): Grundlagen qualitativer Sozialforschung. Datenanalyse und Theoriebildung in der empirischen und soziologischen Forschung. München: UTB für Wissenschaft.

Wehner, Theo/Mehl, Klaus (2016): Irrtümer und Fehler im professionellen Handeln. In: Dick, Michael/Marotzki, Winfried/Mieg, Harald (Hrsg.): Handbuch Professionsentwicklung. Bad Heilbrunn: Klinkhardt, S. 223–230.

Winter, Claudia (2020): Emotionale Herausforderungen in der Pflegeausbildung. Konzeptentwicklung einer persönlichkeitsstärkenden Praxisanleitung. Frankfurt am Main: Mabuse.

URL_1: https://www.cirsmedical.de/

Synopse und Ausblick

Roswitha Ertl-Schmuck & Linda Hommel

Die in diesem Band dargelegten Beiträge verweisen auf gegenwärtige Zugänge in der Erschließung der Handlungsfelder von praxisanleitenden Personen in den verschiedenen Bildungsgängen der Gesundheitsberufe. In der Synopse greifen wir diese Zugänge auf und fragen nach unterschiedlichen Akzentuierungen und Gemeinsamkeiten. Dabei nehmen wir einen kritisch bildungstheoretischen Blick auf die Sache ein, der mit der Zielkategorie der Mündigkeit und der Stärkung der Subjekte verbunden ist.

In Teil 1 erfolgt eine Standortbestimmung der Praxisanleitung aus einem berufs- und bildungspolitischen sowie diskursanalytischen Blick. In allen vier Beiträgen kommen – wenngleich mit unterschiedlicher Akzentuierung – die teilweise fehlenden gesetzlichen Regelungen der Praxisanleitung und die *unzureichende Qualifizierung*[1] der Praxisanleitenden zum Ausdruck (Unger; Coenen/Domjanovic; Weyland/Kaufhold; Walkenhorst/Weßling). Vor dem Hintergrund gesellschaftlicher und berufs- und gesundheitspolitischer Transformationen sowie der Bedeutung des Lernens am Lernort Betrieb bedeutet Praxisanleitung weit mehr als *anleiten* und ist über eine berufspädagogische Qualifizierung mit entsprechendem Professionalisierungsanspruch einzulösen. Diese Forderung wird in den Beiträgen argumentativ untermauert.

Darüber hinaus wird deutlich, wie unterschiedlich die Qualifizierung zur Praxisanleitung erfolgt. In einigen Gesundheitsberufen fehlen dazu gänzlich normative Vorgaben, so dass es im Belieben der Praxiseinrichtungen liegt, wer die Auszubildenden im Arbeits- und Lernprozess begleitet (Walkenhorst/Weßling). Bundeseinheitliche Vorgaben zur praktischen Ausbildung durch Praxisanleitende gibt es aktuell in den reformierten Berufsgesetzen (vgl. Tab. 2 im Beitrag von Unger). Auch wenn in diesen eine Aufwertung der Praxisanleitung sichtbar wird, so bleiben die Vorgaben unzureichend und es ist nicht geklärt, welche Kompetenzen im Rahmen der Qualifikation zum:zur Praxisanleiter:in erworben werden sollen. Eine berufswissenschaftliche Erforschung des jeweiligen Berufsfeldes fehlt, um darüber berufspädagogische Handlungsfelder der Praxisanleitung zu legitimieren (Walkenhorst/Weßling). Der Diskurs zu Fragen der *berufspädagogischen Professionalität* beginnt erst allmählich. So verwundert es kaum, dass in den Beiträgen von Angelika Unger, Martina Coenen und Marija Domjanovic eine gewisse *Unsichtbarkeit von Praxisanleitenden* zum Ausdruck kommt.

1 Die kursiv gesetzten Begriffe verweisen auf Problemlagen und Entwicklungslinien, die in den Beiträgen aufscheinen.

Praxisanleitende treten kaum als politische Akteur:innen in Erscheinung, sei es in Interessensverbänden oder in Veröffentlichungen. Darüber hinaus scheint *berufspolitisches Lernen am Lernort Praxis* nach wie vor eine didaktische Schwachstelle zu sein (Unger). Einen gehaltvollen Rückbezug dazu bieten zum einen die Rahmenausbildungspläne der Fachkommission nach § 53 PflBG (2020) und zum anderen pflegedidaktische Theorien und Konzepte, in denen sich Aspekte einer kritisch-politischen Pflegebildung finden (vgl. u. a. Greb 2022; Hänel 2024). Diese werden noch zu wenig für das berufspolitische Lernen in der Praxis aufgenommen, um darüber Arbeits- und Lernaufgaben für den Lernort Praxis aber auch für die Qualifizierung von Praxisanleitenden weiter zu denken und auszudifferenzieren. Es scheint, dass die erforderliche berufsdidaktische Transformationsarbeit bislang zu wenig in der Weiterbildung zur Praxisanleitung aufgenommen wird. Zudem ist zu fragen, ob in einer Weiterbildung zur Praxisanleitung von 300 Stunden[2] Professionalisierungsprozesse angebahnt werden können. Damit Praxisanleitende berufspolitisches Lernen initiieren können, müssen sie selbst über die dafür notwendigen Kompetenzen verfügen, um Auszubildende/Studierende dahingehend zu begleiten.

In Teil 2 macht Martin Seipt am Beispiel der Pharmazeutisch-technischen Assistent:innen in seinem Beitrag deutlich, wie mühsam es ist, neue Wege zu gehen. Auch wenn mit der Novellierung des PTAG (2022) und der PTA-APrV (2023) eine berufspädagogische Qualifizierung zur Praxisanleitung in diesem Berufsfeld gefordert wird, so können Apotheker:innen ohne berufspädagogische Zusatzqualifikation weiterhin Auszubildende anleiten. Die Richtlinien zur Durchführung der praktischen Ausbildung regelt die Bundesapothekenkammer. Anschlüsse für eine *kompetenzorientierte Weiterbildung zur Praxisanleitung* in diesem Berufsfeld sieht Martin Seipt in dem im Freistaat Sachsen ministeriell geförderten berufswissenschaftlichen Projekt BEDiQUAPP, in dem Weiterbildungsmodule zum:zur Praxisanleiter:in in den Gesundheitsberufen erarbeitet, implementiert und evaluiert wurden (vgl. Ertl-Schmuck 2021). Hier setzt der Beitrag von Katharina Kühne und Peggy Schubert an. Der im Projekt BEDiQUAPP erarbeitete *theoretische Begründungsrahmen* ist wesentlicher Bezugspunkt für die curriculare Konzeption und Umsetzung der Weiterbildung von Praxisanleitenden in den Gesundheitsberufen im Freistaat Sachsen. Die beiden Autorinnen beschreiben die anspruchsvolle Arbeit, die mit dieser Konzeption sowohl für die Lehrenden als auch für die Teilnehmer:innen der Weiterbildungsmaßnahme verbunden sind. Es wird deutlich, dass Unterstützungsleistungen von Seiten der Länder hilfreich sind, um Neues auf einer wissenschaftlichen Grundlage zu erarbeiten, zu

2 Vgl. dazu Tabelle 2 „Bundesgesetzliche Rahmenbedingungen der Praxisanleitung in den Gesundheitsberufen“ im Beitrag von Unger in diesem Band.

implementieren und zu evaluieren.[3] Die im Projekt BEDiQUAPP erarbeiteten Module sind inzwischen in der Sächsischen Weiterbildungsverordnung für Gesundheitsfachberufe aufgenommen und verstetigt.

In Teil 3 und 4 wechseln wir die Perspektive und erweitern diese um die Sichtweisen der Auszubildenden und der Praxisanleitenden im beruflichen Alltag. Die Forschungsstudien, die hier zum Ausdruck kommen sind alle auf die Pflegeausbildung bezogen. Hier ist zu erwähnen, dass die Problemlagen der praktischen Ausbildung schon lange bekannt sind, dennoch erhalten diese gegenwärtig durch die Reform des Pflegeberufegesetzes (PflBG) und der Pflegeberufe-Ausbildungs- und -Prüfungsverordnung (PflAPrV) einen enormen Schub für Weiterentwicklungen, da mit dieser Reform vielfältige Herausforderungen für Praxisanleitende verbunden sind. Riccarda Maschke und Tina Hoffmann zeigen anhand einer qualitativen Interviewstudie, welche beide Autorinnen im Rahmen ihrer Masterarbeit durchführten, dass Praxisanleitende teilweise eine starke Überforderung in der Ausübung ihrer Tätigkeit erleben. Diese liegt einerseits in einer *mangelnden Rollenklarheit* begründet und entsteht andererseits durch eine *Diffusität* hinsichtlich berufsdidaktischer Anforderungen wie bspw. der Kompetenzorientierung. Hinzu kommt eine *hohe Arbeitsbelastung* Praxisanleitender, welche sich im Spannungsfeld zwischen eigenen Ansprüchen, gesetzlichen Forderungen und den vorhandenen Arbeitsbedingungen bewegen.

Genanntes Spannungsfeld entfaltet seine Wirkmacht auch aus Perspektive der Pflegeauszubildenden, was insbesondere im Beitrag von Jonas Hänel und Kristin Klinner deutlich wird. Sie veranschaulichen im Rahmen von Gruppeninterviews mit Auszubildenden aus Sachsen, dass im Kontext von Praxisanleitung sowohl organisatorisch-strukturelle Defizite als auch didaktische Herausforderungen sichtbar werden. So beschreiben die Auszubildenden u. a. den *Ausfall von geplanten Anleitungen*, einen *unzureichenden Austausch zwischen Pflegeschule und Pflegepraxis* oder das *Gefühl mangelnder Ansprechpersonen.*

Die Anleitung und Begleitung der Auszubildenden ist allerdings für deren pflegeberufliche *Kompetenzentwicklung* zentral. Deutlich wird dies insbesondere im Beitrag von Gerlinde Klimasch, in welchem die Autorin die Bedeutung und Förderung *empathischer Kompetenz* in der Pflegeausbildung fokussiert. Im Rahmen einer longitudinalen qualitativen Interviewstudie mit zwei Erhebungszeitpunkten wurde u. a. der Frage nachgegangen, wie Aneignungsprozesse empathischer Kompetenz aus der Perspektive von Lernenden aussehen. Im Ergebnis der Analyse konnten vier unterschiedliche Sichtweisen auf Empathie sowie intervenierende Faktoren herausgearbeitet werden, die beeinflussen, ob Lernende in

3 In diesem Kontext ist auch das von der Neksa-Arbeitsgruppe erarbeitete Modellcurriculum für die berufspädagogische Zusatzqualifikation zur Praxisanleiterin/zum Praxisanleiter und das Konzept für die berufspädagogischen Fortbildungen für Praxisanleiterinnen und Praxisanleiter in der Pflegeausbildung zu erwähnen, das vom Land Brandenburg gefördert wurde und eine Wissenschaftsorientierung aufweist (vgl. Burba/Walter/Werner 2020).

Pflegesituationen ihrem Empathieverständnis gemäß handeln. Problematisch ist insbesondere, wenn Pflegepersonen Empathie nicht als integralen Bestandteil ihrer Arbeit ansehen, da sich dies wiederum hemmend auf den Einsatz und die Weiterentwicklung der empathischen Kompetenz von Auszubildenden auswirkt. Praxisanleitende müssen hinsichtlich der genannten Thematik eine Sensibilisierung erfahren, damit die (Weiter)Entwicklung empathischer Kompetenz der Auszubildenden gezielt gefördert werden kann. Dies stellt auch künftig eine Anforderung an Praxisanleiter:innen dar.

Weitere Anforderungen zeigen sich im Beitrag von Philipp Struck. Der Autor stellt in seinen Ausführungen dar, welchen Einfluss die Praxisanleitung darauf hat, Auszubildende zu unterstützen, die Ausbildung erfolgreich abzuschließen als auch anschließend mit einer positiven Perspektive im Beruf zu verbleiben. Basis der Analysen bilden die Ergebnisse einer quantitativen Befragung von 299 Pflegeauszubildenden zum *Zusammenhang zwischen Praxisanleitung, beruflicher Identität und Resilienz*. Insgesamt zeigt sich ein positiver Zusammenhang genannter Konzepte, d. h. Auszubildende, die ihre Praxisanleitung (insgesamt) positiv einschätzen, weisen demnach eine stärkere bzw. höhere berufliche Identitätsausprägung sowie ein größeres Maß an persönlicher Resilienz auf.

Die Bedeutsamkeit der Praxisanleitung in Bezug zur *Berufsidentität* der Auszubildenden scheint auch im Beitrag von Sandra Altmeppen und Annerose Bohrer auf. Normative Ansprüche an Praxisanleitende, sich den Auszubildenden individuell zuzuwenden und ihre *Diversität* zu berücksichtigen, werden mit Erkenntnissen aus einer empirischen Untersuchung erweitert. Die Autorinnen zeigen auf, dass Praxisanleitende z. T. als „Diversitätsakteur:innen" agieren, d. h. sich für die Belange einer diverser werdenden Auszubildendenschaft einsetzen. Pädagogische Herausforderungen in Anleitungssituationen werden von den genannten Akteur:innen nicht ausschließlich an den jeweiligen Auszubildenden festgemacht, sondern es geraten auch andere Einflussfaktoren in den Blick. Praxisanleitende versuchen aus dieser Perspektive heraus, ein umfassendes Bild professioneller Pflegearbeit zu vermitteln und hierüber eine Identifikation mit dem Pflegeberuf anzubahnen.

Im Beitrag von Sandra Altmeppen scheint ebenfalls die Bedeutung von Praxisanleitenden hinsichtlich der *Förderung beruflicher Identität* bei Auszubildenden auf, allerdings mit dem Fokus auf den Umgang mit Fehlern und Paradoxien. Anhand von Daten aus einer Forschungsstudie zeigt die Autorin, wie Auszubildende *Fehler, Fehlertendenzen und Paradoxien* im pflegerischen Handeln erleben und welche Konsequenzen dies für die Entwicklung ihrer Berufsidentität entfalten kann. Im Rahmen der Ergebnisdarstellung wird deutlich, dass der Umgang mit Fehlertendenzen vorrangig an real stattfindenden Pflegesituationen gelernt wird. Anhand der Handlungen von Pflegefachpersonen zeigt sich für Auszubildende, ob Fehlertendenzen und Paradoxien professionell gehandhabt werden. Die *Methode des Triadengesprächs* stellt dabei eine Möglichkeit für Auszubildende dar, *paradoxale Verstrickungen* zu erkennen und eine Position zu systematischen Fehlertendenzen zu entwickeln.

In einer Zusammenschau dieser Forschungsbefunde veranschaulichen die Beiträge die Bedeutung der Praxisanleitung als ein zentrales Element der Pflegeausbildung. Der thematische Fragehorizont bewegt sich am Erleben der Praxisanleitenden und Auszubildenden und den vielfältigen Herausforderungen, die mit der praktischen Ausbildung verbunden sind. Dabei scheinen zentrale Begriffe auf: Rollendiffusität, Kompetenzentwicklung, empathische Kompetenz, berufliche Identität, Resilienz, Diversität, Fehlertendenzen und Paradoxien, die für weitere Forschungen Anregungen bieten. Die in den Beiträgen sichtbaren Spannungsfelder, bspw. bewegen sich Praxisanleitende zwischen Versorgungs- und Ausbildungsauftrag, zwischen gesetzlichen Anforderungen und vorhandenen Kontextbedingungen oder zwischen Förderung und Selektion, sind unter den gegebenen Bedingtheiten pflegerischer Praxis und den implizit wirkenden systemischen Machtkonstellationen zukünftig stärker in ihrem Wirkgefüge zu untersuchen. Denn diese Problematiken haben wiederum Auswirkungen auf die Pflegeauszubildenden, welche sich u. a. eine stärkere individuelle Betreuung, mehr Reflexionsmöglichkeiten sowie eine bessere Verbindung zwischen Theorie (Lernort Schule) und Praxis (Lernort Praxis) wünschen. Auszubildende und Anleitende begegnen sich somit im Kontext verwobener Diskrepanzen, die eine gegenseitige Annäherung erschweren können. Für weitere Forschungen dazu wären Forschungsverbünde sinnvoll, um einzelne Forschungen bzw. Qualifikationsarbeiten, die teilweise eine geringe theoretische Sättigung aufweisen, in einen größeren Zusammenhang einzuordnen.

Darüber hinaus konstatieren wir in der Zusammenführung aller Beiträge in diesem Band, dass die Begriffe *Praxisanleitung* und *Praxisanleiter:in* aufgrund der vielfältigen Herausforderungen in Lehr-Lern- und Bildungsprozessen der praktischen Ausbildung zunehmend obsolet werden. Zu sehr impliziert der Begriff des *Anleitens* das traditionelle Bild einer schematischen Anleitung (vgl. Unger in diesem Band). Weiterhin wird deutlich, dass es – unter den komplexen Bedingungen unter denen Praxisanleitung stattfindet – kaum möglich wird, die Begriffe *Anleitung* und *Begleitung* trennscharf voneinander abzugrenzen. Vielmehr scheint eine Verflechtung beider Konzepte auf, welche zukünftig stärker fokussiert werden muss.

Im zweiten Band *Praxisanleitung in den Gesundheitsberufen – Handlungsfelder am Lernort Praxis gestalten* werden wir Gestaltungsmöglichkeiten praktischer Ausbildung auf der Meso- und Mikroebene in den Blick nehmen. Eine Differenzierung erfolgt in Strukturelemente praktischer Ausbildung und Formen der Lernortkooperation am Beispiel des Studiums zur Hebamme und zum anderen eines dualen, primärqualifizierenden Pflegestudienganges. Auf der Mikroebene wird die Komplexität der Gestaltung von Lern- und Bildungsprozessen sowie Prüfen und Bewerten skizziert.

Literatur

Burba, Stefan/Walter, Anja/Werner, Jana (2020): Ein Modellcurriculum für die berufspädagogische Zusatzqualifikation zur Praxisanleiterin/zum Praxisanleiter und ein Konzept für die berufspädagogischen Fortbildungen für Praxisanleiterinnen und Praxisanleiter in der Pflegeausbildung im Land Brandenburg. Online: www.b-tu.de/fg-bildungswissenschaften-gesundheit/forschung/neukreieren-statt-addieren/materialien#c276234 (Abruf: 08.09.2024)

Ertl-Schmuck, Roswitha unter Mitarbeit von Lisa Schaller und Martin Fritzenwanker (2021): Abschlussbericht: Berufspädagogisch-Didaktische Qualifizierungsinitiative für praxisanleitendes Personal in Gesundheitsfachberufen (BeDiQUAPP). https://tu-dresden.de/gsw/ew/ibbd/gp/ressourcen/dateien/forschung/bediquapp-projekt/PA_Abschlussbericht_final_April_2021.pdf?lang=de (Abruf: 11.12.2024)

Greb, Ulrike (2022): Didaktisch-reflexive Pflegedidaktik. In: Ertl-Schmuck, Roswitha/Hänel, Jonas (Hrsg.): Theorien und Modelle der Pflegedidaktik. Eine Einführung. 2., überarbeitete und erweiterte Auflage. Weinheim, Basel: S. 100 154–157.

Hänel, Jonas (2024): Politik pflegen? In: PADUA 19, H. 1, S. 9-14.

Die Autor:innen

Altmeppen, Sandra, Prof.in Dr.in phil., ist Professorin für Bildungswissenschaften und berufliche Didaktik in Gesundheit und Pflege und Studiengangsleitung im Masterstudiengang „Gesundheit/Pflege – Berufspädagogik" an der Evangelischen Hochschule Berlin. Wissenschaftliche Schwerpunkte: Biografieforschung und qualitative Bildungsforschung zu den Themen berufliche Identität, Unterrichtsvideografie, kasuistische Lehrer:innenbildung und Diversität.

Bohrer, Annerose, Prof.in Dr.in phil., ist Professorin für Pflege- und Gesundheitswissenschaft und ihre berufliche Didaktik an der Evangelischen Hochschule Berlin. Arbeitsschwerpunkte u. a. Lernprozesse in der (hochschulischen) Pflegeausbildung und Praxisanleitung.

Coenen, Martina, Pflegepädagogin (M. A.), ist Lehrende im Institut für Fort- und Weiterbildung (ifw) Bad Homburg, Weiterbildung zur Fachpflege Nephrologie und Praxisanleitung. Aktuelle pädagogische Schwerpunkte: Weiterbildung zur Praxisanleitung, berufspädagogische Fortbildung für Praxisanleitende nach dem PflGB, Weiterbildung Pflege in der Nephrologie.

Domjanovic, Marija, Pflegepädagogin (M. A.), ist Lehrende in der Katholischen Schule für Pflegeberufe gGmbH (KKS) Essen, Weiterbildung zur Gesundheits- und Fachkrankenpflegerin Stroke Unit und Praxisanleitung. Aktuelle pädagogische Schwerpunkte: Weiterbildung zur Praxisanleitung, berufspädagogische Fortbildung für Praxisanleitende nach dem PflBG, Generalistische Pflegeausbildung.

Ertl-Schmuck, Roswitha, Prof.in Dr.in phil. (i. R.), war Professorin für Gesundheit und Pflege/Berufliche Didaktik im „Lehramtsbezogenen Studiengang berufsbildende Schulen, Fachrichtung Gesundheit und Pflege" an der Technischen Universität Dresden. Arbeits- und Forschungsschwerpunkte: Hochschuldidaktik in der Lehrer:innenbildung in den Berufsfeldern Gesundheit und Pflege, Weiterentwicklung Subjektorientierter Pflegedidaktik und konzeptuelle Weiterentwicklung von Bildungsprozessen in der praktischen Ausbildung.

Hänel, Jonas, Prof. Dr. phil., ist Professor für Pädagogik im Gesundheitswesen an der Frankfurt University of Applied Sciences. Zudem war er in den zurückliegenden Jahren als Lehrer für Pflegeberufe und Gemeinschaftskunde (M. Ed./B. Ed.) sowie als examinierter Krankenpfleger tätig. Seine aktuellen

Forschungs- und Arbeitsschwerpunkte sind u. a. der Einsatz von Medien im Pflegeunterricht (Bilder, Filme, KI-Anwendungen etc.), die film- und bildbasierte Erforschung der Prozessualität pflegerischer Interaktionen sowie praktisches Lehren und Lernen im Bereich der schulischen und hochschulischen Pflegeausbildung.

Hommel, Linda, Diplom-Berufspädagogin, ist wissenschaftliche Mitarbeiterin und Doktorandin am Institut für Gesundheit und Pflege/Berufliche Didaktik der Technischen Universität Dresden. Arbeits- und Forschungsschwerpunkte: Gestaltung von Fort- und Weiterbildungen im Bereich Praxisanleitung, berufliches Lernen in virtuellen Gemeinschaften, Künstliche Intelligenz im Rahmen des pflegebezogenen Lehramtsstudiums.

Kaufhold, Marisa, Prof.in Dr.in, ist Professorin für Berufspädagogik der Gesundheitsberufe an der Hochschule Bielefeld. Arbeits- und Forschungsschwerpunkte beziehen sich auf die Bereiche Kompetenzforschung, Professionalisierung des beruflichen Bildungspersonals sowie digitalisierungsbezogene Entwicklungen im Gesundheitsbereich.

Klimasch, Gerlinde, Dr.in phil., Diplom-Berufspädagogin, Pflegewissenschaft, Gesundheits- und Krankenpflegerin, Praxisanleiterin, Trägerin des Wissenschaftspreises *„Berufsbildungsforschung in gesellschaftlicher Verantwortung 2023"*, Lehrbeauftragte in den Studiengängen Berufliche Bildung – Pflegewissenschaft (B. A.) und Lehramt an beruflichen Schulen – Pflege (M. Ed.), Universität Bremen.

Klinner, Kristin, Diplom-Berufspädagogin, staatlich examinierte Gesundheits- und Krankenpflegerin, arbeitet als wissenschaftliche Projektmitarbeiterin im Modellprojekt Beratungsstelle Pflegeausbildung Sachsen an der Professur für Gesundheit und Pflege/Berufliche Didaktik der Technischen Universität Dresden. Arbeits- und Forschungsschwerpunkte: Gestaltung der (berufs-) praktischen Ausbildung in der generalistischen Pflegeausbildung, insbesondere im Hinblick auf Unterstützungsmöglichkeiten für Praxisanleitende und Auszubildende.

Kühne, Katharina, Fachgesundheits- und Krankenpflegerin für Anästhesie und Intensivpflege, Praxisanleiterin für Gesundheitsfachberufe, Diplom-Berufspädagogin für Gesundheit und Pflege sowie Sozialpädagogik. Tätigkeit an der DRK Akademie Sachsen Campus. Arbeits- und Lehrschwerpunkte: Entwicklung und Umsetzung der generalistischen Pflegeausbildung, Neukonzeption der Weiterbildung für Praxisanleiter:innen in den Gesundheitsfachberufen in Sachsen, Mitgestaltung und Umsetzung des „Train the Trainer" Programmes der Weiterbildung für Praxisanleiter:innen.

Schubert, Peggy, Kinderkrankenschwester, Case Managerin, Diplom-Pflegepädagogin, Master of Arts Schulmanagement. Arbeits- und Lehrschwerpunkte: Entwicklung und Umsetzung der generalistischen Pflegeausbildung, Neukonzeption der Weiterbildung für Praxisanleiter:innen in Gesundheitsfachberufen in Sachsen, Mitgestaltung und Umsetzung des „Train the Trainer“ Programmes der Weiterbildung für Praxisanleiter:innen.

Seipt, Martin, ist kommissarischer Leiter der Direktion Qualitäts- und Medizinisches Risikomanagement des Universitätsklinikums Carl Gustav Carus Dresden. Ausbildung zum Pharmazeutisch-technischen Assistenten (PTA), danach zehn Jahre Tätigkeit in einer Krankenhausapotheke, berufspolitisches Engagement, Gründung eines eigenen Unternehmens mit dem Fokus auf interprofessionelle Fortbildungsveranstaltungen im Gesundheitswesen und Weiterbildungsmöglichkeiten für PTA. Berufsbegleitendes Bachelorstudium in Gesundheitsmanagement, aktuell Masterstudium für den Master of Business Administration für Gesundheitsmanagement.

Struck, Philipp, Prof. Dr. phil. habil., ist Professor für Berufspädagogik im Gesundheitswesen an der Katholischen Hochschule Mainz und Inhaber einer Schwerpunktprofessur für Laufbahnentwicklung. Seine Arbeits- und Forschungsschwerpunkte sind: Lehrer:innenbildung und Unterrichtsgestaltung, Berufswahl- und Berufsbildungsforschung, Berufliche Bildung im Gesundheitswesen, qualitative und quantitative Forschungsmethoden und berufliche Förderpädagogik.

Unger, Angelika, Diplom-Medizinpädagogin, Sporttherapeutin und Physiotherapeutin. Lehr- und Forschungserfahrung in der gesundheitsberuflichen Bildung. Sie leitet die Geschäftsstelle des Bundesverbands Lehrende Gesundheit- und Sozialberufe (BLGS) e. V., ist Delegierte und Mitglied der Fachkommission Bildung im Deutschen Pflegerat und Lehrbeauftragte an der Evangelischen Hochschule Berlin im Studiengang Gesundheit/Pflege – Berufspädagogik. Aktuelle Tätigkeitsschwerpunkte: Berufspolitische Weiterentwicklung der Gesundheitsberufe, Förderung und Entwicklung (berufs-)politischer Bildung in der Pflegeausbildung.

Walkenhorst, Ursula, Prof.in Dr.in PH, ist Professorin für ‚Didaktik der Humandienstleistungsberufe‘ im Bereich des berufsbildenden Lehramtsstudiums mit den Fachrichtungen Pflege, Gesundheit und Körperpflege am Institut für Gesundheitsforschung und Bildung im Fachbereich Humanwissenschaften der Universität Osnabrück. Forschungs- und Arbeitsschwerpunkte: Entwicklung einer interdisziplinären Didaktik für das Berufsfeld Gesundheit/Care Work; Akademisierung der Gesundheitsberufe, Professionalisierung der Lehrer/innenbildung im Humandienstleistungsbereich, interprofessionelles Lehren und Lernen.

Weßling, Christine, Diplom-Berufspädagogin (FH) und Ergotherapeutin, ist wissenschaftliche Mitarbeiterin in der Abteilung „Didaktik der Humandienstleistungsberufe" am Institut für Gesundheitsforschung und Bildung an der Universität Osnabrück. Arbeits- und Forschungsschwerpunkte: Praktische Ausbildung in den Gesundheitsberufen, kompetenzorientiertes Prüfen und Lehrer/innenbildung für Gesundheitsberufe.

Weyland, Ulrike, Prof.in Dr.in, ist Professorin für Erziehungswissenschaft mit dem Schwerpunkt Berufspädagogik an der Universität Münster. Arbeits- und Forschungsschwerpunkte beziehen sich auf die Bereiche Professionalisierung des schulischen und betrieblichen Bildungspersonals, Kompetenzmodellierung und -messung (Fokus Gesundheitsberufe), Berufsorientierung im Kontext schulischer und beruflicher Bildung sowie digitalisierungsbezogene Entwicklungen in der beruflichen Bildung (Fokus Gesundheitsberufe).

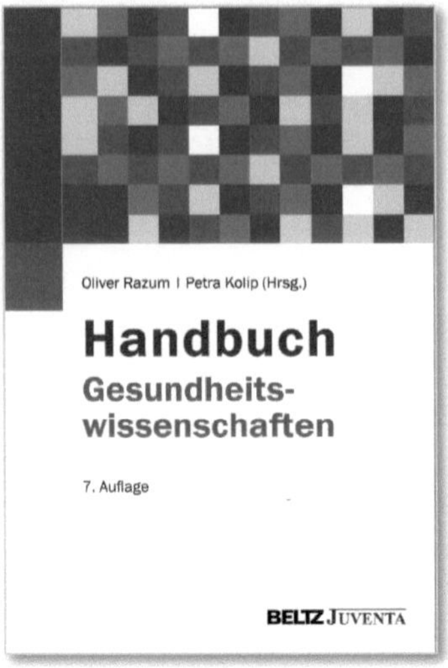

Oliver Razum | Petra Kolip (Hrsg.)
Handbuch
Gesundheitswissenschaften
2020, 1.102 Seiten, Hardcover
ISBN: 978-3-7799-3857-6
Auch als E-BOOK erhältlich

Die Gesundheitswissenschaften analysieren Determinanten von Gesundheit und Krankheit. Sie leiten daraus Konzepte zur Verbesserung der Gesundheit von Bevölkerungsgruppen und ihrer gesundheitlichen Versorgung ab. Dabei verbinden die Gesundheitswissenschaften biomedizinische mit sozial- und verhaltenswissenschaftlichen Theorien und Methoden.
Das „Handbuch Gesundheitswissenschaften" hat sich von der 1. Auflage an als führendes Kompendium, Lehrbuch und Nachschlagewerk bewährt. Es hat dazu beigetragen, dass sich die Gesundheitswissenschaften als interdisziplinäres Lehr- und Forschungsgebiet fest etablieren konnten. Auch in der 7., komplett überarbeiteten Auflage ist dieses große Referenzwerk unentbehrlich für Studierende, Lehrende und Forschende in den Gesundheitswissenschaften und in allen angrenzenden Fachbereichen.